漢方処方
定石と
次の一手

証クリニック吉祥寺院長 **入江祥史**／編著

中外医学社

●執筆者（執筆順）

加島 雅之	熊本赤十字病院総合内科副部長
山田 明広	香椎内科診療所所長
板倉 英俊	真田クリニック内科・漢方外来
有光 潤介	千里中央駅前クリニック漢方医学センター長
長瀬 眞彦	吉祥寺中医クリニック院長
入江 祥史	証クリニック吉祥寺院長
小栗 重統	ひかり桜ケアクリニック院長
小川 恵子	金沢大学医学部附属病院漢方医学科臨床教授
田中 耕一郎	東邦大学医療センター大森病院東洋医学科講師

はじめに

　読者諸氏は，チョウを素手で捕まえたことはあるだろうか．
　ウナギはどうだろうか．
　鳥はどうだろうか．
　息咳切らして懸命に奮闘した結果，チョウは何とか捕まえられても，ウナギはぬるぬるしているので，普通の人には素手で捕まえるのは相当に難関だ．鳥は，特別な仕掛けでもしない限り無理で，素手で捕まえることなどはとても不可能だと思うだろう．
　しかし私の経験では，例えば飛んできたハトを素手で捕まえることは可能である．1羽ずつ両の腕に抱えることもできるのである．棒一本を使えば，メジロだって簡単に獲れるが，これは獲ってはいけないのだった….
　素手で鳥を捕るには，まずそれぞれの鳥の習性をよく知ることが最低限必要だ，ということは理解いただけるだろう．さらに練習を重ねて，捕獲技術に習熟することも必要だ，ということにも異存はないだろう．
　しかし，努力だけではどうしようもない．こちらがあれこれ策を巡らせている間に，スズメやハトは飛び去ってしまうかもしれない．逃げられてしまえば捕獲は絶対にかなわない．
　素手で鳥を捕るには，技術上のコツがどうしても必要だ．コツを習得するには，実際に鳥を素手で捕まえる人に聞いて，その人のすること為すことをよく観て，そして鳥の舞う野山へ出かけて，真似してみるのだ．
　あるいは自分の身体能力には合わないコツもあるだろうから，そこは自分流に取り入れる必要もある．
　そもそも，捕り方を知っている鳥ばかりが飛んでいるとも限らない．知らない鳥がいたら，持てるすべてを応用して，しかも臨機応変に対策を講じる．
　体は瞬時に動くように，常日ごろからトレーニングしておく必要があるのは，いうまでもない．
　漢方診療もこれと同じである．

　　　2016年春

編　者

目　次

第1章　かぜ　〈加島雅之〉　1
1. 表証の漢方治療　3
2. 半表半裏証の基本の分析と治療　9
3. 裏証の分析と治療　10
4. その他のかぜの病型に対する方法　11

第2章　気管支炎，咳　〈加島雅之〉　12
1. 急性の気管支炎，咳　13
2. 慢性の咳嗽　15
   Column　六淫外邪が示すもの　19

第3章　扁桃炎，咽頭炎　〈山田明広〉　20
1. のどがいたい　20
2. のどがつかえる　24
3. のどがかわく　26
4. 口内炎　29

第4章　舌痛症　〈板倉英俊〉　31
1. 舌尖の痛み　32
2. 舌中央の痛み，口全体の痛み（口内炎を含む）　34
3. 舌側面の痛み　36

第5章　胃と食道の異常　〈有光潤介〉　37
1. 嘔気・嘔吐　37
2. 食思不振　44
3. 咽頭部不快感　48

4. 胸焼け ·· 49
　　　5. 心窩部痛 ·· 51
　　　　　Column　水飲め健康法の悲劇 ······················· 55

第6章　肝臓・胆嚢・膵臓の異常 ················〈長瀬眞彦〉　56
　　　1. 肝臓の異常 ·· 57
　　　2. 胆嚢の異常 ·· 61
　　　3. 膵臓の異常 ·· 64
　　　　　Column　二日酔いの漢方 ··························· 65

第7章　便の異常 ··〈山田明広〉　67
　　　1. 下痢 ·· 67
　　　2. 便秘 ·· 71

第8章　血圧の異常 ······································〈山田明広〉　75
　　　1. 高血圧 ·· 75
　　　　　Column　現代西洋医学における血圧の調節 ············ 76
　　　2. 低血圧 ·· 82

第9章　その他の循環器異常：動悸 ············〈板倉英俊〉　86

第10章　腎・泌尿器疾患 ····························〈入江祥史〉　93
　　　1. 膀胱炎 ·· 94
　　　2. 腎盂腎炎 ·· 96
　　　3. 慢性腎炎症候群，ネフローゼ症候群 ························ 97

第11章　太り過ぎ，やせ過ぎ ······················〈板倉英俊〉　103
　　　①太り過ぎ ··· 103
　　　1. 虚証体質の肥満 ·· 103
　　　2. 実証体質の肥満 ·· 105

②やせ過ぎ･･･ 108

第12章　頭痛　〈小栗重統〉　111
1. 頭痛の西洋医学的分類と漢方 ･････････････････････････････ 112
2. 頭痛発生機序 ･･･ 118
3. 治療の過程 ･･･ 119

第13章　眼科疾患　〈入江祥史〉　120
1. 眼精疲労 ･･･ 122
2. ドライアイ ･･･ 123
3. 結膜炎，角膜炎 ･･･ 124
4. 白内障 ･･･ 124
5. 緑内障 ･･･ 125
6. ぶどう膜炎 ･･･ 126
7. 加齢黄斑変性 ･･･ 127
8. 網膜色素変性症 ･･･ 127

第14章　耳の異常　〈小川恵子〉　128
1. 中耳炎 ･･･ 129
2. 耳鳴 ･･･ 133
3. 眩暈 ･･･ 136

第15章　鼻の異常　〈小川恵子〉　140
1. アレルギー性鼻炎 ･･･ 140
2. 嗅覚障害 ･･･ 147
　　Column　経方医学的な麻黄湯の考え方 ････････････････････ 148

第16章　肩〜腕の異常　〈加島雅之〉　150
　　Column　痺証に対する漢方の可能性 ･･････････････････････ 153

第 17 章　足の異常 〈田中耕一郎〉 154
1. 脱力感 ……………………………………………… 155
2. 浮腫 ………………………………………………… 157
   Column　血と水　体内の液体成分 ………… 158
3. しびれ，疼痛 …………………………………… 159

第 18 章　腰の異常 〈田中耕一郎〉 161
1. 腰のだるさ，腰痛（鈍痛） ………………… 162
2. 腰痛（より強い痛み）～瘀血の関与～ … 165
   Column　日本独特の生薬　川骨・桜皮・樸樕 …… 167

第 19 章　月経異常 〈小川恵子〉 169
1. 正常な月経とは？ ……………………………… 169
2. 月経異常とは？ ………………………………… 169
3. 月経困難症の漢方 ……………………………… 172
4. 月経前症候群 …………………………………… 175
5. 月経不順 ………………………………………… 176
   Column　ストレスと月経異常症 …………… 179

第 20 章　妊娠に関するトラブル 〈入江祥史〉 180
1. 不妊症 …………………………………………… 180
2. 流産 ……………………………………………… 185
3. 妊娠悪阻 ………………………………………… 187
4. 妊娠中の便秘 …………………………………… 188
5. 妊娠中の感冒 …………………………………… 189
6. 妊娠中の腹痛 …………………………………… 190
7. 乳腺炎，乳腺症，乳汁分泌不全 …………… 190
8. 疲労，マタニティブルー …………………… 191
9. 男性不妊 ………………………………………… 192

第 21 章　更年期障害 〈長瀬眞彦〉 196
　　1. 身体症状が強い場合 197
　　2. 精神神経症状が強い場合 198
　　　　Column　更年期障害の名残？ 205

第 22 章　陰部・肛門・性器のトラブル 〈入江祥史〉 206
　　1. 痔 206
　　2. 肛門痛 208
　　3. 不正性器出血 209
　　4. 腟炎，腟カンジダ症など 210
　　5. 男性性器の異常 211

第 23 章　皮膚の異常（1）：湿疹・かゆみ 〈田中耕一郎〉 214
　　　　Column　身体所見を自然現象に例える 222

第 24 章　皮膚の異常（2）：皮膚の荒れ 〈田中耕一郎〉 223
　　1. 顔面 223
　　　　Column　一貫堂処方 229
　　　　Column　中国語語感を磨くことは
　　　　　　　　東洋医学の深みを増してくれる 231

第 25 章　皮膚の異常（3）：皮膚の腫物 〈田中耕一郎〉 232
　　　　Column　争いを越え，相手を理解する 238

第 26 章　疲れやすい 〈山田明広〉 239
　　　　Column　夏バテ，熱中症，脱水症 246

第 27 章　冷え 〈有光潤介〉 248
　　　　Column　附子を使い分ける 257

第28章　暑い，汗をかく 〈有光潤介〉 261
1. 暑さを伴う汗 …………………………………………………… 262
2. 暑さを伴わない汗 ……………………………………………… 266
   Column　石膏の不思議 ……………………………………… 269

第29章　精神神経系の異常 〈長瀬眞彦〉 270
1. 落ち込みが強い場合 …………………………………………… 271
2. イライラが強い場合 …………………………………………… 275
3. イライラと落ち込みがともにある場合 ……………………… 278
4. 不安感が強い場合 ……………………………………………… 281
5. 身体症状が強い場合 …………………………………………… 284
   Column　感情と臓腑との関連 ……………………………… 287

第30章　睡眠の異常 〈長瀬眞彦〉 289
◆定石◆
1. 入眠障害，早朝覚醒 …………………………………………… 290
2. 中途覚醒 ………………………………………………………… 291
3. 熟眠障害 ………………………………………………………… 293

◆次の一手◆
1. 入眠障害，早朝覚醒 …………………………………………… 294
2. 中途覚醒 ………………………………………………………… 296
3. 熟眠障害 ………………………………………………………… 298

索　引 ……………………………………………………………… 303

第1章

かぜ

　かぜは一般外来で最も目にする超 common disease であり，しかも基礎疾患がある者では慢性疾患の急性増悪の契機となり，健常人でも重篤疾患の合併につながることもしばしばある重要な疾病である．しかし，周知のように西洋医学的には対処療法しか存在しない．一方で，漢方治療が非常に有効であり，様々な状況にきめ細かく対応することが可能であることを実感させてくれる病態でもある．現代は，急性疾患に対する治療は西洋医学がほとんどを占めているために，漢方治療は西洋医学の治療法から取り残された慢性疾患や疾患診断に至らない自覚症状の改善に重きがあるように思われがちである．しかし，漢方の歴史を紐解いていくと，まさに漢方の歴史は急性感染症に対する対応の歴史といっても過言ではない．特に日本の医療用漢方製剤のおよそ半分は，1800年ほど前に原型ができたとされる，ある種の急性感染性疾患の治療マニュアルというべき『傷寒論』とその姉妹本で主に急性感染症の合併症とその他の内科系疾患の治療マニュアルというべき『金匱要略』を出典としており，急性感染性疾患に対応しやすいラインナップとなっている．

　かぜに対して，漢方薬を使用するときに，定石とばかりに単に葛根湯，インフルエンザであれば麻黄湯のみを使用していないだろうか？　しかし，そのようなやり方で，どの程度漢方薬を処方して効いたと実感できたであろうか？　少なくとも，一定の効果を上げようと思えば，漢方の伝統的な急性感染症の概念である"外感病"のアプローチの仕方を理解する必要がある．そのなかでも特に，ステージングに相当する，表証，裏証，半表半裏証の概念を知らなくて

はならない．葛根湯や麻黄湯は表証に対応する方剤であり，半表半裏証や裏証に使用しても，無効か，場合によっては症状の悪化を招く場合がある．

　まずは，外感病の基本的な枠組みを説明したい．漢方では，西洋医学のウイルスや細菌，血栓などの発病因子のことを"邪気"または単に"邪"という．邪のなかで体外から侵襲するものを"外邪"，体内で発生するものを"内邪"といい区別する．また，邪に対抗するために動員された抵抗力のことを"正気"と表現する．漢方では邪気と正気の関係は絶対的なものではなく，邪気となっているものも本来人体に必要なものがたまたま，正気で対応できないと邪気となると考えている．また，正気も過剰である場合には新たな邪気になると考えられている．外邪の侵襲による病態は外感病とよばれるジャンルで取り扱われる．

　本来，外感病では後述する外邪の違いによって，風＋寒の侵襲による"傷寒"と風＋熱または風＋熱＋湿の侵襲による"温病"とよばれる異なる体系での分析と対処が行われるが，細かくなるので，ここでは両者に共通の基本の分析方法を紹介したい．外感病では外側から体内に外邪が侵入してくると考えられており，体表面から体内深部へと病態の主座が進行していく過程で，その位置によるステージングが行われる．"表証"は邪気が体表で正気と闘病反応を引き起こした段階で，具体的症状は寒気，体表の違和感である．一方で表証から体内の深部臓器へ病態の主座が移った場合には，"裏証"と捉える．具体的な症状は，便秘や下痢，激しい喀痰・咳嗽などの深部の臓器の症状をいう．熱型も表証が寒気と発熱であったのに対して，裏証では悪寒はなくなり，強い熱感であったり，正気が消耗され，極端に状態が悪化すると熱を出し切れなくなり，体が冷えたり，強い寒気が持続するが熱が出ない．また，表証と裏証の移行的段階に"半表半裏証"がある．半表半裏証では，表証の部分症状としての軽度の咳嗽や扁桃部の痛み，裏証の部分症状としての上腹部不快感や軟便，季肋部から心窩部にかけての不快感が生じて，また身体所見でも季肋部や心窩部に圧痛がある，舌苔が目立つ場合が多い．また，熱型も寒気と熱感が交互に出現する場合が多い．

表1-1 外感病の基本のステージング

	症状	熱型
表証	節々の痛み・体表の違和感	悪寒・発熱
半表半裏証	軽度の嘔気，軟便，軽度咳嗽，心窩部〜季肋部の違和感・圧痛	悪寒と熱感が交互に出現 舌苔：目立つ
裏証	便秘，下痢，激しい咳嗽などの深部臓器の症状	熱感のみか，冷えのみ 舌苔：厚い，または苔がはがれる

1 表証の漢方治療

・定石・　　　　　　　　　　　　　　　鉄板！

　表証では体表において邪気に対して正気が反応して闘病反応が起きている．この状況に対する治療の大方針は，正気を体内深部から体表に動員し，気を発散させることで邪気を体外に押し出すことである．気が体表面から発散する場合には，気が単独で移動することはできないため，同時に津液が移動し体表面に出ることとなる．すなわち，発汗が生じることとなる．したがって，使用されるのは，麻黄＋桂皮，荊芥＋薄荷，蘇葉などといった体表面の気を発散させ，発汗に向かわせる効能をもった生薬が中心に配合された方剤たちである．

定石処方①

- 麻黄湯　7.5g　分3：単に悪寒が強いか，悪寒とともに乾性咳嗽が強い場合
- 桂麻各半湯（けいまかくはんとう）　4.5g　分3：表証にもかかわらず悪寒と熱感が交互に現れる．咳嗽などの呼吸器症状が中心．
- 葛根湯　7.5g　分3：悪寒とともに，後頸部痛，鼻閉，下痢，軽度の咽頭痛などが生じる場合．表証にもかかわらず悪寒と熱感が交互に出現する場合にも使用できる．

麻黄湯は動物実験などからも抗インフルエンザウイルス効果やインフルエンザの急性期におけるサイトカインの調整効果などが確かめられていることから，インフルエンザの病名診断で使用される場合が多いが，表証以外のステージで使用しても効果は得られない．これはノイラミニダーゼ阻害薬が症状出現48時間以内に使用しないと効果が出ないのと類似しており興味深い．また，麻黄湯は麻黄・桂皮・杏仁・甘草という単純な組成でできており，強い発汗作用を有する．外感病で発汗が生じている場合には，すでに体表面の気の消耗が起こっていると考えられており，麻黄湯を大量に使用すると発汗が止まらなくなる場合がある．

　桂麻各半湯（けいとう）は桂枝湯と麻黄湯を半量ずつ使用した方剤である．医療用漢方製剤で単独の方剤として流通しているが，入手できない場合には麻黄湯7.5g分3と桂枝湯7.5g分3を同時に内服させることで代用する．体表の気を温めて発散させる麻黄＋桂皮の組み合わせとともに，行き過ぎた発散を抑制するととともに，少し冷やす性質をも持った芍薬を含んだ方剤である．したがって，行き過ぎた発散を抑制する．また，少し冷やす性質が加わることで，麻黄湯のように単に悪寒が強いだけではなく，表証だが悪寒と熱感が交互にくる病型にも対応することが可能．医療用漢方製剤の常用量で使用する場合には発汗の有無も比較的考慮せずに使用できる場合が多い．麻黄湯の麻黄＋杏仁が含まれており，次に述べる葛根湯より咳嗽により効果的である．

　葛根湯は麻黄＋桂皮＋芍薬に加えて，さらに冷やす性質と消化器症状，後頸部の筋肉の緊張をとり，鼻閉を解決しながら表証を改善させる葛根を含む．このため，インフルエンザの胃腸炎型のように，悪寒とともに表証にもかかわらず下痢などの消化器症状を伴うかぜに有効であると同時に，表証だが悪寒と熱感が交互にくる病型，鼻閉や軽度の咽頭痛があるものなどに広く使用することが可能である．医療用漢方製剤の常用量で使用する場合には，発汗の有無も比較的考慮せずに使用できる場合が多い．

・次の一手・　　　　　　　　　　　　　　　　　　秘技！

　細かいことを考えずに各ステージの代表方剤を使用すれば，どのような病型のかぜにもある程度の効果が得られるのは事実だが，より劇的な効果を上げたかったり，一定の割合での上手くいかない場合を解決するためには，"次の一手"を知っておく必要がある．そのためには，侵襲してきている発病因子（邪）の分析と，さらに細かい合併病態の分析と対処法を知る必要がある．

　外邪の代表は"六淫外邪"と呼ばれる6つの気候因子（風・寒・熱・湿・燥・暑）である．これらの気候因子に生体が適合できないと疾病として発症することとなり，外邪として認識されることとなる．暑と風を除く他の4つの邪（寒・熱・湿・燥）は風邪と結びついて体内に侵入することで急性感染症の病型をとり得るとされている（特に，風と熱と湿が結びつく場合には特有の病態をひきおこすことが知られており要注意）．寒・熱・湿・燥が風と結びつかない場合には，感染症の病型とならず，寒冷な環境で，関節が痛くなるなど何らかの体調が悪くなったり，冷え症などの症状が出現する．この場合には体内に体外と同じような状況，すなわち寒冷環境に反応する場合には体内に寒が存在すると考える（これを"内寒"とよぶ）．熱・湿・燥も同様で，温暖環境で何らかの体調が悪化する，または暑がりなのは"内熱"があり，湿潤環境で何らかの体調の悪化をきたすのは体内に過剰な水分や水分の停滞があるためで，"内湿"とよぶ．乾燥環境で何らかの体調の悪化をきたすのは，水分不足である"内燥"があるためである．暑邪は単独で人体に侵襲することができるが，このときは熱中症の病型をとる．暑邪によって発汗が起こると，体表面の気が消耗を起こし容易に外邪の侵襲をうける．この場合には風＋熱＋湿の病型をとりやすい．ちなみにすでにお気づきと思われるが，"かぜ"を漢字で書くと"風邪"である．すなわち六淫外邪の侵襲の要である風邪の症状が，多く感染症で共通の初期の急性症状を代表して言っているものであり，このときの診断名が日常語の中に残存したことによる．

表1-2 六淫外邪の表証での症状

外邪		表証の症状
風		軽い寒気, くしゃみ, 体表の違和感, 汗ばむ.
風＋	寒	寒冷環境で発症, 初期に強い悪寒が出現, 節々の痛み, 初期はあまり水を飲みたがらない.
	熱	温暖環境で発症, 寒気はないか軽度, 強い咽頭痛, 初期から冷たい水を欲しがる.
	湿	湿度が高い環境での発症, 表証の段階での嘔気, 軟便, 節々が重くだるい感じ, 口が粘っこく水ですすぎたい感じがする. ＋熱：比較的温暖で多湿な環境で発症. 熱の成分がはっきりせず, 比較的強い寒気や節々の痛み, 熱が午後から夕方に上昇する.
	燥	乾燥した環境で発症, 咽頭や鼻腔の乾燥感, 乾性咳嗽などが出現
暑		熱中症

　まず，外邪の鑑別方法だが，寒冷環境または温暖環境によって発症したかが最も重要な鑑別となる．その後，悪寒の程度や冷たい水を好むかどうかなどから総合的に判断が必要である．特に注意を要するのが，風＋湿＋熱の邪による場合で，比較的温暖な環境で発症するが，悪寒が強く，風＋寒の邪と誤りやすいので注意を要する．

　また，治療法では風＋寒の侵襲では温めて発散する治療を行う．温める作用が強いと発散性が増強されるため，この治療では強い発汗が期待される．一方，風＋熱の侵襲ではやや冷やしながら発散を行うため，ごくわずかな発汗か，またはほとんど発汗は認められない．一般に急性期の漢方治療では，漢方薬の使用量を増量すると効果が得られやすい．特に風＋寒の表証では短時間に大量投与を行い積極的に発汗を促す方法は有効である．まず，常用量の1回量の2倍を温服し，可能であれば粥やうどんといった温かい汁物を摂取して布団などで体を温める．わずかに発汗するまで15～30分おきにさらに1回量を温服する．わずかに発汗が認められたら，それ以上，無理に発汗しないようにして最後の内服から6～8時間後に1回量を温服して終了する．こうした短期集中投与で発汗を促す場合には，自然発汗が生じているかを厳密にみながら使用することが望まれる．もし，この方法で表証はまだ持続しているが発汗が止まらな

表1-3 表証での外邪の鑑別点

	風＋寒	風＋熱	風＋湿＋熱
発症環境	"寒い"と感じる環境	"暑い"と感じる環境	多湿の環境
悪寒・熱感	悪寒が強い	初期より悪寒は軽微で,熱感が強い	悪寒が強い
咽頭所見	咽頭痛は比較的弱い 発赤は軽度 舌苔は目立たない	咽頭痛が強い 腫脹・発赤が強い 舌苔は目立たない	舌苔が厚い(表証なのに嘔気や軟便がある)
体熱感	四肢の冷感	四肢の熱感	表面は冷たいが,しばらく触っていると熱く感じる
冷たい水	好まない	好む	口内が粘りすぎたがる

くなった場合には，桂枝湯を2倍量温服する．発汗に伴い手足が他覚的にも冷える場合には桂枝湯2倍量に加えて附子末1gを併用する．また裏証に移行し，熱感のみとなっている場合には白虎加人参湯を2倍量で服用する．

一方で，風＋熱や風＋湿＋熱ではこのような短期集中療法での積極的発汗は行わず，1回量をできれば増量して1日3回内服を行う．可能であれば，1回量を常用量の2～3倍量で使用する．

①風＋寒による表証の分析と治療

風＋寒による表証では，風と寒のいずれが，中心に侵襲してきているかが重要である．

風＜寒の場合は，強い悪寒，節々の痛み，自然発汗が初期において認められないなどの特徴がある．

単純に悪寒のみか，乾性咳嗽が強い場合には，麻黄湯を使用する．下痢がある場合には葛根湯，嘔気が中心の場合には葛根湯に小半夏加茯苓湯を併用する．もし漿液性鼻汁がしたたり落ちるか，白色の喀痰の量が多い，または喘鳴が目立つ場合には小青竜湯を使用する．また，悪寒が強いが同時に，強い熱感，冷たい水を飲みたがる，咽頭の発赤が強く痛みもひどい，眼の充血や舌体の赤みが強い場合で，咳嗽も強い，発汗が起きていない場合には麻黄湯＋越婢加朮湯を使用する．一方で，自然発汗が始まっている場合には麻杏甘石湯＋桂枝湯を

使用する．悪寒・節々の痛みもあり，咽頭の発赤・充血疼痛のみが目立つ場合には葛根湯＋桔梗石膏を使用する．風＜寒の侵襲だが，虚弱なものが罹患して，発熱しないか微熱程度で，いつまでも悪寒が持続して倦怠感が著明，また下肢の内側から悪寒が走るような感覚がある場合には，麻黄附子細辛湯を使用する．

　風＞寒の場合は，比較的虚弱な人にみられる病型で，悪寒はあまり強くなく，汗ばみやすいという特徴がある．この際には桂枝湯を使用する．また，他の治療を行ってすでに発汗しているにもかかわらず，症状の改善が十分でない場合には，桂枝湯を用いてあと1回発汗させる．

　風＋寒であっても発病初期から悪寒と熱感が交互に出現し，しかし半表半裏証のような季肋部から心窩部の不快感や圧痛はなく，舌苔も目立たない場合には，桂麻各半湯を使用する．風＋寒で，あまり節々の痛みや悪寒が強くなく，咳も強くない場合には，香蘇散を使用する．もし，咳が強い場合には参蘇飲が使用できる．特に香蘇散や参蘇飲は麻黄が含まれておらず，麻黄で汗が止まらなくなったり，動悸・尿閉などが出現し麻黄が使用しにくい虚弱な者に使用しやすい．

②風＋熱による表証の分析と治療

　風＋熱による表証の基本の症状は，悪寒がほとんどないか，6時間以内に消失し，咽頭痛が強く，表証の段階から冷水を飲みたくなる．この場合には，清上防風湯を2倍量（15g 分3）で使用する．もし，基本の症状に加えて咳嗽が強い場合には清上防風湯＋麻杏甘石湯を使用する．

③風＋熱＋湿による表証の分析と治療

　風＋熱＋湿による表証の場合には，多湿の環境で罹患しており，風＋熱の成分があっても，悪寒や筋痛が目立つ場合がある．また，表証の段階で，軟便や腹痛などの裏証の症状が同時に出現することが多く，舌苔も目立つ場合が多い．こうした際には，半夏厚朴湯7.5～15g 分3＋茵蔯五苓散7.5～15g 分3を使用する．

2 半表半裏証の基本の分析と治療

・定石・ 鉄板！

　半表半裏証では，表証としての咽頭痛，頭痛，裏証の部分症状である嘔気，上腹部不快感，軟便，咳嗽，および体表面と深部の間をつなぐとされる横隔膜周囲の症状が出現する．結果として，心窩部から季肋部の不快感や圧痛が出現する．また，熱型は悪寒と熱感が交互に出現しやすくなり，舌では舌苔が目立つようになる．多くの場合は，症状が出現し2～3日後に出現するが，表証で治療が失敗すると早期に半表半裏証が出現する．半表半裏証も厳密には侵襲してきている邪の種類によって治療法を変更するが，日常臨床で遭遇するかぜでは基本の方法のみで対応できる場合がほとんどである．治療の基本は横隔膜周囲の熱をとりながら気と津液の流れを改善させる柴胡＋黄芩が含まれた方剤が多用され，この組み合わせを含んでいる小柴胡湯（しょうさいことう）が基本方剤となる．

定石処方②

　　小柴胡湯　7.5g　分3

　小柴胡湯は幅広く半表半裏証に対して対応することができる．特に悪寒と熱感が交互に出現する熱型を主な症状として対応するとよい．

・次の一手・ 秘技！

　半表半裏証で節々の痛みや鼻汁などの表証の症状が目立つ場合には，小柴胡湯と桂枝湯を合方した柴胡桂枝湯（さいこけいしとう）を使用する．
　半表半裏証で咽頭痛が強く，扁桃炎の病型を伴う場合には，小柴胡湯に咽頭の熱を強く抑える効果がある桔梗石膏を加えた小柴胡湯加桔梗石膏（しょうさいことうかききょうせっこう）を使用する．
　半表半裏証で，胸膜炎や心外膜炎などの胸痛が合併している場合には，胸の

第1章　かぜ

熱・水分代謝失調物である痰を除き，小柴胡湯に気の流れをよくする黄連・栝楼仁が加えられた柴陥湯を使用する．

　風＋湿＋熱の邪の侵襲で半表半裏証が主であるが，痰が多い，腹部の不快感，軟便がでるなどの症状がある場合は，小柴胡湯に気の流れた津液の流れを改善する半夏厚朴湯を併用した柴朴湯 7.5g 分 3 を使用する．この時に痰の黄色みが強い，熱感が強いなどの所見が強い場合には黄連解毒湯を少量併用（2.5g 分 1）する．

3 裏証の分析と治療

・定石・

　裏証では肺や消化器症状といった深部臓器の症状が現れる．気管支炎などの呼吸器症状の対処法は次章で解説を行う．悪寒がなくなり，強い熱感で，発汗も強い場合には熱を除く治療を行っていく．この際に，舌の苔があまり目立たず，舌の充血が強い場合には，邪と闘病反応を起こすために動員された気が過剰になり熱を生んでいるものと考え，過剰な気の熱を除く作用が強い石膏を含んだ方剤を主に使用する．一方で舌苔が黄色になる，痰などの分泌物が黄色になる場合には，邪そのものが熱の性質が強いと考え，黄連・黄芩・黄柏といった邪の熱を除く作用をもつ生薬を含んだ方剤を使用する．

定石処方③

白虎加人参湯　9.0g　分 3

　白虎加人参湯は熱感のみが強く，舌の充血が強く，発汗が著明な場合に使用する．咳嗽が強い場合には，次章の気管支炎の項目を参照のこと．

・次の一手・　秘技！

　かぜの他の症状は改善したが，倦怠感や微熱などが残存する場合がある．倦怠感，息切れ，食欲不振などが持続する場合には，闘病反応のために気が消耗されたための症状と考え，補中益気湯を使用する．また，抑うつ傾向，不眠などの精神症状が目立つ場合には，消耗と同時に気の滞りなどが生じていると考え，柴胡桂枝乾姜湯 15g 分 3 を使用する．また，熱感と脱水の所見がなかなか改善しない場合には余計な熱を除き水分を補給する意味で，麦門冬湯と白虎加人参湯を 2：1 の割合で用いる．

4　その他のかぜの病型に対する方法

　鼻閉が強く，鼻汁が黄色でない場合には葛根湯加川芎辛夷 7.5g 分 3 を使用する．
　鼻閉が強く，鼻汁が黄色の場合には辛夷清肺湯 7.5g 分 3 を用いる．

〈加島雅之〉

第2章

気管支炎，咳

　咳嗽はきわめて一般的であるが，体力の消耗をきたしやすく，その不快さからQOLを下げやすい重要な症候である．しかし，急性気管支炎では周知のように西洋医学の通常の鎮咳薬では十分なコントロールを得ることが難しい反面，例えば鎮咳薬のコデインは喀痰排泄不良をきたしやすい．また，慢性咳嗽は咳喘息・逆流性食道炎・後鼻漏症候群に対する治療以外は西洋医学的には有効な治療法が少ない病態である．一方で漢方的な病態とそれに対応した方剤の細かい使いわけ方を知っていると，喀痰排出に必要な咳嗽は残し，過剰な咳は抑制するという理想的な効果が得られ，多くの咳嗽に著効を得ることができるようになる．漢方で考える咳嗽の病態生理をまずは考えたい．

　特に注意を要するのは急性の気管支炎と慢性咳嗽は病態が異なり，使用する方剤が異なるという点である．気管支炎・咳に対する漢方治療でも，重要なのは，その病態が邪の存在が中心の病態（実）であるか，人体の構成要素である精気の虚損に伴う機能低下（虚）によるものが主であるか，症状の性質が熱の性質を帯びているか，寒の性質を帯びているかである．邪の存在が中心の病態では，他の症候と同じように急性発症，激しい症状を特徴としている．したがって，急性の気管支炎では実の病態が多いこととなる．また，痰を伴うことも重要な所見であり，痰がある場合には積極的に取り除く治療が必要となる．一方で，精気の虚損に伴う人体の機能低下では，消耗性の病歴が存在していることが重要であり，感染症の回復期や長期慢性の病歴や疲労で誘発されるのが特徴である．したがって，慢性の咳嗽では虚の病態が多くなる．熱の性質を帯びて

いる場合には，温暖環境で誘発されるか，また痰が出ている場合には痰が黄色であるかが重要である．寒の性質を帯びている場合には，寒冷環境での症状誘発，痰が出ている場合には白色痰が出ていることが重要である．

　咳嗽を鎮める作用が強い生薬は麻黄＋杏仁の組み合わせが有名であるが，麻黄は気の発散をもたらしやすく，虚の病態では量を減量するか，他の生薬との組み合わせで消耗を防ぐ手立てが必要となる．厚朴＋半夏（＋蘇葉）も咳嗽を鎮める効果が高いが，こちらも気と津液を消耗しやすいため注意がいる．痰を除くには半夏が多用される．また，これらの生薬は温める性質を帯びている温性に属しており，熱の性質を帯びている病態の場合には，冷やす性質の生薬を適宜併用することが必要となる．痰はほとんど出ないか白色痰である場合，気が過剰で起こっている熱と判断し石膏を使用する．痰が黄色の場合には黄芩や黄連と併用して使用する．熱の性質を帯びた痰を除く際には，貝母，竹筎なども利用される．虚の病態としては，肺は津液が不足して乾燥すると咳嗽を起こしやすいと考えられている．肺の津液が不足して起こる咳嗽には，肺の津液を補い，気が過剰に昇ることで咳が出るのを鎮める効果が強い麦門冬が頻用される．また，肺の気の内側に引き込むベクトルが肺の気や津液の消耗に伴って障害されている場合には五味子を用いる．

1　急性の気管支炎，咳

•定石•

　急性の気管支炎では，外邪の侵襲に伴う外感病によるものが多い．表証・半表半裏証での分析と治療は前章で解説しているので，裏証となっているものを取り上げる．多くは裏証のため，悪寒は消失し，熱感が中心となっている．

定石処方①

麻杏甘石湯　7.5g　分3
または竹筎温胆湯　7.5g　分3
または麦門冬湯　9g　分3

　麻杏甘石湯は，麻黄＋杏仁＋石膏＋甘草とシンプルな組成で構成され，痰が出ていない裏証の咳嗽の1st choiceとなる．邪との闘病反応によって高められた気が過剰になりすぎ，それが肺の気の運動を阻害している場合に，肺の気の流れを整えて，咳を止める麻黄＋杏仁に加えて，気の過剰を抑えて肺の気を鎮めこむ効果が高い石膏を併用している．

　竹筎温胆湯は粘稠な黄色喀痰が多い場合に使用する．熱の性質を帯びた痰を除く半夏＋桔梗＋黄連＋竹筎とともに，邪との闘病反応のために肺の津液が消耗して痰が粘稠となり喀出しづらくなっているのを，肺の津液を補う麦門冬を少量加えることで，喀出しやすくしている．また，柴胡も含まれており，半表半裏証でも粘稠な黄色痰がひどい場合に使用することができる．

　麦門冬湯は，邪との闘病による消耗した肺の津液を補い咳を鎮める方剤で，発熱などのその他の症状は改善したが，乾性咳嗽，または少量の痰が絡むことによる咳が残存した場合に使用する．

・次の一手・

　急性の気管支炎で定石の処方で治療困難な場合には，薬の量が少ないか他の病態が合併している場合が多い．急性疾患一般にいえるが，可能であれば医療用漢方製剤を常用量の2倍から3倍量で使用すると確かな治療効果が得られる．症状の改善が認められれば速やかに減量中止を行う．短期の使用であれば，麻黄や附子などが禁忌でなければ，副作用はほとんどの場合問題とならない．

次の一手処方①

辛夷清肺湯　7.5g　分3
または五虎湯　7.5g　分3
または麦門冬湯　9.0g　分3 ＋ 五虎湯　7.5g　分3
または参蘇飲　7.5g　分3

辛夷清肺湯は副鼻腔炎合併に伴う黄色痰を伴う咳嗽に使用する．副鼻腔炎の合併例では，西洋医学でも単に気管支炎の治療だけでは咳嗽のコントロールが難しいが，辛夷清肺湯は熱の性質を帯びた副鼻腔炎と気管支炎を同時に治療することが可能である．

五虎湯は麻杏甘石湯に，肺の熱の性質を帯びた痰を除き喘鳴を鎮める桑白皮を加えた方剤で，熱感とともに痰が絡んだり喘鳴が出る場合に使用する．もし，痰の量が多い場合には，半夏を含み痰を除く作用が強い二陳湯を併用する．

また，麦門冬湯のように，回復期に乾性咳嗽が持続するが，痙性咳嗽で咳喘息の成分が疑われる場合には，麦門冬湯に五虎湯を併用する．

参蘇飲は気虚などがある人で，急性気管支炎でも白色の痰がなかなか取れない際に使用する．

2　慢性の咳嗽

・定石・

慢性咳嗽ではより複雑な問題が合併している場合が多い．まずは，漢方で考える咳嗽の病態生理を考えたい．肺の気は，上＋外に広がるベクトルと内＋下に引き込むベクトルをもっており，上＋外に広がる力により呼気が，内＋下に引き込む力により吸気が実現すると考えられている．何らかの理由でこの機能が阻害されると咳嗽が出現するようになる．慢性咳嗽で問題になるのは，多くは痰がなかなか肺から除かれない病態であり，肺の津液が不足して気の正常な

運動が阻害されている場合，気の流れをコントロールしている肝に異常があり肺の気の流れに影響している場合，内＋下に気を引き込む肺の作用をバックアップしている腎に問題がありうまく気が引き込めない場合，などがある．これらの病態をうまく認識して治療に結びつけることで，思いのほか効果的に慢性咳嗽に対応することができる．

定石処方②

麦門冬湯　9.0g　分3
または柴朴湯（さいぼくとう）　7.5g　分3

麦門冬湯は慢性の乾性咳嗽の1st choiceである．肺の津液の不足によって肺の気が上手く下に向かうことができない場合に使用される．多くの場合，口渇感を合併することが多い．

柴朴湯は咳喘息の成分を含む慢性咳嗽に特に有効な方剤である．肺の中に存在する慢性的な痰とそのために引き起こされた気の運動の異常を解決する．また，肝の異常を伴う場合に有効で，抑うつやイライラなどの情動異常が合併したり，情動変化が症状に影響を与えるものにも有用である．その他に，咽喉頭過敏に伴う咳嗽にも有効である．ただし，体内の津液を消耗させる方向に働きやすいため，口渇感を伴う場合などは，麦門冬湯や後述の滋陰降火湯（じいんこうかとう）などを適宜併用する．

・次の一手・　秘技！

漢方的により複雑な病態を合併している場合には，当然，難治になる．この段階になると，西洋医学的にも難治性喘息やCOPD，気管支拡張症などの器質的な疾患である場合が多い．

次の一手処方②

滋陰降火湯　7.5g　分3
または清肺湯　9.0g　分3
または神秘湯　6.0g　分3
または滋陰至宝湯　9.0g　分3
または補中益気湯　7.5g　分3＋苓甘姜味辛夏仁湯　7.5g　分3
または人参養栄湯　9.0g　分3（＋苓甘姜味辛夏仁湯　7.5g　分3）
または八味丸　60粒　分3（＋苓甘姜味辛夏仁湯　7.5g　分3，
　　または＋人参養栄湯　7.5g　分2）

　滋陰降火湯は肺の津液の減少だけではなく，肺の陰虚を合併している場合に使用する．陰虚まで至ると，単に乾燥だけでなく，手足のほてりや組織の萎縮・変性もきたすようになる．結果，麦門冬湯に比較すると手足のほてりや，舌の縦方向の裂紋，夜間の微熱，痩せなどの症状がみられるようになる．また，肺と腎の陰虚を合併している場合にも応用され，この場合にはCOPDの合併や年齢の割に老化しているようにみえるなどの所見が認められる．

　清肺湯は，肺の津液不足と熱の性質を帯びた痰が同時に存在する病態に使用する．このため，症状は口腔乾燥や粘稠痰であるが，同時に黄色の痰の量が多い．舌は全体に乾燥傾向だが舌苔は黄色で目立つなどの所見が認められることが多い．慢性気管支炎や非結核性抗酸菌症などに比較的よく認められる．

　神秘湯は小児喘息などで，感染症後になかなか咳喘息がコントロールできない場合や，身体表現性障害的な要素を含む咳喘息に応用される．

　滋陰至宝湯は肺の津液不足と熱性質を帯びた痰，肝の気滞が合併した病態に使用される方剤で，黄色の粘稠な喀痰と，イライラ・抑うつなどの情緒の障害が合併する．慢性的な消耗や更年期症候群の合併例で比較的認められる．

　補中益気湯＋苓甘姜味辛夏仁湯は気虚の合併した咳嗽，咳喘息に使用される．胃腸が弱くすぐに下痢したり，食べても太れない，労作時呼吸困難を合併する例に使用する．

　人参養栄湯は気虚に加えて陰虚・血虚も合併している病態に使用し，乾燥や

るい痩を合併する．もし，咳嗽や喘鳴が強い場合には苓甘姜味辛夏仁湯を併用する．

　八味丸は，気を内に引き込む肺の作用をバックアップする腎の機能に異常がある場合に使用する．結果として，常に軽い喘鳴が持続する慢性持続型喘息やCOPDで息を吸うのがきついという症状や，年齢の割に老化してみえたり，腰痛，下腿浮腫を合併する．白色の痰，咳嗽や喘鳴が強い場合には苓甘姜味辛夏仁湯を併用する．また，息切れが多く，痰が少ない場合には人参養栄湯を併用する．

症例 64歳男性
主訴 咳嗽，喀痰
病歴 2週間前に悪寒，発熱とともに咳嗽が出現．その後，10日前より高熱は軽快したが，微熱と黄色喀痰が持続し，夜もなかなか眠れない．
現症 口渇感あり．夜間には熱っぽく胸苦しい感じがする．手足のほてりなし．痰は粘稠で切れにくい．
身長：163cm，体重60kg
脈診：両側寸脈，滑，按沈無力
舌診：黄色苔，舌体：やや紅
腹診：腹力中等
処方 竹筎温胆湯7.5g分3
内服開始翌日より咳嗽・喀痰は有意に減少し，解熱．7日間の内服で終了．

六淫外邪が示すもの

　気候因子である六淫外邪が発病因子であり，季節により感染症の病型が異なるという指摘は，西洋医学の世界観に慣れている読者にとっては，荒唐無稽に感じるかもしれない．しかし，実臨床では実感させられることである．2009年に流行したH1N1新型インフルエンザでは，同一ウイルスでほとんど変異が確認されていないにもかかわらず，夏場は風＋熱の病型，冬場は風＋寒の病型が認められた．これは，日本に限らず中国広東省でも同様の変化が起きたことが指摘されている．最近，このような季節による病型の変化を傍証するようなデータが西洋医学からも報告されるようになった．炎症に関わる遺伝子の発現パターンが季節によって大きく変動していることが示されている[1]．

文献
1) Dopico XC, et al. Widespread seasonal gene expression reveals annual differences in human immunity and physiology. Nat Commun. 2015; 6: 7000.

〈加島雅之〉

第3章

扁桃炎，咽頭炎

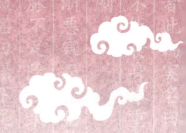

1 のどがいたい

定石処方①

越婢加朮湯（ツムラ：7.5g　分3）＋荊芥連翹湯（ツムラ：7.5g　分3）

「のどが痛い」には幅がある．イガイガする程度のものから，猩紅熱や急性喉頭蓋炎の様に急いで適切な治療をしなければ死に至る恐れのある病態まで様々である．病態や程度に応じ処方や処置は異なる．切開排膿などの外科的処置，挿管と呼吸管理，抗生剤による感染症コントロールのできる西洋医学の存在意義は大きい．しかし通常一般外来で「とりあえず炎症を鎮め，痛みなどの不快な症状を早期に改善させる」という点で東洋医学は非常に効果的である．

定石に示した「越婢加朮湯＋荊芥連翹湯」は比較的守備範囲が広く，翌日から翌々日くらいまでには症状はおおむね消失することが多い．越婢加朮湯は麻黄と石膏で浅いところの熱を清すと同時に粛降し「腫脹」の改善に効果がある．荊芥連翹湯はより深いところの熱を清ます温清飲の組成を含み，冷やして解表する薄荷を含む*¹．

---

*¹ 薄荷の葉を1〜2g程度，薬局で購入して「薄荷茶」で服用してもらうとより効果的である．

柴胡清肝湯は，荊芥連翹湯から枳実（苦辛寒），荊芥（辛温），白芷（辛温），防風（辛甘温）を抜いて，栝楼根（甘微苦酸寒），桔梗（苦辛微温），牛蒡子（辛苦寒）を加えたものである．荊芥連翹湯には温薬がいくつか含まれ，柴胡清肝湯の方が潤し冷やす薬が多いが，かといって熱性が強い場合には柴胡清肝湯の方が良いかというと一概にそうともいえない．柴胡清肝湯には「冷やす」というよりは「潤す」生薬が含まれていると考えた方が臨床的である．

　柴胡清肝湯には咽喉部によく効く優れた清熱解毒作用をもつ牛蒡子が含まれ比較的早期の腫脹改善が期待できる．胃熱を冷まし肺をよく潤す清熱生津薬の栝楼根が口渇をよく改善し，肺熱に伴う咳嗽や粘稠の痰などにも効く．対して荊芥連翹湯には，白芷・防風・荊芥と辛温解表薬が強力に配され，悪風，悪寒，身体痛，頭痛，鼻閉などの表の症状に有効である．その一方で枳実が配され，黄連とともに熱性の気滞を粛降することで，「寝苦しさ」や「胸苦しさ」などの胸辺りの熱による不快な症状を改善する．

次の一手処方①

寒気を伴えば，寒気の原因に基づく処方を行う．
慢性のものなら麻黄附子細辛湯（ツムラ：7.5g　分3）など．

①皮の気の巡りが止まった，あるいは巡りが悪化[*2]
　麻黄湯（『傷寒雑病論』第 35 条．以下同様），葛根湯（第 31 条），大青竜湯（第 38 条），桂枝麻黄各半湯（第 23 条），桂枝二越婢一湯（第 27 条）などがある．皮気が順調に流れていれば悪風・悪寒はない．寒邪による腠理外塞で皮気が滞り，悪風・悪寒が出現する．のどの痛みは邪正闘争の肌熱による絡不通によるものが多く，解表すればのどの症状も自然に改善する．のど局所の発赤がそう強くなければ桔梗湯で，発赤がある，もしくは肺胃熱を伴う場合には桔梗石膏で対応する．桔梗湯の芍薬は粛降薬であり鬱滞した絡血を環流することで絡を通じ痛みを改善し肌熱を去る．

　②もともと胃腎の気が虚しているところに邪正闘争が起こり，ますます気が

[*2] 衛気の流れの理解や，『傷寒雑病論』の条文の解釈は『経方医学』を参考にした．

虚して皮気が減じた

　桂枝湯（第12条），柴胡桂枝湯（第146条）など．皮気は胃と腎より供給されるためもともと胃腎が虚であれば悪風・悪寒を生じやすい状況にある．そこに外邪が肌に侵入すれば気は肌に集中し，皮気はますます虚し悪風・悪寒が生じる．

③もともと胃腎の陽気不足

　附子湯（第304条），附子瀉心湯（第155条）など．胃腎の気，特に陽気が持続的に不足し，最初から悪風・悪寒を感じるレベルで皮気が少ない．必ずしも全体の気虚ではなく気の機能の劣化の場合もある．

④胃熱により下方の腎が養われず，後通の衛気過少

　白虎加人参湯（第169条）．胃熱が強いために胃の気が下方の腎へ流れることが妨げられ，腎から供給される皮気が減少する．

⑤誤下によって皮気が虚し悪風・悪寒

　五苓散（第244条）．全体の気が下陥し最表層の皮気が減少し悪風・悪寒を生じる．

⑥膈不利による皮気の減少

　小柴胡湯（第144条，第148条），柴胡桂枝乾姜湯（第147条）など．皮気すなわち前通・後通の衛気は膈を通じ皮へ向かうので，膈が滞れば皮へ向かう気も減少する．柴胡や黄芩（知母）など清膈熱の薬を用いる．

⑦四逆湯証による皮気の減少

　四逆湯（第353条，第388条）．四逆加人参湯（第385条）など．胃腎の気の絶対量が全体として非常に不足しているために皮気も虚している．

⑧温病で悪風・悪寒

　温病では，邪は口や鼻から侵入するもので，皮肌から侵入するものとは考えないことが多いので，基本的には悪寒はないと思われがちである．ならば悪

---

*3 『温病条弁（呉鞠通・著）上焦編』にも，「太陰之為病，脈不緩不緊而動数，或両寸独大，尺膚熱，頭痛，微悪風寒，身熱自汗，口渇，或不渇，而咳，午後熱甚者，名曰温病」とある．ではなぜ口鼻から侵入した邪が皮膚に悪風や悪寒を生じるのか．江部洋一郎氏の『経方医学』によれば，衛気が身体の最表層である「皮」に出て行くときに，一部が胸膈心下の「胸」を通過する．温病でも「胸」に何らかのトラブルが生じれば衛気がここで滞り，皮で衛気が不足して，悪風・悪寒が出現するのである．

風・悪寒が生じないかというとそうでもない*3.

　したがって，傷寒による悪風・悪寒と温病でのそれとの鑑別は重要である．温病の治療には寒薬を多く用いるが，傷寒にむやみにこれを用いれば病状が悪化する恐れがあり，逆に傷寒に用いる温薬をむやみに温病に多く用いればやはり悪化する恐れがある．

　どの悪風・悪寒に「のどが痛い」という局所の症状が生じたのかを見分け，全体と局所に対し効果的な処方をしなければならない．傷寒の③や⑦の気虚の「のどの痛み」には，気を十分に巡らせるにはその量が足らず（気虚），その結果，絡の不通を生じて痛みを生じており（不通則痛），麻黄附子細辛湯で腎を鼓舞しつつ局所を通絡する．気虚の程度がひどい場合は人参などで補気する．衛気を増やすには黄耆を加える．この手の人は衛気を高めるための慢性咳嗽があることが多い．

　このほか，疼痛局所の絡の不通の原因には，局所の熱，痰湿や瘀血などがあり，これらの除去を行う．特に熱のコントロールは重要である．『金匱要略』に小青竜湯加石膏の記載があるように，胃や肺の熱を冷ますのに石膏がよく用いられる．熱が浅い場合には桔梗石膏，深い場合には黄連解毒湯系統を用いる．局所の熱の対策として薄荷などの辛涼解表薬もよい．この場合の薄荷は解表ではなく，胸から咽の気を通す目的で用いる．胸の熱には山梔子，豆豉，あるいは黄連や荊芥，竹葉などを用いる．温病で「爛喉痧」と呼ばれる喉の爛れには，清咽湯，余氏清心涼膈散，涼営清気湯などを用いる*4 が，保険収載エキスでは越婢加朮湯＋荊芥連翹湯で代用する．

　局所の発赤腫脹疼痛が強い場合には，桔梗石膏＋黄蓮解毒湯＋芍薬甘草湯を，保険の利く範囲にそれぞれ減量して用いる．連翹と薄荷が入れば余氏清心涼膈散の雰囲気になる．薄荷は「冷やっとしてスッとするもの」であり，メントールなどを使っても一定効果がある．さらに，血熱の程度が強い場合には犀角地黄湯の方意にて地黄，牡丹皮を用いる*5．NSAIDs は涼性の発表薬として使用できる*6．

---

*4 このあたり，保険収載外の処方や薬が登場するが，前後の脈絡から理解してみてほしい．
*5 エキスでは温清飲を併用．清熱の目的で使う場合の地黄は生地黄が望ましい．

風温衛分証には銀翹散がよい．組成は「連翹・金銀花・桔梗・薄荷・竹葉・甘草・荊芥・淡豆豉・牛蒡子」であり，柴胡清肝湯（＋桔梗湯でうがい）などで代用する．荊芥連翹湯と柴胡清肝湯を同時に用いれば連翹・桔梗・薄荷・甘草・荊芥・牛蒡子は含まれるが，重複生薬が多く重い処方となる．足りないのは金銀花・竹葉・淡豆豉であるが，豆豉は薄荷で代用できる．のどのイガイガが非常に強く，咳き込み時の高音性の吸気困難や，急激な嗄声を伴う場合には，声帯辺りにアトピー様の炎症を生じていることが考えられ，越婢加朮湯＋白虎加人参湯などで著効を得る場合が多い．

２　のどがつかえる

定石処方②

半夏厚朴湯（ツムラ：7.5g　分3）

　のどに何か詰まったような，たまっているような感触を訴えるものの，各種検査などでは異常はなく現代医学的には原因がわからない，体調や気分によって，症状は強くなったり弱くなったり…．東洋医学では，こういうものは痰や熱を帯びた気がたまっているものと考える*7．その場所（咽喉部），胸，あるいは心下からの波及，さらに胃の関連，その他，比較的程度の軽い胸痺や膈のトラブルなど，解釈の幅を徐々に広げて考えるが，治療の定石としてはまずは半夏厚朴湯でよいだろう．

　他に喉辺りのつまり感や不快感と関連しそうなものとしては，射干麻黄湯*8や瓜蒂散*9などが『傷寒雑病論』に記載されている．

---

*6 張錫純．『医学衷中参西録』石膏阿斯必林湯　参照
*7 例えば，『古今医鑑』に「梅核気」とあり，『金匱要略』には「婦人咽中如有炙臠，半夏厚朴湯主之」（婦人雑病脈証并治第二十二）とある．
*8 『金匱要略』肺痿肺癰咳嗽上気病脈証并治第七．
*9 『傷寒論』第166条．

> **次の一手処方②**
>
> 柴胡剤（例：加味逍遥散　ツムラ：7.5g　分3）
> 甘麦大棗湯（ツムラ：7.5g　分3）
> 白虎加人参湯（ツムラ：7.5g　分3）　など

　喉元の気滞痰凝で一般に多いのは，肝胆の疏泄失調あるいは脾胃の運化失調から生じるものである．疏胆の生薬として柴胡・香附子・蒺藜子・延胡索・玉金・川楝子などがある．薄荷が胸に作用し効果的なことが多いので，処方としてはまずは薄荷の香りのする加味逍遥散[*10]の併用を考慮する．たとえば，膈熱の強くない膈の出入不利には四逆散[*11]．胃熱があれば大柴胡湯．膈熱が強く，嘔気，咳，心下飲があるものには小柴胡湯．前後の膈の出入口が物理的に硬くなっているものや，やや胃気が虚しているものに対しては柴胡桂枝乾姜湯，胸熱や心包熱が目立つものには柴胡加竜骨牡蛎湯を用いる．これらは，脈と症状とでおおよそ判別できる．脾胃運化失調（例えば胃部不快感など）は容易に心下に飲をもたらすので，これがあれば厚朴・蒼朮・陳皮などを含む処方である六君子湯，茯苓飲，茯苓飲合半夏厚朴湯，平胃散などを併用する．改善が乏しい場合，香蘇散は肝胆の疏泄，脾胃の調節，心下の飲に効があり，六君子湯と合わせて効果があることも多い．

　ほかの病態としては，肺胃の熱持続からの陰液消耗による咽喉部の不快感がある．これには，補陰清熱目的にて麦門冬湯や白虎加人参湯を処方する．傷陰の期間が長ければ，効果が出るのにある程度の量と時間が必要である．また，肺の傷陰による内熱にはまとまった量の小麦が有効であり，心肝および肺の気陰を補うため甘麦大棗湯を処方する．やたらと生活のアクティビティの高い（高かった）人などで陰虚の度合いが強い，あるいは範囲が広い場合は地黄を加える．知柏腎気丸はエキス剤にないが，代わりに保険収載されている滋陰降火湯を用いる．滋陰降火湯には陳皮や黄柏，朮が含まれるため，地黄を含む剤の割

[*10] エキスメーカーにより，薄荷の香りの比較的強いものと弱いものとがある．
[*11] 実際には柴胡剤の使い分けは，他の様々な要素が絡みここには書ききれないが，ここでは黄芩・大黄・牡蛎・乾姜・括楼根などの存在意義に注目してみた．

には胃腸障害も比較的生じにくい．

　以下はやや難しい話になるが『傷寒論』第166条では胸の不利から気が咽喉に上衝するというメカニズムが示唆される．この場合は，梔子豉湯（ししことう）（エキスでは薄荷と山梔子を含む加味逍遥散で代用）や小陥胸湯（しょうかんきょうとう）（エキスでは柴陥湯（さいかんとう）で代用）など，胸を通し胸膈心下の出入不利を改善する処方も候補にあがる．『傷寒論』第67条など，腎からの上衝の可能性も考えれば苓桂剤（りょうけいじゅつかんとう）（苓桂朮甘湯など）がよい．また第65条や第117条などの奔豚の症状，第138条などの結胸の症状，第154条～第156条などの心下痞の症状の可能性も考慮されるべきである．

　『金匱要略』胸痺心痛短気病脈証并治第九に「胸痺心中痞，留気結在胸，胸満，脇下逆搶心，枳実薤白桂枝湯主之；人参湯亦主之」とある．この胸痺は「のどよりやや下の胸がつかえる」に近いもので，胃虚および守胃の衰えのため胃気は胸に過剰に上昇して胸・心下の気は昇降できなくなり胸満などを起こしている*¹²．同じく第九に「心中痞，諸逆心懸痛，桂枝生姜枳実湯主之」ともある．心下の昇降不利では，桂皮，生姜で上方，枳実で下方に動かすことで症状を改善させる．これも同じく第九に「胸痺，胸中気塞，短気，茯苓杏仁甘草湯主之；橘枳姜湯亦主之」とあるように，胸中の飲のために生じた胸痺には，茯苓，杏仁で胸中の飲をさばき，甘草で守胃する．

3　のどがかわく

定石処方①

白虎加人参湯（ツムラ：7.5g　分3）

　白虎加人参湯証にせよ五苓散証にせよ，水分摂取だけしても口渇は改善しない．このうち，肌に湿が目立たず胃熱の徴候があれば白虎加人参湯がよい．白

---

*¹² 条文，処方の解釈はほとんど『経方医学』を参考にした．

虎加人参湯証では，胃熱のために胃津が障害されて口燥渇が生じる．五苓散証は，胃の津液を失いつつ同時に三焦の気化作用が失調し，肌・心下・小腸・膀胱の還流が不利し，その部位に湿が停滞するために起こる（四肢に浮腫）．

 次の一手処方③

五苓散（ツムラ：7.5g　分3）

『傷寒雑病論』に，渇，消渇，口乾，口燥，舌燥，口乾燥，欲飲水，咽乾，咽燥，舌上燥…などの「のどのかわき」に関する記載がある．以下，代表的なものを記す．

①胃熱によるもの：第222条（白虎加人参湯）
②黄疸によるもの：黄疸病脈証并治第十五
③少陰病によるもの：第282条
④胃津不足によるもの：婦人妊娠病脈証并治第二十（桂枝湯），第73条（五苓散），第99条（小柴胡湯），第137条（大陥胸湯）
⑤消渇によるもの：肺痿肺癰咳嗽上気病脈証并治第七
⑥肌湿による肌津のめぐりの悪化によるもの：水気病脈証并治第十四
⑦心下の飲からの肌湿による肌津のめぐりの悪化によるもの：第147条（柴胡桂枝乾姜湯）
⑧小便自利による津液不足によるもの：水気病脈証并治第十四（越婢加朮湯）
⑨熱薬を使ったことによるもの：『金匱要略』痰飲咳嗽病病脈証併治．第十二（桂苓五味甘草去加乾姜細辛半夏湯）．
⑩胃津が口に達せないことによるもの：嘔吐噦逆下利病脈証并治第十七（茯苓沢瀉湯）
⑪水の質的変換機能に異常があり飲水しても利用できないもの：第223条（猪苓湯）
⑫温病によるもの*13：第6条
⑬少陽病によるもの（『傷寒論』第263条）

---

*13 温病系は，傷陰する場合（すなわち水分が足りない）が多いが，湿重熱軽の場合など例外もある．

さて,「くちがかわく」あるいは「のどがかわく」*14 原因は 2 つに集約される.すなわち,(a) 水分が足りない場合,(b) 水分はあるが口腔内の肌に到達できない場合,である.臨床的には明確に分けられないが,あえて分ければ上記の①③④⑤⑧⑨⑫は a に,②⑥⑦⑩⑪は b に相当する.治療は,a はその原因を除去しつつ水分を補う,b は利水剤の類いを用いて体内の水をかきまぜる.

　最初にあげたように,「口渇」といえば白虎湯系を用いてよい効果があることが多いが,これは胃に潤いを与えて胃熱をさばく処方なので,この口渇は a のパターンである.さらに効果を強化しようと思えば,補陰の薬を加えることになる.腎が虚していれば補腎する.熱が強い場合はさらに清熱することが重要である.

　b の場合は,心下あるいは肌の余計な湿を除去する.心下の飲は半夏・生姜・朮などで取れる.肌湿もこれで改善する可能性もある*15 が,さらに積極的に動かすなら,薏苡仁・石膏・芍薬・枳実・杏仁などの粛降の薬を麻黄や黄耆とともに併用する.茯苓や附子などで腎を助けるとよい場合もある.五苓散は三焦を巡らせる.

　また,b の場合でも新鮮な水分摂取は重要である.

　⑬に関わるが肝胆の鬱でも口渇はよくみられる (例: 過緊張).胃熱の存在があれば大柴胡湯,脾胃や肝血の絡むときは加味逍遥散などがよい.しかし,陰虚や陽亢の傾向のある場合は柴胡をあえて使わずに,疏胆するとよい場合もある*16, *17.

---

*14 『傷寒雑病論』第 156 条には「其人渇而口燥」とあり口燥と渇は別.また「渇欲飲水」(第 71 条) という表現があるように,「渇」は「飲水を欲するもの」.また,同じ「渇」でも小便が自利の場合と不利の場合とがある.

*15 『経方薬論』によれば,朮の量により目的とする部位は異なっている.

*16 李時珍は「肺腎の虚労に柴胡を使うべきでない」と述べている.

*17 柴胡以外の生薬としては,25 頁の疏胆の生薬の他に黄芩・知母・桂枝・芍薬・檳榔・川芎・大黄・竜胆など.要は肝胆の熱や膈の出入,あるいは昇降などに関わる生薬を組み合わせて用いる.清心蓮子飲,女神散,黄連解毒湯,竜胆瀉肝湯,九味檳榔湯など.

4 口内炎

定石処方④

半夏瀉心湯(はんげしゃしんとう)（ツムラ：7.5g　分3）

　口内炎は，湿熱が口腔近辺の肌へ流注したものである．繰り返したり長引いたりすれば，痰飲や瘀血の絡みがある．

　口腔粘膜は皮を伴わない裸の肌であるとされるが，『傷寒雑病論』百合狐惑陰陽毒病脈証治第三に「狐惑之為病…蝕於喉為惑，蝕於陰為狐…甘草瀉心湯主之」とあるが，この「惑」は口内炎のような症状と思われる．疲労や疾病の経過などで胃が虚し，胃中に飲を発生している人に，肝胆のトラブルや外感などで，胸，膈，心下に熱を生じ，胃と心下の飲は湿熱となり，咽喉部の肌に流注して「惑」となる．甘草瀉心湯(かんぞうしゃしんとう)（半夏瀉心湯(はんげしゃしんとう)＋甘草）が有効である．甘草，人参，大棗で守胃し，心下胃の飲に半夏と乾姜．また，黄芩と黄連で胸膈心下を清熱する．甘草の量は胃気虚の程度で加減する[*18]．

　半夏瀉心湯の黄芩を桂皮に替えると黄連湯(おうれんとう)[*19]になる．黄芩は膈熱を清ますが，桂皮は腎気の上衝（例えば動悸感など「気が昇っている」状態）を下げ，通絡し痛みを軽減する．肌の湿熱を除去するという意味では茵蔯五苓散(いんちんごれいさん)[*20]もよい．

次の一手処方①

加味逍遥散（ツムラ：7.5g　分3）

[*18] 甘草湯（第311条）はクラシエよりエキス剤が出されており，保険収載されている．甘草単味の処方なので甘草のみを追加したいときなどに利用しやすい．
[*19] 黄連湯（『傷寒論』第173条）
[*20] 茵蔯五苓散（『金匱要略』第十五）

免疫系統は自律神経の影響により質的な変化をするようである．精神的なストレスだけでなく，物理的なストレス，視覚的な明暗や，嗅覚など，五感のあらゆるインプットに過敏なものには血虚が絡む．血すなわち肝である．ストレスや過量の情報処理によって生じた肝胆の熱は容易に膈へ伝達されるため，膈→皮で様々な皮肌のトラブルの原因となる．

　膈の熱は胸や心下にも影響する．心下部を押さえてみて硬くはないが痛みや違和感があるなどの胸中無形の熱には梔子豉湯[*21]がよいが，これは薄荷と山梔子で代用できるので，加味逍遥散でも効果がある．加味逍遥散には，茯苓・白朮・生姜・甘草と脾胃気虚に対する四君子湯の構成生薬が含まれるほか，膈の熱に対する柴胡，清熱涼血・活血散瘀の牡丹皮，補血活血行気の当帰，補血柔肝止痛しつつ血の還流を増す芍薬も含まれるため，肝胆のトラブルの関与する口内炎に総合的に有効である．湿疹，皮疹全般にいえることだが，赤みが強い（血熱）の割に経過が長く血虚を伴う場合，加味逍遥散に温清飲を併用して効果が早いことがある．

　肝胆のトラブルからくる皮肌の症状は案外多い．肝胆の熱が膈の出入不利を引き起こし，時折気がまとまって一気に皮肌に到達するため，局所は熱をもち，絡は営陰不守をきたし，慢性蕁麻疹などの各種湿疹を生ずることがある．口腔内の疼痛で難治性の場合，肝の湿熱による場合があり竜胆などがよい．

〈山田明広〉

[*21] 梔子豉湯（『傷寒論』第76条）

第4章 舌痛症

総論

　舌の痛みを主訴に，漢方外来を受診される患者は意外と多い．しかも他の医療機関で，副腎皮質ステロイド軟膏剤やうがい薬，ビタミンB_{12}剤や亜鉛製剤，H_2受容体阻害薬，抗うつ薬など多種の内服薬をすでに処方されて，それでも改善しないということで来院される患者が多い．数カ月からときには数年と痛みが続いていたり，寛解増悪を繰り返す場合にも遭遇する．慢性の痛みは，長くなるとそれだけ治療が困難なことが多く，そのため患者は治療の行き場を求めて，ドクターショッピングをしがちである．もちろん，舌の観察を行い，器質的変化がないかを十分に観察し，もし必要ならば適切な医療機関へ紹介すべきであるが，器質的変化がない場合は漢方薬で治療を試みることができる．

　心・胃・肝・腎など多くの臓腑の経絡が舌に繋がるために，各臓腑の火はすべて舌痛症を引き起こしうる．なお火には実火と虚火があり，極度の過労，消耗性疾患や化学療法，抗生剤などの治療のあとには，虚火による舌痛症をみることが多い．また，臓腑の違いによって痛みの部位や随伴する症状が異なる．既往や生活習慣，痛みの部位や随伴する症状を入念に聞き出すことで，何が原因で舌痛症が引き起こされているかにたどりつくことができる．

　心火では，舌尖の発赤と突き刺すような痛みがあり，悩んだり考えすぎたりしていて，不眠を伴う．

　肺火では，舌尖が痛み，上気道感染もしくは慢性呼吸不全などの肺疾患を伴うことが多い．

胃火では，舌の中央部に痛みがあり，舌苔が黄色膩苔で，胃もたれ，冷たい飲み物を欲する，便秘などを伴う．

　肝火では，舌の辺縁に痛みがあり，イライラして怒りっぽい，口が渇いたり苦かったりすることを伴う．

1 舌尖の痛み

①心火

定石処方①

心の実火　黄連解毒湯（おうれんげどくとう）　3P　分3
心の虚火　炙甘草湯（しゃかんぞうとう）　3P　分3

　悩みやストレスがつづくと心火を生じる．心火は，舌尖に発赤，痛み，ときに潰瘍を引き起こす．心は小腸と表裏の関係にあり，心の実火をのぞくには，黄連解毒湯で心を直接清熱したり，導赤散（どうせきさん）のように小腸から小便を通利して心火を外に排泄（瀉）する法が考えられる．黄連解毒湯の君薬である黄連は，心火をのぞくのにもっとも適した薬であり，実火であれば黄連を必ず使用したい．また他の臓腑が原因と考えられる舌痛症であっても，心火を伴うことが多く，黄連を付け加える必要がしばしばある．尿が黄色く頻尿・排尿時の違和感などを伴う場合は，黄連解毒湯より導赤散が適切であるが，保険エキス剤にないため，五淋散（ごりんさん）で代用する．

　虚証体質もしくは，慢性消耗性疾患などを伴う場合は，これらの処方では強すぎることがあり，内服すると食欲が減少したり，疲労感を訴えることがある．こうした病態では，心の虚火になることが多く，処方を変更する必要がある．心の虚火では，舌の赤みは穏やかで，痛みは実火ほど強くなく，舌のるい痩や舌溝などを伴う．心の虚火を治療する主薬は甘草であり，エキス剤では炙甘草湯を用いる．また，虚火で泌尿器症状を伴うときには，清心蓮子飲（せいしんれんしいん）を処方する．また，炙甘草湯は潤す薬のため，炙甘草湯証の舌は乾燥してるい痩となるが，

清心蓮子飲は利水して治療するため，その証の舌は胖大で湿潤なものとなる．

次の一手処方①
立効散　3P　分3（お湯に溶かして，うがい薬として使用）
黄連解毒湯で効果が不十分なとき

　症状が強く，効果が出るまで待てない患者のときは，立効散をうがい薬として使用する方法もある．立効散には局所麻酔作用があり，うがいするとしばらく口がぴりぴりと麻痺した感じになる．

　黄連で直接火を瀉すだけでなく，火を上から下に下ろすことで症状は軽減できる．このとき使用する薬には，三黄瀉心湯が適切である．上に実火に使われるどの方剤とも併用ができるが，大黄が入っているため，排便が増えることは説明しておく必要がある．

　また慢性例では，瘀血を合併することも多く，桂枝茯苓丸や桃核承気湯などを併用するとよいことがしばしばある．

②肺火

　もともと肺陰が不足になりがちな，高齢者・陰虚体質な人が，感染のあとに舌痛症が持続するときに，肺陰虚＋余邪未清（外邪がわずかに残存している）という病態があげられる．虚証と実証が入り乱れた病態である．こうしたときに使用するのが，竹葉石膏湯である．エキス剤で代用すると，麦門冬湯＋桔梗石膏となる．麦門冬湯で肺陰を補いつつ，桔梗石膏で残っている実邪を清熱するのである．この証では，病位が肺から胃にわたることが多くて，舌尖に限局せず舌全体の痛みとなりやすい．

定石処方②
肺の虚火（痰飲を合併）　清肺湯　3P　分3
肺の実火　小柴胡湯加桔梗石膏　3P　分3

　外邪によって急性気道感染が引き起こされ，それに合併して舌炎があるとき

は，肺の実火と考える．このとき，咽頭痛・発熱・咳嗽・頭痛などの表証の症状を伴う．このときは，肺熱をただ瀉すのみならず，外邪を疏散しなければならない．このため，肺火と表証を同時に解することができる，防風通聖散・小柴胡湯加桔梗石膏・柴胡清肝湯などを用いる．倦怠感や食欲不振・口苦・口干などを伴うときには小柴胡湯加桔梗石膏を用い，腹満・便秘があって，熱の症状がよりはげしいものには防風通聖散，もともと解毒証体質があり扁桃腺炎を繰り返す場合には柴胡清肝湯がよい．

　また，慢性呼吸不全などによって肺陰を消耗して，舌炎を繰り返すことがある．このときは，肺の虚火と考えて治療を行う．逆に肺の虚火のときは，たびかさなる炎症のために，肺陰を損傷していることが多い．このため口干を伴うことが多く，舌も暗紅色で乾燥し舌溝が目立つ．また息切れを伴う．このとき肺の気と陰を補う必要があり，炙甘草湯がよい．また慢性呼吸不全では，痰を合併していることがあり，このときは，肺陰を潤しつつ化痰する清肺湯に切り替えるか併用するかを考える．清肺湯は本来は咳の薬であるが，肺の痰火による舌痛症には，意外と役立つ．

2　舌中央の痛み，口全体の痛み（口内炎を含む）

①胃火または脾虚

次の一手処方②

六味丸　3P　分3

　虚証の舌痛症ではまれに腎虚のときもある．口腔が乾燥して，食欲に問題がなく，膝や腰が重だるくて元気がなく，寝汗を伴い，舌は無苔のときには腎虚と考える．このときは，六味丸を考える．炎症が強いときは知柏地黄丸がよく，エキス剤では滋陰降火湯と六味丸で代用する．

定石処方③

胃火　半夏瀉心湯　3P　分3
脾虚　六君子湯　3P　分3

　飲食の不摂生，または化学療法や抗生剤などによって，脾胃が障害を受けると，舌の中央が痛む．また，中央だけでなく，舌全体がびまん性に痛むこともあり，口腔粘膜全般に症状が波及することが多い．胃の実火では，赤ら顔，口臭，口渇などを伴う．舌は紅色，黄膩苔となることが多い．このときもし便秘があり，胃のつまりがあるなら三黄瀉心湯・調胃承気湯などを用い，胃のつかえ感はあるものの，便秘を伴わないときは，半夏瀉心湯・黄連湯を用いる．半夏瀉心湯は，化学療法を行った際に出現した口内炎で，器質変化がない場合に効果が高い．半夏瀉心湯と似た病態であるが，胸焼け，胃痛があるときは，黄連湯を使用する．なお，特殊なケースで湿熱の邪を下焦から尿や排便として出せないために，上焦に溢れ出て，口内炎や皮膚炎などの症状が出現してしまうようなタイプには茵蔯蒿湯がよい．

　一方，脾虚では，顔色は悪く，元気がなく，食欲不振となり，舌は淡白，胖大で歯痕あり，白苔となることが多い．このときは，正気を補い，粘膜の回復を促進すると考えられる補脾薬を用いる．代表薬は六君子湯であるが，さらに消化不良や下痢が強いときは啓脾湯が適する．感染症を繰り返すときは，衛気も立て直す補中益気湯がよい．

3 舌側面の痛み

①肝気鬱結・肝火上炎

定石処方④

肝気鬱結　加味逍遥散（かみしょうようさん）　3P　分3
肝火上炎　竜胆瀉肝湯（りゅうたんしゃかんとう）　3P　分3

　周囲のことを気にしすぎたり，鬱状態，イライラして怒りっぽいなどの精神症状があって，舌の側面に痛みがあれば，肝気鬱結・肝火上炎の舌痛症と考える．肝火に伴う舌痛症では反復して繰り返すことが多く，女性では月経周期と関連することもある．このときは肝気のうっ滞を疏泄して，気をのびやかにすると，口内炎も繰り返さなくなる．治療には，柴胡剤や香蘇散（こうそさん）・半夏厚朴湯（はんげこうぼくとう）などの行気薬を用いるが，代表的な方剤は，肝火にも配慮のある加味逍遥散である．もし怒りが強く，執着があるときは，抑肝散に黄連解毒湯（よくかんさん　おうれんげどくとう）を合わせて使用する．また，より肝火が強く，頭痛，眼球充血が強い，口苦，耳鳴りなどがあるときは，竜胆瀉肝湯を使用する．抑鬱的で元気がなく，やせ型で，動悸を伴い，口干があって口が潤せないときには，柴胡桂枝乾姜湯（さいこけいしかんきょうとう）を用いる．
　その他の行気薬も，適した証であれば使用が可能である．

次の一手処方③

桂枝茯苓丸加薏苡仁（けいしぶくりょうがんかよくいにん）　3P　分3を加える

　肝気鬱結・肝火上炎の舌炎では頬部粘膜に扁平苔癬を合併することがある．このときは，桂枝茯苓丸加薏苡仁や桃核承気湯などの駆瘀血薬を併用するとよい．気のうっ滞はしばしば瘀血を合併し，その口腔粘膜への現れとして扁平苔癬が出現する．

〈板倉英俊〉

第5章

胃と食道の異常

1 嘔気・嘔吐

　嘔気・嘔吐は，胃気が頭頸部に過剰に流れる病態，または，うまく下へ流れない病態である．治療としては，気を下に落としたり，心下に詰まった痰飲を取り除いたりする．半夏・生姜・白朮などを含む方剤がよく使用される．

　原因となる病態としては，暴飲暴食による脾の運化機能の低下，ストレス，口からの外邪の侵入（『傷寒論』では霍乱という），妊娠悪阻，熱性疾患や慢性疾患の長期罹患による乾燥などがある．

・定石・

①突然の嘔吐・嘔気

　『金匱要略』（痰飲欬嗽病篇）には，「卒（にわか）に嘔吐し，心下痞するは，膈間に水有り，眩悸する者は，小半夏加茯苓湯之を主る．」とある．小半夏加茯苓湯（半夏・生姜・茯苓）は，嘔気・嘔吐に対する基本処方である．妊娠悪阻で有名な処方であるが，シンプルな処方ゆえ，単純な嘔気・嘔吐の第1選択薬である．『勿誤薬室方函口訣』には，「此ノ方ハ，前方（小半夏湯）ニ停飲ヲ兼ネテ渇スル者ヲ治ス．又停飲アリテ嘔吐不食，心下痞硬，或ハ頭眩スル者ニ効アリ．総ジテ飲食進マザルモノ，或ハ癆疾日ヲ経テ食進マザル者ニハ，此方ニ

生姜ヲ倍加シテ能ク効ヲ奏ス.」とあり, 止嘔効果のある生姜を増やすとよく効くとの記述がある.

妊娠悪阻に対して, 小半夏加茯苓湯が無効である場合は, 人参湯(にんじんとう)(人参・甘草・白朮・乾姜)が有効なことが多い.『傷寒論』(陰陽易差後労復病篇)「大病差えて後, 喜唾久しく了了たらざるは, 胸上に寒有り, まさに丸薬を以て之を温むべし, 理中丸に宜し.」との記述もある通り, 冷えと喜唾(唾が自然にだらだら出てくる状態)を呈する場合は, 人参湯を用いる.

定石処方①

単純な嘔気→小半夏加茯苓湯　1日標準量[*1]　分2〜3

妊娠悪阻で小半夏加茯苓湯が無効なとき→

人参湯　1日標準量[*2]　分2〜3

[*1] 製薬会社により, 1日量が 3g, 6g, 7.5g と違いがあるので注意が必要である.

[*2] 製薬会社により, 1日量が 4.5g, 6g, 7.5g と違いがあるので注意が必要である.

②暴飲暴食による嘔気・嘔吐

暴飲暴食による消化機能の低下の場合には, 胃に湿熱を生じることが多く, 舌診では, 黄苔や黄膩苔を伴うことが多い.

『傷寒論』(太陽病下編)には,「傷寒, 胸中に熱有り胃中邪気有り, 腹中痛み嘔吐せんと欲する者は, 黄連湯之を主る.」とあり, 腹痛を伴う嘔気には黄連湯(おうれんとう)(黄連・半夏・桂枝・乾姜・甘草・大棗・人参)が第1選択薬である. エキス製剤は製薬会社ごとに効果の違いが多く, 臨床的によく効く印象があるのは, 小太郎漢方の黄連湯エキスである.

また,「若し心下満して硬痛の者は, 大陥胸湯(だいかんきょうとう)之を主る. 但満して痛まざる者は, 柴胡之を与うるに中らず, 半夏瀉心湯に宜し.」とあり, 心窩部がつかえて痛まない嘔気には, 半夏瀉心湯(はんげしゃしんとう)(半夏・黄芩・黄連・人参・大棗・乾姜・甘草)を用いる.

表5-1 化痰薬

半夏・貝母・竹筎・冬瓜子・栝呂仁など

定石処方②

腹痛を伴う嘔気→コタロー黄連湯　7.5g　分2〜分3
黄連湯に関しては，4社からエキス製剤が発売されているが，コタローのエキス製剤をお勧めする．
心窩部がつかえて痛まない嘔気→半夏瀉心湯　1日標準量[*1]　分2〜3
[*1] 製薬会社により，1日量が6g，7.5g，9g，18錠（錠剤のエキス製剤もある）と違いがあるので注意が必要である．

③冷えが原因の嘔気・嘔吐

　冷蔵庫の普及やライフスタイルの変化により，アイスクリームやパフェを年中食べるようになり，冷えたジュースやお酒をいつでも気軽に飲めるようになった．冷たい飲食物を過度に摂取したため，胃気を損傷し胃痛を伴うことが多い．
　下痢を伴う場合は人参湯（人参・甘草・白朮・乾姜），頭痛を伴う場合には呉茱萸湯（呉茱萸・大棗・生姜・人参）を用いる．人参湯，呉茱萸湯は，ともに胃が冷えた状態に用いる漢方薬である．当然のことながら，白湯で内服するように指導することが望ましい．敏感な患者であれば，水と白湯で内服した際の効果に違いを感じるはずである．

定石処方③

下痢を伴う場合→人参湯　1日標準量[*1]　分2〜3
頭痛を伴う場合→呉茱萸湯　1日標準量[*2]　分2〜3
[*1] 製薬会社により，1日量が4.5g，6g，7.5gと違いがあるので注意が必要である．
[*2] 製薬会社により，1日量が6g，7.5gと違いがあるので注意が必要である．

表5-2 散寒薬

呉茱萸・乾姜・肉桂・附子・高良姜・小茴香・蜀椒・艾葉など

④胃腸虚弱の嘔気・嘔吐

『金匱要略』（痰飲病篇）に、「外台茯苓飲，心胸中に停痰宿水あり，自ら水を吐出して後，心胸間虚し，気満食すること能わざるを治す．痰気を消し能く食せしむ．」とあるように，脾虚で胃内停水をきたし，胃気が上逆して嘔吐する場合には，茯苓飲（茯苓・白朮・人参・橘皮・生姜・枳実）を使用する．

冷えや下痢を合併し食欲も低下している嘔気・嘔吐には，人参湯を用いる．『傷寒論』（霍乱病篇）には，「霍乱，頭痛発熱し，身疼痛し，熱多く水を飲まんと欲する者は，五苓散之を主る．寒多く水を用いざる者は，理中丸之を主る．」との記述がある．

定石処方④

茯苓飲　1日標準量*¹　分2〜3

冷えや下痢を伴う場合→人参湯　1日標準量*²　分2〜3

*¹ 製薬会社により，1日量が6g, 7.5gと違いがあるので注意が必要である．

*² 製薬会社により，1日量が4.5g, 6g, 7.5gと違いがあるので注意が必要である．

表5-3 補気薬

人参・白朮・山薬・甘草・大棗・膠飴・黄耆など

⑤水分の取り過ぎが原因の嘔気・嘔吐

暴飲暴食により，脾の運化機能が落ちて，心下に痰飲が溜まる．それが上逆すると，嘔気・嘔吐となる．舌診では，白膩苔を伴うことが多い．

二陳湯（半夏・茯苓・陳皮・生姜・甘草）は，痰飲を治す基本処方であり，多くの方剤にこの方意が含まれている．心下に痰飲があり，脾気虚を合併する場合は，四君子湯（人参・白朮・茯苓・大棗・甘草・生姜）と二陳湯の合方で

ある，六君子湯（半夏・茯苓・人参・白朮・陳皮・大棗・甘草・生姜）を使用する．腹診で胃内停水音を認める．

めまいを合併する場合は，六君子湯にめまいを改善する生薬（袪風清熱薬）を追加した，半夏白朮天麻湯（茯苓・白朮・半夏・陳皮・生姜・天麻・炒曲・黄耆・沢瀉・麦芽・人参・黄柏・乾姜）を使用する．夏バテには方剤名のイメージで清暑益気湯（人参・白朮・麦門冬・当帰・黄耆・陳皮・甘草・五味子・黄柏）が有名であるが，むしろ，半夏白朮天麻湯のほうが，胃もたれしそうな当帰が入っていないのでお勧めである．

定石処方⑤

二陳湯　1日標準量*¹　分2〜3
胃内停水を認める場合→六君子湯　1日標準量*²　分2〜3
めまいを伴う場合→半夏白朮天麻湯　1日標準量*³　分2〜3

*¹ 製薬会社により，1日量が6g，7.5gと違いがあるので注意が必要である．
*² 製薬会社により，1日量が6g，7.5g，9gと違いがあるので注意が必要である．
*³ 製薬会社により，1日量が7.5g，9gと違いがあるので注意が必要である．

⑥ストレス・不安が原因の嘔気・嘔吐

ストレスがかかり不安が強く心窩部に気滞を生じた場合の嘔気・嘔吐には，半夏厚朴湯（半夏・厚朴・蘇葉・茯苓・生姜）を用いる．

定石処方⑥

半夏厚朴湯　1日標準量*¹　分2〜3

*¹ 製薬会社により，1日量が6g，7.5g，12錠（錠剤のエキス製剤もある）と違いがあるので注意が必要である．

表5-4 行気薬

香附子・厚朴・陳皮・烏薬・枳実・縮砂・大腹皮など

⑦外邪の侵入による嘔気・嘔吐（霍乱）

『傷寒論』（太陽病中篇）「太陽病，発汗後，大いに汗出で，胃中乾き，煩躁して眠ること得ず，水を飲まんと欲する者は，少々与えて之を飲ましめ，胃気を和せしむれば即ち癒ゆ，もし，脈浮，小便不利，微熱，消渇するものは，五苓散之を主る．」「中風，発熱六七日，解せずして煩し，表裏の証あり，渇して水を飲まんと欲し，水入れば即ち吐する者，名づけて水逆という，五苓散これを主る．」

また，霍乱病篇には，「霍乱，頭痛発熱し，身疼痛し，熱多く水を飲まんと欲する者は，五苓散之を主る．」とあり，口渇を訴え，脈診で浮滑を呈する場合は，五苓散（沢瀉・猪苓・白朮・茯苓・桂枝）を使用する．

定石処方⑦

五苓散　1日標準量*¹　分2〜3

*¹ 製薬会社により，1日量が4.5g，5g，6g，7.5g，18錠と違いがあるので注意が必要である．

⑧抗がん剤の嘔気・嘔吐

シスプラチンは，様々ながん治療に使用されている．その副作用として，嘔気が有名であるが，この嘔気の原因は薬理学的に解明されている．シスプラチンは，小腸からセロトニンの分泌を刺激して，吐気や食欲低下を起こす．六君子湯は，セロトニンによる胃からのグレリン分泌低下を阻止し，脳におけるグレリン受容体の量を増やすことにより，シスプラチンの副作用である嘔気を改善する効果が報告されている．

定石処方⑧

クラシエ六君子湯　6g　分2

抗がん剤治療を行っている場合は，食欲が低下していることが多く，また，併用薬剤も多いため，できるだけ少ない内服量・内服回数が望ましい．このような場合は，クラシエ六君子湯の分2製剤を用いるのがよい．蒼朮を使用している製薬会社の製剤を採用している施設が多いと思うが，蒼朮と白朮で，効果の違いはまったく感じない．

・次の一手・ 秘技！

　一般的に嘔気・嘔吐に対しては，上記の処方でほぼ対応できると考える．複雑な病態やまれな病態について解説する．

①胃陰虚

　「陰虚」は日本漢方にはない概念であるが，ぜひ覚えていただきたい．生体は，気血水のバランスを取っており，「気虚」と「血虚」の概念は存在するが，「水虚」の概念が日本漢方には存在しない．津液が不足した状態はないのだろうか．赤ん坊がみずみずしい肌をしており，高齢者ではシワだらけで潤いがない状態を想像して欲しい．枯れているとよくいうが，この状態がまさしく「陰虚」である．身体にとって必要な水分（津液）が不足した状態が「陰虚」である．

　麦門冬湯（麦門冬・人参・粳米・半夏・大棗・甘草）は胃の陰虚を治療する代表的な方剤である．『金匱要略』（肺痿肺癰咳嗽上気病脈証併治）には，「大逆上気し咽喉利せず，逆を止め気を下す者，麦門冬湯之を主る」とある．

　咳をして胃が乾いている状態に使用する．

次の一手処方①

麦門冬湯　1日標準量*¹～倍量　分2～3
　*¹ 製薬会社により，1日量が7.5g，9g，15gと違いがあるので注意が必要である
　麦門冬湯のエキスは通常量では切れ味が悪いので，症状がひどい場合は必ず倍量投与してみること．

表5-5 滋陰薬

麦門冬・天門冬・玄参・百合・沙参・枸杞子など

②胃湿熱

　最近の若い人は苦いビールが苦手なようであるが，夏はビールがうまい季節である．ビアガーデンがオープンし飲み会も増えるため，ついつい飲み過ぎてしまうこともある．黄連湯や半夏瀉心湯で上手くいかないときは，湿熱の治療に切り替えてみる．脈診では弦脈，舌診では黄膩苔を認めることが多い．

　治療としては辛開苦降の治法に従い，平胃散（蒼朮・厚朴・陳皮・大棗・生姜・甘草）に黄連解毒湯（黄芩・黄連・黄柏・山梔子）を加える．

 次の一手処方②

平胃散　1日標準量*¹　分2〜3 ＋黄連解毒湯　1日標準量*²　分2〜3

*¹ 平胃散は，製薬会社により，1日量が6g，7.5gと違いがあるので注意が必要である．

*² 黄連解毒湯は，製薬会社により，1日量が4.5g，6g，7.5g，6C，18錠と違いがあるので注意が必要である．黄連解毒湯には，カプセルや錠剤の剤型もある．

2　食思不振

　食思不振は，脾胃の働きが低下することにより起こる病態である．現代人のライフスタイルは，夜遅く飲食をして，冷たい食べ物・飲み物を好む．食べ過ぎ，飲み過ぎに加えて，ストレスも多く，胃腸に限らず心にも問題を抱えていることが多い．

　そのため，食思不振の治療は，食思不振の原因となっているストレスに対する治療と，胃腸の働きを改善する治療の2本立てになることが多く，エキス製剤を複数組み合わせることが多い．柴胡剤と理気薬剤は，よくセットで使用される．

・定石・

①暴飲暴食による食思不振

　暴飲暴食による消化機能の低下では，胃に湿熱を生じることが多く，舌診では，黄苔や黄膩苔を伴うことが多い．

　夏場の暴飲暴食で，食思不振に加えて下痢を合併する場合には，平胃散（蒼朮・厚朴・陳皮・大棗・乾生姜・甘草）と五苓散（沢瀉・猪苓・白朮・茯苓・桂枝）を合方した胃苓湯（蒼朮・白朮・茯苓・沢瀉・橘皮・厚朴・猪苓・大棗・縮砂・黄連・甘草・生姜）を使用する．

> **定石処方①**
>
> 腹痛を伴う食思不振→コタロー黄連湯　7.5g　分2〜3
> 黄連湯に関しては，4社からエキス製剤が発売されているが，コタローのエキス製剤をお勧めする．
> 心窩部がつかえて痛まない食思不振→
> 半夏瀉心湯　1日標準量*¹　分2〜3
> 下痢を合併するとき→胃苓湯　7.5g　分2〜3
> *¹ 製薬会社により，1日量が6g，7.5g，9g，18錠（錠剤のエキス製剤もある）と違いがあるので注意が必要である．

　あくまでも，過食や間食を控えることを指導した上で漢方薬を処方すること．乱れた食生活を改善しない限り治療効果は出にくい．

②胃腸虚弱の食思不振

　生まれ持って胃腸虚弱な場合もあるが，やはり不摂生な生活を送った結果として脾虚になっている場合が多い．

　啓脾湯（白朮・茯苓・人参・蓮肉・山薬・山楂子・陳皮・沢瀉・甘草）は，四君子湯に消化管運動を改善する生薬や止瀉作用のある生薬を加えた方剤である．脾胃が弱っているときの基本処方である．

　胃内停水を認める場合には，六君子湯（半夏・茯苓・人参・白朮・陳皮・大

棗・甘草・生姜）を使用する．グレリンの分泌を高める六君子湯は，胃切後の食欲増進目的でも使用される．

冷えがある場合には，人参湯（人参・甘草・白朮・乾姜）を用いる．煩躁が強く下痢を合併する場合には，茯苓四逆湯（茯苓・甘草・人参・乾姜・附子）の方意にて，人参湯に真武湯（茯苓・芍薬・白朮・生姜・附子）を合方する．

定石処方②

啓脾湯　7.5g　分2〜3
胃内停水を認める場合→六君子湯　1日標準量*¹　分2〜3
冷えを認める場合→人参湯　1日標準量*²　分2〜3
煩躁が強い場合→人参湯＋真武湯　1日標準量*³　分2〜3

*¹ 製薬会社により，1日量が6g，7.5g，9gと違いがあるので注意が必要である．
*² 製薬会社により，1日量が4.5g，6g，7.5gと違いがあるので注意が必要である．
*³ 製薬会社により，1日量が4.5g，6g，7.5gと違いがあるので注意が必要である．

表5-6　消導薬

山楂子・麦芽・神麴・萊菔子など

・次の一手・　秘技！

①ストレスや不安が原因の場合

食思不振の原因として，ストレス，不安など心因性のものが多い．通常の治療でうまくいかないときは，六君子湯ベースに，四逆散を合方した柴芍六君子湯（人参・白朮・茯苓・半夏・柴胡・芍薬・陳皮・大棗・生姜・甘草）や，香蘇散（香附子・生姜・陳皮・蘇葉・甘草）を合方した香砂六君子湯（人参・茯苓・白朮・半夏・陳皮・大棗・香附子・縮砂・藿香・生姜・甘草）などがある．周囲に気を使いすぎて気虚を伴う場合は，柴胡桂枝乾姜湯（柴胡・桂枝・括呂

根・黄芩・牡蛎・甘草・乾姜）を合方する．

次の一手処方①

ストレスが強い場合→柴芍六君子湯（エキスにはない）
四逆散　7.5g　分2〜分3 ＋六君子湯　1日標準量*1　分2〜3
不安が強い場合→香砂六君子湯（エキスにはない）
コタロー香蘇散*2　6g　分2〜3 ＋六君子湯　1日標準量*1　分2〜3
気疲れしている場合→柴胡桂枝乾姜湯*3　1日標準量　分2〜3
＋六君子湯　1日標準量*1　分2〜3

*1 製薬会社により，1日量が6g，7.5g，9gと違いがあるので注意が必要である．

*2 コタロー香蘇散の保険病名は，「感冒，頭痛，ジンマ疹，神経衰弱，婦人更年期神経症，神経性月経困難症」であり，適応病名が多いため長期処方が可能である．コタロー以外の製薬会社が製造する香蘇散は，「感冒」しか保険適応がないので注意が必要である．

香砂六君子湯は，六君子湯に香附子・縮砂・藿香（香りがよく，気の巡りを改善し，消化管の余分な水分を除く）の3生薬を加えた処方である．

*3 製薬会社により，1日量が6g，7.5gと違いがあるので注意が必要である．

②胃陰虚

意外に漢方専門医でも見落としがちな病態であるが，高齢者にはよく認める病態である．自覚症状としては，口渇・舌痛である．陰虚が強いため，舌や皮膚の乾燥に加えて，便秘を伴うことが多い．

脈診では，重按にて細渋または細渋無力である．舌診は，無苔や裂紋を認める．麦門冬湯（麦門冬・半夏・粳米・大棗・人参・甘草）は胃陰虚の基本処方である．自汗，口渇などを合併する場合は，夏バテの処方で有名な清暑益気湯（人参・白朮・麦門冬・当帰・黄耆・陳皮・甘草・五味子・黄柏）を使用する．滋陰薬の量が少ないので，麦門冬湯と清暑益気湯を合方してもよい．ほてりや

頭汗などの陰虚陽亢の症状が強い場合は，麦門冬湯に滋陰降火湯（蒼朮・当帰・芍薬・地黄・麦門冬・天門冬・陳皮・知母・黄柏・甘草）を合方する．

便秘が強い場合は，潤腸湯（当帰・地黄・麻子仁・桃仁・杏仁・枳実・厚朴・黄芩・甘草・大黄），または，麻子仁丸（麻子仁・大黄・芍薬・枳実・厚朴・杏仁）を合方する．便秘が強いと腹部膨満感が出やすく食思不振が改善しないので，必ず便秘は同時に治療すること．なお，潤腸湯には黄芩が含まれているため，必ず投与後に肝機能をチェックすること．黄芩は漢方薬に多く含まれているが，頻度は少ないものの，一定の率で肝機能異常の副作用を認める．筆者も数年に1回，黄芩が原因と思われる肝機能異常を経験するが，使用を中止すれば速やかに正常化する．

次の一手処方②

麦門冬湯　1日標準量*¹～倍量　分2～3
自汗・口渇を合併する場合→清暑益気湯　7.5g　分2～3
陰虚陽亢が強い場合→麦門冬湯　1日標準量*¹～倍量　分2～3
＋滋陰降火湯　7.5g　分2～3
便秘が強い場合→麦門冬湯＋潤腸湯　7.5g　分2～3
麦門冬湯＋麻子仁丸*²　6g　分2～3
*¹ 製薬会社により，1日量が7.5g，9g，15gと違いがあるので注意が必要である．
*² 麻子仁丸は，コタローまたはオースギの製剤が瀉下作用が強い．

3 咽頭部不快感

喉や食道に違和感や異物感を訴え，耳鼻咽喉科で精査するも異常なしと診断され漢方治療を求めて来る患者は多い．咽頭部不快感は，漢方治療のよい適応である．

『金匱要略』（婦人雑病篇）には，「婦人咽中炙臠有るが如きは半夏厚朴湯之を

主る.」との有名な条文がある．西洋医学的には，ヒステリー球，漢方医学的には，咽中炙臠，梅核気という名前が付いている．

半夏厚朴湯（半夏・厚朴・茯苓・生姜・蘇葉）は，咽頭部不快感の症状に対して，第1選択薬として使用される有名な方剤である．

胃内停水を合併する場合は，茯苓飲合半夏厚朴湯を使用する．

定石処方①

半夏厚朴湯　1日標準量*¹　分2〜3
胃内停水を合併する場合→茯苓飲合半夏厚朴湯　7.5g　分2〜3
*¹ 製薬会社により，1日量が6g，7.5g，12錠（錠剤のエキス製剤もある）と違いがあるので注意が必要である．

・次の一手・

半夏厚朴湯で効かない場合は，西洋医学でもよいと筆者は考える．胃酸分泌を強力に抑える漢方薬は知られていない．理気薬で症状が改善しないときは，PPI（プロトンポンプインヒビター）または，P-CAB（カリウムイオン競合型アシッドブロッカー）の併用も選択肢の1つである．煎じ薬が使用可能な環境であれば，原典通りの分量で処方するのも1つの選択肢である．ちなみに，『傷寒論』の1両は15gであるので，厚朴は3両なので45gである．これくらい大量の生薬を使えば，治療効果の判定が容易である．これで効かなければ，治療方針を再考すべきである．

4　胸焼け

口の中に胃酸が上がってくることを漢方用語では「呑酸」という．数千年前から逆流性食道炎のような病態はあったようである．

近年，食生活の欧米化，ストレスの多い社会，肥満の増加など消化管疾患の

疾病構造に変化が生じている．とりわけ胸やけに関しては，ヘリコバクターピロリをもたない人が増えたため，胃酸分泌を抑制する菌がいなくなって，胃潰瘍や胃がんは減少傾向であるが，胃食道逆流症（gastroesophageal reflux disease: GERD），機能性ディスペプシアや食道腺がんが増加している．

必ず内視鏡検査を施行し，食道裂孔ヘルニア，逆流性食道炎やバレット食道がないかを確認することが望ましい．もし，バレット食道を伴う逆流性食道炎の場合は，PPIまたはP-CABの併用を前提とするべきである．漢方薬で食道腺がんを予防できたというエビデンスは存在しない．胃潰瘍・十二指腸潰瘍や逆流性食道炎が疑わしいときは，絶対に漢方薬で頑張りすぎないこと．同時に，食生活の指導を行うこと．炭水化物＋香辛料の組み合わせは一番消化が悪く胃酸が出るので，夕食にカレーライスや〆のラーメンは胸焼け症状が最も出やすいため避けること．

①暴飲暴食による胸焼け

食べ過ぎや飲み過ぎが原因である．舌苔は黄色また黄膩苔，脈診では滑脈または弦脈を呈する．悪心・嘔吐や口臭を伴うことが多い．過食による胸焼けには，H_2ブロッカーやプロトンポンプインヒビターなどを併用してもよい．

定石処方①

腹痛を伴う嘔気→コタロー黄連湯　7.5g　分2〜3
黄連湯に関しては，4社からエキス製剤が発売されているが，コタローのエキス製剤をお勧めする．
心窩部がつかえて痛まない嘔気→半夏瀉心湯　1日標準量[*1]　分2〜3
[*1] 製薬会社により，1日量が6g, 7.5g, 9g, 18錠（錠剤のエキス製剤もある）と違いがあるので注意が必要である．

- 次の一手 -　　　　　　　　　　　　　　　　　秘技！

　胸焼けに関しては，漢方薬にこだわらず，むしろ西洋薬の併用を考慮すべきである．

 次の一手処方①

　　六君子湯とアコチアミド（商品名：アコファイド）の併用
　　　アコチアミド単独だと，副作用として下痢を訴えることがあるが，六君子湯を併用すると，この副作用をうまく抑えてくれる．

5 心窩部痛

　心窩部痛がある場合は，必ず胃潰瘍・十二指腸潰瘍・逆流性食道炎・胆石・狭心症を除外すること．筆者の経験であるが，心窩部痛精査で紹介された患者に対して，胃内視鏡を施行中にその患者が心停止した．心窩部痛の原因は，心筋梗塞だったという例がある．

　夏目漱石が，胃潰瘍が原因の大量吐血で，失血死したことは有名である．西洋医学の発達により，漢方薬よりも切れ味のよい胃薬が増えた現代では，よほど病院嫌いでない限り，胃潰瘍による失血死はあり得ない．心窩部痛の原因によっては，漢方薬ではなく，むしろ西洋薬を中心にした治療をすべきである．

　心窩部痛の原因として，冷たいものを飲み過ぎて胃を冷やしたり，過食によるものが多い．

- 定石 -　　　　　　　　　　　　　　　　　鉄板！

①冷えによる胃痛

　寒邪が侵入して痛む場合は，冷えや頭痛を伴うことが多い．温めると痛みが楽になる，下痢，便秘，尿が薄くなるなどの症状がある．舌質は暗赤色，舌苔

は，白苔を呈することが多い．とりあえず，痛みを取りたい場合は，ブスコパン様の漢方薬として有名な安中散（桂枝・延胡索・牡蛎・茴香・甘草・縮砂・良姜）を頓服で使用する．安中散には，鎮痛・鎮痙効果の強い延胡索や，鎮痛温裏作用のある縮砂・良姜が入っており，寒邪が侵入した痛みに対して有効である．安中散は，本治というよりもむしろ標治に使用する薬である．

　下痢を伴う場合は，人参湯（人参・甘草・白朮・乾姜）を用いる．人参湯は，本治としても使用可能である．冷えが強い場合は，附子を加えるか，附子理中湯（人参・甘草・白朮・乾姜・附子）を使用する．

　背中や肩に放散する痛みや腹部膨満感を合併する場合は，当帰湯（当帰・芍薬・半夏・厚朴・桂枝・人参・黄耆・乾姜・蜀椒・甘草）を使用する．乾姜・蜀椒で脾胃を温め，半夏・厚朴で心窩部の気滞を取り除き，当帰・芍薬には活血・止痛の効果もある．そのため，高齢者の腹部膨満感や心窩部痛によく使用される．

> **定石処方①**
>
> 安中散　1日標準量*¹　分2～3
> 下痢を伴う場合→人参湯　1日標準量*²　分2～3
> 背中や肩に放散する痛みや腹部膨満感がある場合→
> 当帰湯　7.5g　分2～3
> *¹ 製薬会社により，1日量が6g, 7.5g, 6Cと違いがあるので注意が必要である．
> *² 製薬会社により，1日量が4.5g, 6g, 7.5gと違いがあるので注意が必要である．

②暴飲暴食による胃痛

　暴飲暴食による消化機能の低下では，胃に湿熱を生じることが多く，舌診では，黄苔や黄膩苔を伴うことが多い．

　『傷寒論』には「傷寒，胸中に熱有り胃中邪気有り，腹中痛み嘔吐せんと欲する者は，黄連湯之を主る．」とあり，腹痛を伴う嘔気には黄連湯（黄連・半夏・桂枝・乾姜・甘草・大棗・人参）が第1選択薬である．エキス製剤は製薬会社

ごとに効果の違いが多く，臨床的によく効く印象があるのは，小太郎漢方の黄連湯エキスである．

定石処方②

コタロー黄連湯　7.5g　分2〜3
黄連湯に関しては，4社からエキス製剤が発売されているが，コタローのエキス製剤をお勧めする．

③ストレスが原因の胃痛

『金匱要略』（腹満寒疝宿食病篇）に「外台の柴胡桂枝湯(さいこけいしとう)の方は，心腹卒中して痛む者を治す」とある．心腹卒中して痛むとは，上腹部に起こる発作性の痛みである．この条文を目標に，本邦では伝統的に，上腹部の痛みや不快感を伴う疾患に柴胡桂枝湯が使用されてきた．適応病名としては，胃炎，胃潰瘍，十二指腸潰瘍，機能性胃腸症，胆石，膵炎などである．

一般的にはストレスでみぞおちが硬くなった病態を肝気横逆とよぶ．

定石処方③

柴胡桂枝湯　1日標準量*¹　分2〜3
*¹ 製薬会社により，1日量が6g, 7.5gと違いがあるので注意が必要である．

・次の一手・　　　　　　　秘技！

①胃陰虚による胃痛

この章では，たびたび出てきた胃陰虚であるが，日本漢方には存在しない概念であると同時に，見落としがちなので，ぜひ覚えていただきたい．

「食思不振」の項で詳しく記述したので，この項では省略する．

次の一手処方①

麦門冬湯　1日標準量*¹〜倍量　分2〜3

便秘が強い場合→麦門冬湯＋潤腸湯　7.5g　分2〜3

麦門冬湯＋麻子仁丸*²　6g　分2〜3

*¹ 製薬会社により，1日量が7.5g，9g，15gと違いがあるので注意が必要である．

*² 麻子仁丸は，コタローまたはオースギの製剤が瀉下作用が強い．

②脾陽虚による胃痛

　人参湯だけでは，冷えや下痢が改善しないことが多い．人参湯で効果が不十分なときは，人参湯に附子を加えた附子理中湯（人参・甘草・白朮・乾姜・附子）を使用する．温熱作用の強くアルカロイドの量が少ない炮附子で，量を調節することをお勧めする．

次の一手処方②

附子理中湯　4.5g　分3＋コタロー炮附子末　0.5〜1.5g　分2〜3

水飲め健康法の悲劇

　夏場になると必ずテレビで繰り返される,「たくさん水分をとって熱中症を予防しましょう」という啓蒙活動は,老若男女を問わず誰もが知っている健康知識となった.夏場に限らずとも,たくさん水分を取ると血がサラサラになるという,まったく根拠のない健康方法を説く,怪しい医者がマスコミに登場している.筆者は,たくさん水分を取っても血はサラサラになんてならないしむくむだけですよ,と説明している.

　何事もほどほどがよく,過度な水分の摂取はむくむだけではなく,同時に脾胃の働きを落としてしまう.人間には,ADHという体内の水分を調節するホルモンがあり,水分が足りなくなると身体に「口渇」というサインを出して水分の摂取を促す.しかし,現代社会においては,クーラーがよく効いた部屋に引きこもっていて,汗もかかず口も渇いていない人でさえも,夏場は大量の水分を摂取している.

　熱中症予防のため大量の水分を摂取するという悪しき習慣により,夏になると外来患者さんの脈診では,脈が滑脈や軟脈を呈したり,舌診では,舌が歯痕や白苔を呈する割合が増える.腎機能の低下した高齢者では,水の過剰摂取により,夏場に浮腫や胃もたれを訴えて漢方外来を受診するケースも多く,水分制限だけで大部分の症状はよくなることが多い.

〈有光潤介〉

第6章

肝臓・胆嚢・膵臓の異常

　まずは肝臓について，様々な肝疾患があるが，漢方薬が適応になるものは現時点ではやはり慢性肝炎などの慢性疾患であるだろう．B型肝炎やC型肝炎などには近年ウイルスに対する根治的な治療法が開発されており，漢方薬が適応となる対象は，西洋医学的治療の無効例や，副作用などでそこから漏れてくる患者であると思われる．また，小柴胡湯（しょうさいことう）は以前から肝がんの発生を抑制する効果が知られており，本章ではそれについても実際の症例を交えながら触れる．一般的に肝臓といえば，柴胡剤というイメージが強いと思われるが，必ずしもそうではない．

　胆嚢についても，当然のことながら手術が必要な状態である胆石などは漢方治療の適応外となる．漢方治療の適応となるものは，胆道ジスキネジーなどの機能的な疾患であろうと思われる．

　また，膵臓についても同様である．適応となるのは，慢性膵炎に関する西洋医学的治療が無効な様々な愁訴に対してであろうと思われる．東洋医学的な臓腑として，治療の対象になるものは，肝，胆，脾であろう．ここでいう肝は西洋医学的な「肝臓」に自律神経の意味を含めたもの，胆は西洋医学的な「胆嚢」に自律神経の意味を含めたものである．また，胆には精神的に決断を司る機能があるともされる．脾は消化機能全般を含めたものであるが，ほぼ西洋医学的な「膵臓」と同じと考えて頂ければよい．

肝臓の異常

　前述したように,慢性肝炎や脂肪肝が主として対象になる.慢性的に AST や ALT といったトランスアミナーゼが高値を示しているが特に自覚症状はない(もしくはあっても軽度倦怠感くらいの)症例である.慢性肝炎に対して,一時期非常によく使われたこともあり,有名であるのが小柴胡湯である.小柴胡湯の肝がん発生の抑制効果はよく知られた事実ではあるが[1],これにより,東洋医学的な診察に基づかない,かつ証を無視した投与が行われた結果,小柴胡湯(の誤治,もしくは不適切使用)による間質性肺炎の出現を招いたのである.これを背景に,現在,インターフェロン製剤を投与中の患者,肝硬変・肝がんの患者,慢性肝炎における肝機能障害で血小板数が 10 万 $/mm^3$ 以下の患者への小柴胡湯の投与は禁忌となっている.こういったことからみても,東洋医学的な診察に基づいた証を重視した診療の重要性がおわかりになると思う.小柴胡湯などの柴胡剤の使用目標としては胸脇苦満が非常に有名であるが,筆者の経験では,この所見は,柴胡剤の証でないものにも比較的よくみられるため,それほど頼れないように思う.よって,小柴胡湯の使用目標としては,胸脇苦満よりはむしろ,主訴と,弦脈,口苦,(背部兪穴の)肝兪・胆兪の緊張を重視している.肝兪・胆兪は,ちょうど肝臓や胆嚢の裏にあたり,肝疾患や胆嚢の疾患がある者に緊張が比較的みられやすい.このなかでも口苦はかなり小柴胡湯に親和性が高い使用目標である印象を受ける.下記の症例は精神神経系の異常のところでも提示したが,小柴胡湯の典型例としてわかりやすいため再掲する.

 定石処方①

　　小柴胡湯　7.5g　分 2〜3

症例　61 歳女性
主訴　C 型慢性肝炎.うつ傾向,不眠,口苦と背部痛を伴う胃痛.
現病歴　X − 8 年に C 型慢性肝炎と診断された.その後,強力ネオミノファーゲ

ンCの静脈注射を行ったが，中断．インターフェロン治療も希望せず，X－6年からは無治療であった．X年11月初診．症状の変化もなく，経過観察のみでAST，ALTも基準値内を推移していた．X＋1年10月頃，精神的にショックなことがあり，うつ傾向，不眠，口苦と背部痛を伴う胃痛が出現した．

所見 脈，弦．舌，白膩苔，ごくわずか歯舌痕．腹診，胸脇苦満．経絡診察，膀胱経の肝兪，胆兪に著明な緊張あり．

経過 上部消化管内視鏡では胃炎のみの所見であった．この頃より，睡眠薬ブロチゾラムを常用するようになった．X＋1年12月に症状と，弦脈，口苦，胸脇苦満，肝兪，胆兪の緊張より，肝気鬱結と弁証し，ツムラ小柴胡湯7.5g分3で開始．驚いたことに，わずか2週間で，気分の軽減がみられ，口苦，胃痛，筋緊張が消失し，さらに睡眠薬も不要となった．その後，経時的にAST，ALTも完全に正常化した．

慢性疾患に対する漢方薬の有効例では，自覚症状および肝機能検査の数値の両方が改善する場合と，自覚症状は改善するが肝機能検査の数値は改善しない場合の2通りある．しかしながら後者の場合においても，そのまま悪化しないで上手く疾患と共存できているような印象を受けることが多い．

次は脂肪肝について述べる．

何らかの原因により肝臓に過剰に脂肪沈着をきたした状態を脂肪肝とよぶ．そのうちでアルコール摂取に起因しないものを非アルコール性制脂肪性肝疾患（NAFLD: non-alcoholic fatty liver disease）と総称しており，日本人の10～30%が罹患していると想定されている．そのなかには肝硬変を経て肝不全や肝がんに進展しうる非アルコール性脂肪性肝炎（NASH: non-alcoholic steatohepatistis）があり，NAFLDの重症型と考えられている．NAFLDのうち約10～20%がNASHであると想定されている[2]．

脂肪肝については，過栄養性・単純性脂肪肝ではいうまでもなく，食事，運動療法が基本である．漢方薬のみでこれを改善することは不可能であろうと思われる．しかしながら，肥満に対する補助的療法として，日本漢方でいうところの熱実証（かた肥りで暑がりのもの）であれば，防風通聖散，また肝火上炎・肝実のもの（イライラ，易怒性，顔の火照り，のぼせ，動悸，肩こりなどの症

状が激しくなったもの）には大柴胡湯が有用である場合があり，臨床試験での体重減少効果や動物実験での肝機能改善効果が示されている[3, 4]．

次の一手処方①

（脂肪肝に対して）
防風通聖散　7.5g　分2〜3　もしくは大柴胡湯　7.5g　分2〜3

　生薬の性質として，柴胡は燥性（乾燥させる性質）があるとされる．よって陰虚（水もしくは津液が足りない状態）には禁忌とされる．前述した，小柴胡湯の（副作用ではなく，不適切な使用による）間質性肺炎の惹起は，可能性としては陰虚のものに用いたことが原因の1つであると東洋医学的には推察される．このように，「陰虚」があり柴胡剤の適応とならない慢性肝炎の患者には，茵蔯蒿が適応する．よって方剤としては茵蔯蒿湯がよい．茵蔯蒿湯の構成生薬は，茵蔯蒿・山梔子・大黄の3種類のみである．大黄が含まれているため，便秘がある者によりよい．もし便秘が軽いか無ければ（さらに腹水に代表されるような浮腫を伴う所見があればなおよいが）茵蔯五苓散がよい．茵蔯五苓散はその名の通り，五苓散に茵蔯蒿を加えたものである．ここでは，茵蔯五苓散が肝がんの発生予防に有効であったと思われる1例をあげる．

次の一手処方②

茵蔯蒿湯　7.5g　分2〜3　もしくは茵蔯五苓散　7.5g　分2〜3

症例　52歳男性
主訴　アルコール性肝硬変．肝細胞がん．
現病歴　X−2年6月にアルコール性肝硬変と，また同年9月に肝細胞がんと診断された．以前より健康診断は全く受けていなかったとのこと．担当医からウルソデオキシコール酸の投与と禁酒のほか処置がないといわれたとのことで，漢方治療を希望し，X−2年10月当院初診．
所見　身長168cm，体重62kg，BMI 21.9．脈．弦．舌．暗絳舌，白膩苔，軽

度歯痕，舌下静脈の蛇行・怒張（図1, 2）．血圧：160/80mmHg．血小板 5.2 × $10^4/\mu L$，αフェトプロテイン 4.5ng/mL．

経過 お腹が常にゆるい．全身倦怠感はない．食道静脈瘤がある．主訴と診察所見より，肝胆湿熱，陰虚，瘀血と弁証し，病状の重症度を考慮に入れ，煎じで茵蔯五苓散加味方（茵蔯蒿 4g，白朮 5g，茯苓 5g，沢瀉 5g，猪苓 5g，桂枝 2g，半夏 4g，陳皮 2g，生姜 0.5g，大棗 2g，甘草 1g）を開始しそれに加え，瘀血の改善を目指してクラシエ桂枝茯苓丸 6g 分 2 を併用した．その後体調には著変がなかった．X 年 3 月の MRI では肝細胞がんを 2 カ所指摘されるも，昨年比で変化はなかった．X 年 6 月の検査結果は，血小板 $5.8 × 10^4/\mu L$，AST 55IU/L，ALT 51IU/L，T-bil 1.8mg/dL，白血球 $3100/\mu L$ であった．その後，AST，ALT ともに正常化，X 年 4 月の MRI では「がんはない」といわれたとのこと．その後，適宜食道静脈瘤のフォローをしながら，X 年 10 月まで治療継続中である．

時折，適切な漢方薬を処方することにより，このように通常の西洋医学的治療のみではみられる可能性が低いと思われる症例（この症例では 2 年という比較的短い期間ではあるが）を経験することがある．

なお，初学者にはややわかりづらい「陰虚」の概念については，矢数が現代的解釈として，「体内の物質的不足（栄養不良・脱水）にもとづく代償性の異化

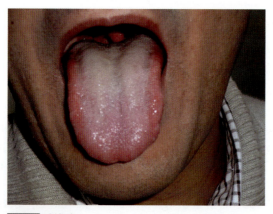

図1 暗絳舌

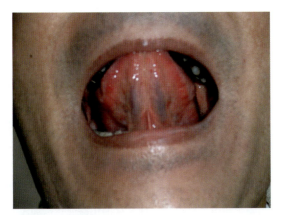

図2 舌下静脈の蛇行・怒張

亢進と，それに伴う内分泌機能亢進・自律神経機能の亢進・中枢神経の相対的な過剰興奮の増強などによる症候．多くの慢性疾患（甲状腺機能亢進症，高血圧，慢性肝炎，糖尿病，神経症）でみられる」と非常にわかりやすく述べている[5]．

2 胆嚢の異常

　胆石に関しては，大柴胡湯と茵蔯蒿湯の併用により排石された症例[6]や，コレステロール系胆石において胆石溶解剤の無効例に大柴胡湯併用が有効であった症例[7]が報告されている．しかしながら，臨床においては手術適応のあるものは当然西洋医学的治療が優先されるべきである．大柴胡湯と茵蔯蒿湯の併用により胆石が排石された症例においては，急性胆嚢炎，閉塞性黄疸まで伴っていたが，空床がなく，漢方薬投与して入院待ちしている状態で排石されたのであって，漢方治療を優先させているわけではない．
　また，広瀬，菊谷の両氏は下記のように胆石における漢方治療について述べている．
　広瀬「よくついでに石まで処理してくれと言っていらっしゃる患者がいます

けれど，仲良く下宿人と同居する位のつもりでいた方がいいですよ，喧嘩しないことですわ．喧嘩しないための処方は幾らでもしてあげるけれども，喧嘩が起った時に，仲裁には仲々入れませんからという話しをします．やはりすごく期待して，漢方をのむと消えちゃうと間違って宣伝されることもあるみたいですから」

菊谷「共存してやっていくことでしょうね．喧嘩が起きないような状態にして，出てゆくのが一番いい．それが難しい時は共存して仲良くやってゆくのが漢方の主眼かもしれないですね」[8]

ということで，以下に私の経験で，無症候性胆石に漢方薬が有効であった症例をあげる．大柴胡湯が頻用されるが，様々な消化器症状に加えて，背部の凝りや肝兪，胆兪の緊張が目立つものが比較的多いため，筆者は柴胡桂枝湯（さいこけいしとう）をよく用いている．その次の選択は大柴胡湯去大黄（だいさいことうきょだいおう）で，さらに便秘があったり，熱症状が強ければ大柴胡湯を用いている．いわゆる日本漢方的な「虚証」に胆石症は少ない印象を受けるので（西洋医学的にも，胆石は fatty, forty, female に起こりやすいとされる），これで対応できると思われる．

定石処方①

柴胡桂枝湯　7.5g　分2〜3　もしくは
大柴胡湯去大黄　9g　分2〜3　or 大柴胡湯　7.5g　分2〜3

症例　62歳女性

主訴　胆石．肩関節周囲炎．

現病歴　以前から胆石があり，胆石発作が起こらないか心配．また，そのためか腹部周囲も張りやすい．脂質異常症にてクレストール内服中．X年1月初診．

所見　身長146.5cm，体重58kg，BMI 27．脈．弦．舌．歯舌痕．腹診，胸脇苦満あり．経絡診察，胆兪の緊張あり．

経過　初診時，肝鬱脾虚（やや肝気横逆気味）と弁証しコタロー柴胡桂枝湯6g分2で開始．2週間後，腹部周囲の張りが改善．しかしながら，以前からある胸焼けが悪化しているとのことで，コタロー大柴胡湯去大黄 7.5g 分2 に変更．その後胆石発作などの目立った自覚症状はなく，X年7月まで治療継続している．

また，四逆散も時に有用である．四逆散はその構成生薬が，柴胡・枳実・芍薬・甘草であり，芍薬甘草湯の方意を含むため，疼痛の軽減効果も期待できる場合がある．

 次の一手処方①

四逆散　7.5g　分2〜3

症例　35歳男性
主訴　左（＞右）の悸肋部，背中の痛み．
現病歴　X－3年9月頃，右悸肋部から背中に軽い痛みがあった．12月頃には左悸肋部から背部に痛みあり．X－2年1月頃に検診で胆嚢腫大を指摘された．痛みが酷いときはその部位を押さえたくなるとのことで，X－2年5月当院初診．
所見　身長166cm，体重61kg，BMI 22.1．脈，やや弦．舌，淡白色で舌先やや紅．腹診，右軽度胸脇苦満（＋）．臍下不仁（＋）．経絡診察，膀胱経，脾兪に圧痛あり．
経過　様々な柴胡剤や駆瘀血剤の併用もそれほど効果がなく，シンプルに肝気鬱結，肝脾不和（ストレスによる消化器系の不調）の弁証に立ち返り，X－1年5月より，もとより処方してあった駆瘀血剤に加えて，ツムラ四逆散5g分2で開始．4週後，背中と腰の重さはあるが軽減傾向．11週後，有効であるため，ツムラ四逆散を7.5g分2に増量．その後，経時間的に症状改善し，X年9月まで同処方を継続中である．

　この症例の場合は，胆嚢腫大と主訴である疼痛の関連性は定かではないが（胆道ジスキネジーの可能性も否定できない），四逆散が有効であったと思われる．四逆散は精神症状や，自律神経失調症状を伴う悸肋部や背中の痛みによく効く印象を受ける．
　急激な疼痛に関しては，柴胡桂枝湯，大柴胡湯去大黄，大柴胡湯，四逆散のいずれかに加えて，芍薬甘草湯を頓服として処方してもよい．

次の一手処方②

芍薬甘草湯　2.5〜5g　頓服

3　膵臓の異常

　前述したように，漢方治療の適応となるのは慢性膵炎に関する，西洋医学的治療が無効な様々な愁訴に対してであろうと思われる．膵臓≒脾であるため，脾の治療が重要である．脾気虚，脾陽虚，脾気下陥のいずれも可能性があるが，下痢症状が特徴的な症状の1つである脾気虚であれば六君子湯を，脾気虚で下痢の程度が甚だしければ啓脾湯をまずは用いる．もし冷えが強く，冷えて下痢する症状があれば，代表的な脾陽虚の処方である人参湯を用いる[9, 10]．

定石処方①

六君子湯　7.5g　分2〜3　もしくは，啓脾湯　7.5g　分2〜3
脾陽虚であれば，人参湯　7.5g　分2〜3

　慢性膵炎では疾患が慢性的に経過していることより，脾気下陥（中気下陥ともいう）が多くみられるように思う．よって補中益気湯を使用することが多い．

次の一手処方①

補中益気湯　7.5g　分2〜3

症例　42歳女性
主訴　慢性膵炎.
現病歴　第3子の出産後より膵炎を3回繰り返してその都度入院している．最近では，「入院しても特にすることはない」と病院でいわれ，カモスタットメシ

ル酸塩のみ処方されている．急性増悪時は輸液で症状が軽快するが，これも疲労時や季節の変わり目などに繰り返すためなんとか改善したいとのことで，X－2年8月当院初診．初診時の10日前にも増悪し，補液を受けていた．

所見 身長159cm，体重49kg，BMI 19.3．血清アミラーゼ280IU/L，リパーゼ125 IU/L．脈，細，虚．舌，やや紅．腹診：虚．

経過 以前より便秘でツムラ潤腸湯5g 分2を内服していたとのこと．しかしながら排便は今ひとつすっきりしない．初診時，脾気下陥と弁証しクラシエ補中益気湯5g 分2を追加．8週後，吐き気，便通が改善．12週後，内服していると調子がよい．49週後の，X－1年3月のCTでは膵臓も膵管も異常がなかった．その後，体調不良なく，急性増悪もなく血清アミラーゼも正常で推移し，X年8月まで同様の処方で治療継続中である．

慢性膵炎もなかなか治療が難しいが，現在のところうまく行っているケースである．脾陽虚であれば前述したように人参湯を用いるが，そのような単純なケースは慢性になればなるほど少なく，そのうち脾腎陽虚を呈してくるため，その場合は人参湯に真武湯を加えて用いている[11]．

 次の一手処方②

人参湯　7.5g　分2～3 ＋真武湯　7.5g　分2～3

 二日酔いの漢方

　二日酔いに対する漢方薬で名前がよく出るのは，黄連解毒湯，五苓散である．黄連解毒湯は飲酒すると赤ら顔になり，カーッと熱くなってくること，五苓散はむくんだり吐いたりすることより適応すると思われているようであるが，ここでも事はそう単純ではない．証というものが重要である．柴胡剤も人によってはよく適応する．個人的な話しで恐縮だが，私の場合は多く飲酒した翌日は大柴胡湯が非常によく効く．また，茵蔯蒿湯もしくは茵蔯五苓散もよい場合がある．このあたり，腸肝循環が効果のポイントになっているような印象を受ける．

文献

1) Oka H, et al. Prospective study of chemoprevention of hepatocellular carcinoma with Sho-saiko-to (TJ-9). Cancer. 1995; 176: 743-9.
2) 米田政志．今日の治療指針．東京；医学書院：2014．p.513-4．
3) 吉田俊秀，他．肥満治療としての漢方薬の作用機序．医学のあゆみ．2002；202：1005-9．
4) Nakayama T, et al. Effects of three Chinese herbal medicines on plasma and liver lipids in mice fed a high-fat diet. J Ethnopharmacol. 2007; 109: 236-40.
5) 矢数芳英．独活寄生湯，疏経活血湯，大防風湯．第575回　温知会　資料．2015．
6) 白水倶弘，矢山利彦．漢方エキス剤の投与により排石された胆石症の1例．漢方診療．1993；12：22-3．
7) 髙森成之，他．胆石溶解剤を投与しても消失を認めなかったコレステロール系胆石の治療に大柴胡湯併用が有効であった3例．漢方医学．1995；Vol.19 No.10．
8) 菊谷豊彦，広瀬滋之．漢方薬の選び方，使い方．東京；医学書院：1990．
9) 菅沼　栄，菅沼　伸．いかに弁証論治するか．千葉；東洋学術出版社．1998．
10) 菅沼　栄，菅沼　伸．いかに弁証論治するか【続編】．千葉；東洋学術出版社．2007．
11) 張瓏英．新編・中医学　基礎編．東京：源草社；1997．

〈長瀬眞彦〉

第7章

便の異常

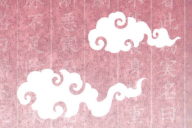

❶ 下痢

定石処方①
啓脾湯（ケイヒトウ）（ツムラ：7.5g　3×）＋五苓散（ゴレイサン）（ツムラ：7.5g　3×）

　下痢に関わる主な臓腑の1つは小腸である．小腸は食べたものを2段階に分別する*¹．

　第一分別は，濁（糞尿になるべきもの）と清（糞尿になるべきでないもの，つまり栄養となる成分を含み，排泄してはいけないもの）とに分ける．第一分別が失調すると，未消化便が出て*²栄養となる成分を失っているので痩せる．

　第二分別は，濁を膀胱（尿）と大腸（便）とに分ける．第二分別が失調すると，本来尿に出るべき水分が便に混じって下痢になる．この場合，出ているのは濁であり，清はすでに第一分別で吸収されているから痩せない．

　そこで下痢では，分別の第一と第二を鑑別して治療することになる．

　啓脾湯は小腸の第一，第二の両方の分別失調に効果がある．第二分別失調に対し，啓脾湯の効果を補強する意味で五苓散を足すとよい．

---

*¹ 『経方医学1巻』参照
*² これを清穀下利という．

これでうまくいかない場合は，さらにその失調を引き起こす原因を考える．各種の感染症，冷え，過剰な熱などの外因，ストレスなどで生じた他の臓腑の異常の波及などの内因，治癒の妨げとなる二次的な病理産物を検索する．

 次の一手処方①

人参湯（ツムラ：7.5g　3×）＋真武湯（ツムラ：7.5g　3×）

第一分別の失調は「温めて治す」に近い[*3]．胃の機能失調が生じると裏は冷える．守胃[*4]が失調すると，胃で産生された気はすぐ表に出て消費されてしまい，体の内部は冷えているにもかかわらず体の表面は熱を持つようになる．守胃がうまく機能して裏が温まれば小腸の機能は回復し下痢は治まるので，甘草などの守胃の薬が必須である．他に人参・粳米・五味子・大棗・白朮・蜜なども用いられる．この状態は慢性下痢に多く，乾姜・附子・甘草を含む四逆湯系統を用いる．これはエキスでは附子理中湯[*5]（附子・人参・白朮・干姜・甘草），あるいは人参湯[*6]（乾姜・甘草・白朮・人参）＋真武湯[*7]（茯苓・芍薬・朮・生姜・附子）が近い．

第二分別の失調は急性の下痢に多い．大腸と膀胱の分別がうまくできないために尿量が減り大便が水様になっているのだから，この治療は「尿を出して治す」のに近い．水の流れを尿に切り替える沢瀉や猪苓などを用いる．五苓散は

[*3]『傷寒論』第225条「脈浮而遅,表熱裏寒,下利清穀者,四逆湯主之」,同第317条「少陰病,下利清穀,裏寒外熱,手足厥逆,脈微欲絶,身反不悪寒,其人面色赤,或腹痛,或乾嘔,或咽痛,或利止脈不出者,通脈四逆湯主之」,同第364条「下利清穀,不可攻表,汗出必脹満」など．

[*4] 胃気の出力をコントロールすること．

[*5] 附子理中湯（『傷寒論』第386条の加減方），三和よりエキス剤が出されており，保険収載されている．

[*6]『傷寒論』第396条「大病差後,喜唾,久不了了,胸上有寒,当以丸薬温之,宜理中丸（人参湯）」．

[*7]『傷寒論』第82条「太陽病,発汗,汗出不解,其人仍発熱,心下悸,頭眩,身瞤動,振振欲擗地者,真武湯主之」．同第316条「少陰病,二三日不已,至四五日,腹痛,小便不利,四肢沈重疼痛,自下利者,此為有水気．其人或咳,或小便利,或下利,或嘔者,真武湯主之」．

「胃中乾＋三焦水道の不利」の剤で，尿量減少時の下痢に応用可能である[*8]．邪在少陽では，これに小柴胡湯を加えた柴苓湯を用いる．啓脾湯には第一分別失調に対する薬（人参・白朮・甘草・山薬・蓮肉）と，第二分別失調に対する薬（沢瀉・朮・茯苓）とが含まれているので，両タイプに使用可能なのである．

　傷寒の下痢は，皮肌から侵入した風寒の邪が内攻して化熱内陥し，膈から小腸以下に至ると激しい邪正闘争が起こることで発症する．ここでは瀉心湯を用いる．この証の下痢[*9]は心下飲を治すことが本質だが，簡易に述べれば「冷やして治す」に近い．生姜瀉心湯（『傷寒論』第157条）は心下の飲が小腸へ流入し分別失調したものに，葛根黄芩黄連湯（同第34条）と黄芩加半夏生姜湯（同第172条）は化熱した邪が膈〜小腸に内陥し分別失調したものに，それぞれ用いる．エキスでは半夏瀉心湯や黄芩湯[*10]を葛根湯などとともに用いる．大抵は，嘔気の目立つものに半夏瀉心湯，腹痛の強いものに黄芩湯，悪寒など目立つものに葛根湯を，それぞれ一緒に用いて問題ない[*11]．黄芩は膈熱を主に清まし少陽に作用する．葛根は止痢作用をもつ．なお，下痢では皮気が内陥しているので，傷寒でなくても寒気を生じる．

　『傷寒雑病論』で霍乱[*12]という病状が出てくるが，ここでは感染性の下痢や嘔吐，発熱などの症状のことと考える．下痢に対する五苓散は第386条に出てくる[*13]．四逆加人参湯，理中丸，桂枝湯，四逆湯など，五苓散以外は，胃腎の虚の処方である．急速に胃腎虚に至った者が悪寒・発熱・頭痛を伴う感染性胃腸炎を起こしており，容易に重篤な状態に陥りやすい病態である．いずれにし

[*8] 『金匱要略』消渇小便利淋病脈証并治第十三「脈浮，小便不利，微熱消渇者，宜利小便発汗，五苓散主之」．
[*9] 半夏瀉心湯の条文にはいずれも「腹中雷鳴」とある．
[*10] 黄芩湯（『傷寒論』第172条）は三和よりエキス剤が出されており，保険収載されている．
[*11] 『傷寒論』第32条，第33条，第34条参照．
[*12] 禽獣魚虫禁忌并治第二十四「驢馬肉合猪肉食之，成霍乱」．「兔肉着乾姜食之，成霍乱」．『金匱要略』第382条「問曰：病有霍乱者何？ 答曰：嘔吐而利，此名霍乱」．同第383条「問曰：病発熱頭痛，身疼悪寒，吐利者，此属何病？ 答曰：此名霍乱．霍乱自吐下，又利止，復更発熱也」．
[*13] 『傷寒論』「霍乱，頭痛，発熱，身疼痛，熱多欲飲水者，五苓散主之．寒多不用水者，理中丸主之」．

ても現代医学的な加療が必要である．

　以下，湿熱あるいは湿温の下痢．辛いものを食べ過ぎると腹痛を伴う粘っこい軟便が出て，肛門が灼熱感を伴って痛くなる．これは腸に過剰な熱が籠っている状態である．黄連解毒湯や大黄で腸熱を清まし，桂枝・芍薬で血を巡らせ痛みを改善させるとよい．黄芩湯でもある程度改善するが，黄連解毒湯＋桂枝加芍薬大黄湯の方が非常にシャープに効く．もともと黄芩湯は陽明の剤ではない．

　便秘あるいは悪臭のある水様性の下痢がある割に，腹部が硬く膨満して痛み圧痛が強いものは，熱結傍流のことがある．熱結を出さねば治らない．大承気湯を十分な量で用いる．傷陰の場合は滋陰攻下の目的で増液承気湯を用いるが，現代では補液をする．腸癰の場合は冬瓜子，芒硝を用いる．

　梅雨時に長引くドロドロした下痢の場合は湿温で，身熱不揚，悪心などがあり，燥湿化濁する．雷氏芳香化濁法や正気散の各種加減を用いる．例えば一加減正気散（温病条弁）は藿香・厚朴・陳皮・茯苓皮・杏仁・神麹・麦芽・綿茵蔯・大腹皮からなるが，蒼朮・厚朴・陳皮・大棗・甘草・生姜からなる平胃散が近いので，平胃散あるいは胃苓湯などを投与する．胃気虚や胸のトラブルを兼ねる場合は，茯苓飲合半夏厚朴湯をベースに猪苓湯や五淋散などを用いる．上焦まで湿が及べば杏仁を加え，肌湿が強ければ防已黄耆湯などにする．湿の貯留が四肢中心の，割合早期の夏バテで軽い泥状便があるときなど，麻黄湯＋防已黄耆湯を屯用して著効することがある．

　その他，例えば肝胆のトラブルによる慢性下痢がある．胆は気の疏泄・収斂を司り腸の蠕動のコントロールに関与しているが，肝胆の鬱による下痢であれば加味逍遥散，柴苓湯など柴胡を含む剤がよい．胆気の不足があれば酸棗仁湯，加味帰脾湯など酸棗仁を含む処方がよい．収斂不足による下痢は五味子や山茱萸など酸味の生薬，あるいは黄連などの寒性の生薬がよい．温薬であり気の上下の流れのコントロールをする呉茱萸，気陰を補う比較的大量の山薬[14]，利気逐水の檳榔子などの生薬もよく用いられる．檳榔子は気がからむ症状，例えばガスと一緒に便も出てしまう「気痢」などに陳皮などとともに用いる[15]．

---

[14] 張錫純『医学衷中参西録』
[15] 丁光迪『中薬配伍運用』

「腹が張る，ガスが多い」という症状には，私の経験では大建中湯を用いるような「寒」の状態より「熱」の状態の方が多く，半夏瀉心湯あるいは防風通聖散などが良いことが多い．他に慢性化している血便なども「寒」のことよりも「熱」の病態の方が多く，猪苓湯＋麻杏甘石湯などが効果的であることの方が割合としては多い．

2 便秘

定石処方①

大建中湯（ツムラ：15g　3×）＋小建中湯（ツムラ：15g　3×）

まず，便秘によく使われる大黄は，下剤ではない*16．だから大黄を便秘に使う場合は（大承気湯証でない限りは）できるだけ少量に，あるいは短い期間にする戦略を立て，補助的に用いるべきである．

そもそも便秘とは，腸の蠕動が遅くなっているか，腸の内容物が停滞している状態である．腸の内容が停滞しつつ部分的に腸の蠕動は亢進している場合もある．腸の内容物が停滞すれば腹満し，その結果絡不通となり腹痛を生じる．過度に亢進しても絡血は不足し，絡不通となり痛みを生じる．

腸が冷えて便秘する場合は，『金匱要略』の大建中湯*17がよい．腸の内容物を推進させるエネルギーが不足していて腸が動かないか，あるいは中途半端に腸の一部がボコボコと動いて浮き足立って空回りしている状態を治す．腸を温めて推進を刺激し，小建中湯で粛降を補助する．便が腸に長時間停滞し，先端は水分を吸収され，口側は腐熟し軟という状態（先硬後軟）によい．

ところで腸が冷えて便秘するのを寒積というが，これにも苦寒の大黄を使う場合があり，その場合は大黄附子湯や温脾湯などにして温裏も同時に行う．エ

---

*16『経方薬論』によれば，大黄の効能は下気，清熱，去湿熱，行瘀・破血・破積聚である．
*17 腹満寒疝宿食病脈証并治第十「心胸中大寒痛，嘔不能飲食，腹中寒，上衝皮起，出見有頭足，上下痛而不可触近，大建中湯主之」．

キスでは附子理中湯＋大承気湯など．

次の一手処方①
大柴胡湯（ツムラ：7.5g　3×）など

　急性に腸に熱がこもり便秘する場合は，大承気湯がよい[18]．裏熱実証は傷寒でも温病でも起こる．大承気湯は，大黄（苦寒瀉下通腑），芒硝（鹹寒の軟堅潤下），枳実・厚朴（行気破結）からなる．熱による傷津があれば増液承気湯などにするが，現代医学的には補液する．腸内の熱で糞便が乾いて生じた燥屎のために，便が通過できず便秘する場合[19]も大承気湯でよい．この場合，大承気湯は思い切りよくある程度以上の量を用いないと効果が弱い．結果として「誤治」となってしまった場合には，『傷寒論』中の誤治例の記載に従い，治療を行う．慢性の場合は，熱は陰虚によって生じていることが多いため，まずは大黄などで便を排出させ，その後に腸の補陰を行う．腸内停滞時間が長いことで胃気が消耗するため，十全大補湯などで補う．地黄（補陰）と大黄（瀉下）を含む処方に潤腸湯がある．

　腸内の熱は内因性にも生じる．肝胆の鬱（例えば各種ストレスなど）から熱を生じ，津液を損傷して腸道を乾燥させれば便秘する[20]．胆はあらゆる疏泄・収斂，すなわち開と閉のコントロールを担うが，蠕動とは開閉の連続でありこのトラブルで蠕動が悪化する．柴胡その他の疏胆薬，酸棗仁その他の補胆薬を選択する．肝胆の鬱は加味逍遥散で，胃熱があればまずは大黄を含む大柴胡湯で改善することは多い．しかし柴胡には昇提作用があり，熱を煽ることもあるので，代わりに香蘇散や九味檳榔湯[21]なども考慮する．

　ストレスが持続していたり，体質として陰虚のある場合などで，乾いたコロ

---

[18] 『傷寒論』第238条「陽明病，下之，心中懊憹而煩，胃中有燥屎者，可攻．腹微満，初頭鞕，後必溏，不可攻之．若有燥屎者，宜大承気湯」．
[19] 『傷寒論』第241条「大下後，六七日不大便，煩不解，腹満痛者，此有燥屎也．所以然者，本有宿食故也，宜大承気湯」．
[20] 『傷寒論』第230条「陽明病，脅下鞕満，不大便而嘔，舌上白苔者，可与小柴胡湯．上焦得通，津液得下，胃気因和，身濈然汗出而解」．
[21] 九味檳榔湯は，小太郎漢方よりエキス剤が出されており保険収載されている．

コロ便が出るような場合などは，胃腸熱により腸内の津液が慢性的に不足し，腸内が乾燥して便秘する場合がある．『金匱要略』の「脾約」である．これは潤腸通便する．疼痛を軽減し滑便をよくし排便を促すものとして麻子仁丸*22がよい．陰虚対策も兼ねて潤腸湯も用いられる．

　胃熱で便秘する場合は，白虎湯*23を用いる．胃熱には基本的には石膏，「実」に大黄がよい．胃熱の原因が肝胆にある時は柴胡剤などを用いる．

　瘀血で便秘する場合は，抵当湯*24がよい．保険収載のエキスがないので，桃核承気湯や通導散などで代用する．ほかに桃仁，牡丹皮を含むものとして腸癰湯や大黄牡丹皮湯でもよい．瘀血や血虚というのはそもそも肝胆に関係しやすい．

　痰飲で便秘する場合は，冬瓜子を含む『金匱要略』の大黄牡丹皮湯*25を用いる．

　胃気の消耗で便秘する場合は，桂枝加芍薬湯を，「大実痛者」に桂枝加大黄湯*26をそれぞれ用いる*27．太陽病を誤下して胃気を損傷したもの，胃気の小腸への供給不足により小腸の気が減少したもの，伝導作用失調，腹満，排便のときに踏ん張れない，などの胃気の消耗による便秘に効果がある．小建中湯は桂枝加芍薬湯に膠飴を加えたものである．また大建中湯は，上述のように腸の蠕動を刺激し，小建中湯と併用してよい．

　腸腑の気が滞ると大便も通らなくなる（腸痺という）．濁気は下降が，清気は上昇がそれぞれできなくなる．これで便秘する場合には昇降腸痺法を用いる．升麻と枳実，升麻と檳榔子，升麻と大黄などの薬対がよい．気滞の便秘や無尿

---

*22 『金匱要略』五臓風寒積聚病脈証并治第十一「趺陽脈浮而渋，浮則胃気強，渋則小便数，浮渋相搏，大便則堅，其脾為約，麻子仁丸主之」．
*23 『傷寒論』第219条「三陽合病，腹満，身重，難以転側，口不仁，面垢，譫語，遺尿．発汗則譫語．下之則額上生汗，手足逆冷．若自汗出者，白虎湯主之」．
*24 『傷寒論』第257条「病人無表裏証，発熱七八日，雖脈浮数者，可下之．仮令已下，脈数不解，合熱則消穀喜飢，至六七日，不大便者，有瘀血，宜抵当湯」．
*25 瘡癰腸癰浸淫病脈証并治第十八「腸癰者，少腹腫痞，按之即痛如淋，小便自調，時時発熱，自汗出，復悪寒．其脈遅緊者，膿未成，可下之，当有血．脈洪数者，膿已成，不可下也．大黄牡丹湯主之」．
*26 現在は桂枝加芍薬大黄湯とよばれる．
*27 『傷寒論』第279条「本太陽病，医反下之，因爾腹満時痛者，属太陰也，桂枝加芍薬湯主之．大実痛者，桂枝加大黄湯主之」．

に対しては開上通下法を用いる．気滞は無形なので大黄などでは効果が少ない．肺気を開き大腸を通すには宣通気機法を用いる．杏仁，蘇子，紫菀，枇杷葉，括楼皮などを用いる．「肺の宣散粛降のコントロールをすれば便も調う」ということで「下病上取」などともいう[*28]．

〈山田明広〉

[*28] 丁光迪『中薬配伍運用』

第8章

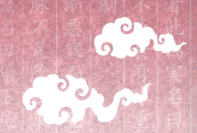

血圧の異常

古代には血圧計がなかったので，数字で表す「高血圧」という概念がない．しかし血圧を示す数字が，東洋医学的な治療で安定することは案外多い．

1　高血圧

　不眠，肥満，慢性疼痛，慢性皮膚炎，便秘など，様々な症状の改善をしているついでに血圧も下がることが多い．逆にいえば，高血圧（特に本態性）の陰には，本人も気付いていない不調が隠れていることがよくある．それは自律神経の柔軟性を損ない，自律神経の過度な連携を生じ，慢性炎症を持続させている．局所におけるその「ぎこちなさ」の表現の1つが，高血圧である．

　脳梗塞や心筋梗塞など，高血圧が関与する重篤なトラブルは，人生において「避けたい，あるいはできるだけ先送りしたい嫌なできごと」である．これらの疾患は，血圧を下げることによって罹患確率を下げることができる．高血圧には自覚症状がないことが多く，高血圧の治療は，一般に血圧の数値が下がることを目安にするが，仮に血圧の数値が下がらなくても，関連疾患の発生を抑えることができれば，それで治療目的は達成されている．逆に血圧の数値が下がっていても，例えば若くして脳卒中になったとするならば，「高血圧の治療」は成功していたとはいいがたい．

　では，「高血圧症」に内包される要素のうち，何を改善させれば心血管の負担

を減らし，好ましくない事象の発生を減らすことができるのであろうか．東洋医学の作用力学と西洋医学的な人体構造の関連について話を進めるが，ここである程度，循環器医学の知識が必要になるので，まずはコラムで解説しておこう．

Column コラム：現代西洋医学における血圧の調節

血圧は，様々な体内パラメータの変化に対応し，常にデリケートかつダイナミックに変動する．降圧治療を行う際には，長期的には血圧を安定させつつも，短期的な血圧の生理的変動には寛容でなければ，寒暖差を感じたときなどに不適切な血圧変動を招く恐れがある．

血圧の短期的な調節に関与するものには，頸動脈洞や大動脈弓の圧受容器，それに隣接する酸素・二酸化炭素濃度に反応する化学受容器反射，左右の心房の心肺圧受容器，およびそれを介したバソプレシン系，カテコールアミン系，レニン-アンジオテンシン（renin-angiotensin：RA）系などがある．一方，長期的な血圧調節に関与するものには，交感神経系，レニン-アンジオテンシン-アルドステロン（renin-angiotensin-aldosterone：RAA）系，血管作動性物質（NOなどの血管内皮機能），インスリン（IRI）抵抗性などがある．これらの長期的血圧調節因子はすべてアンチエイジングに関わるものであり，これらを改善させることは血圧の話を超え，健やかな日々を長く送るためにきわめて重要なことである．

結論を先にいえば，本態性高血圧は中枢神経系の問題である．本態性高血圧では，ストレス，食塩摂取，アンジオテンシンⅡ（ATⅡ）などにより，延髄にある交感神経中枢が興奮し，遠心性交感神経活動亢進により血管が収縮し，血圧が上昇している．慢性腎臓病，肥満，糖尿病患者でも同様である．

例えば，肥満では脂肪細胞からレプチンが放出され視床下部に結合し交感神経が刺激される．中枢の影響で，腎臓の交感神経活動が刺激されると，腎臓はレニンを分泌し，ATⅡが産生される．ATⅡは末梢では血管を収縮させるとともに，副腎皮質に作用してアルドステロン（aldosterone：ALD）を産生する．

第8章 血圧の異常

ALDは遠位尿細管に作用してNaの再吸収を抑制し，血液量を増加させ血圧を上昇させる．また，ATⅡやALDは酸化ストレスや炎症を惹起して血管内皮細胞機能（NO産生能など）を低下させ，動脈硬化を促進して血管障害をきたし，さらに血圧を上昇させる．

肥満があれば脂肪細胞経由でRAA系が亢進し，IRI抵抗性を増大させ，高IRI血症により交感神経刺激が増大し，さらにRA系が亢進する．IRI抵抗性の原因では遺伝のほか，運動不足や糖質過剰摂取などの後天的な要因が大きい．

血圧を規定する因子には，心拍出量，末梢血管抵抗，循環血液量，血液粘稠度，大動脈の弾力の5つがある．心臓の収縮力が上がれば心拍出量は増え，血圧は上がる．毛細血管が増えれば抵抗は増える．単純に体の脂肪容積が増えるだけでも毛細血管は伸長し血圧は上がる．脂肪量は主に糖質摂取量と関連する．

心臓への血液流入量が多いほど心臓壁は伸展され，心臓の収縮力は増大する．すると心拍出量は増し，血圧は上がる．

循環血液量を決める因子には，Na，グルコース，尿素窒素の影響が大きいといわれる血漿浸透圧がある．Naは食塩摂取によるものが多いので，食塩摂取量を減らせば血漿浸透圧は下がり，循環血液量が減り，血圧が下がる．

また，自律神経系の調整で心拍数を減らすことができれば，心血管の負担を減らすことができる．また，酸化ストレス（慢性炎症）やIRI抵抗性，自律神経系の調整ができれば，それで高血圧治療の目的は達成できることになる．

①高血圧：東洋医学の考え方

東洋医学では，心拍数は，肺の宣散によって心包に行く気の量によって規定される．循環血液量は，同じく肺の宣散により心に行く気の量に左右される．末梢血管抵抗や動脈の弾力は，肝胆の疏泄の影響を受ける．腎は水の出納に関与する．また，腎・肝に関わる内風も心・心包に影響を与える．さらに，すべての臓腑の出力コントロールには胆・膈・胃が絡んでいる．胃からの気の量が過剰や過少に供給されれば，様々な症状を引き起こす．その場合は守胃の治療が重要である．出力先の配分に肝胆が絡んでいる．

②高血圧: 東洋医学的治療総論

東洋医学は自律神経系の調整が得意であり，慢性炎症のコントロールにも効果があるので，しっかりと漢方治療をしつつ適度な運動を行い，糖質を控えることでかなりの程度まで高血圧治療ができる[*1]．特に糖質は喫煙と並んで非常に大きな酸化ストレスの原因であり，食後の高血糖は糖化蛋白の生成を亢進し，活性酸素を生じて慢性炎症に関連し，ひいては高血圧に発展する．

それに対抗しうる抗炎症作用のある生薬は多い．黄連・黄柏・山梔子・蒺藜子・桂皮・芍薬・釣藤鈎・当帰・人参・黄耆・防已・葛根・生姜・大棗・桔梗・貝母・辛夷・杜仲・決明子・牛黄・檳榔子などの生薬には降圧作用があるといわれている[*2]．

これらの生薬を組み合わせるだけではなく，東洋医学的に体を調えれば自然と血圧は下がる．単独では血圧を上げる可能性のある生薬も，複数組み合わせることで結果として血圧を下げることも多い．人参や黄耆，甘草などは基本的には血圧を上げるといわれているが，脾胃が落ち着くとエネルギー供給が安定化し，自律神経的な不安定状態が解け，結果として血圧も下がることがある．

・定石・ 鉄板！

定石処方①
七物降下湯（ツムラ: 7.5g　3×）

①腎

血圧に腎が関わることが多いというのは，東西の医学で認識を同じくするも

[*1] 現代医学的には精神的ストレスによって血圧が上がるというエビデンスはあまり多くないようだが，降圧薬を服用している方が定年退職を迎えたり，長年の介護から解放されたり，さまざまなストレスが消失・軽減されると降圧薬が不要になるのは臨床上よく経験する．
[*2] 松田邦夫，稲木一元．『臨床医のための漢方［基礎編］』より

のである．腎がその気化能力を超えると腎気の上衝を生じる場合があり，補腎は血圧の治療の基本となる．

七物降下湯は，四物湯に黄耆と黄柏・釣藤鈎が加わったものである．陰血虚に伴う陽亢（生風）に用いる．血虚特有の自律神経過敏を調整する．この処方の特徴は，中枢に効く熄風薬を加えてある点である[*3]．釣藤鈎（甘寒．肝・心包）は血圧を下げる上で「末」の使用も含め平肝熄風の非常に重要な生薬である．よく肝と心包の熱を冷まし，肝陽を抑えて内風を鎮める．

他には山茱萸や五味子・牡蛎には固摂作用があり，同じく腎気の上衝を抑える．また，苓桂剤の桂皮は腎気を降ろす作用があり，桂皮を含む処方は降圧に効果がある場合がある．桂枝茯苓丸も駆瘀血という作用もあるであろうが，桂枝のこの作用によって腎気を降ろして降圧させている場合もある．

痙攣や湿痺的な痛みがあれば，同じく熄風の天麻（甘平・肝）を含む半夏白朮天麻湯の併用を考える．

焦燥感や不眠，鼻血，頭痛などがある例では，清心火除煩の黄連を少量併用すると降圧する場合も多く，七物降下湯に黄連，竜胆を含む一貫堂の竜胆瀉肝湯[*4]を併用するのも効果がある．

腎に関わる生薬である地黄・山茱萸・五味子・茯苓・附子・桂皮などを含む処方として，七物降下湯，八味丸，六味丸，牛車腎気丸，桂枝茯苓丸，桂枝湯，苓桂朮甘湯，桂枝加竜骨牡蛎湯，桂枝人参湯などがある．

第8章　血圧の異常

・次の一手・　　　　　　　　　　　　　　　　　　　秘技！

次の一手処方①

釣藤散（ツムラ：7.5g　3×）

[*3] 本態性高血圧の本態は，腎臓などの個別の臓器ではなく，結局は中枢神経系の問題である．そして，中枢神経系に作用する生薬は熄風薬である．
[*4] 竜胆瀉肝湯は各メーカーから出ているが，内容は異なる．一貫堂処方に沿っているものは小太郎漢方からのみ出ている．

②肝

　先述のように，釣藤鈎・天麻はともに平肝熄風の重要薬で，よく肝・心包の熱を冷まし，肝陽を抑え内風を鎮める．これらと同様の効果をもつ生薬に蒺藜子や牡蛎などがある．

　竜胆は肝胆の湿熱に関して用い，「眼が赤い」が1つの目安になるが，各種疼痛を含め難治性の症状に幅広く著効を示すことがある．

　肝血を補い，釣藤鈎や天麻・竜胆などを含む処方として，釣藤散，抑肝散，抑肝散加陳皮半夏，当帰芍薬散，当帰飲子，十全大補湯，半夏白朮天麻湯，竜胆瀉肝湯などがある．

③胆・心

　胆は気の疏泄を行う．胆気が鬱すれば柴胡や香附子・蒺藜子・鬱金・川楝子・延胡索・呉茱萸などで疏胆する．胆気が不足していれば酸棗仁を用いる．もともと胃気が不安定で胆の疏泄収斂のコントロールが不良である場合には人参＋酸棗仁＋柴胡を含む加味帰脾湯などがよい．呉茱萸（辛苦大熱）は黄連（苦寒）と対になり辛開苦降となり効を示す場合がある．

　柴胡・酸棗仁・呉茱萸・香附子などを含む処方として，柴胡加竜骨牡蛎湯，大柴胡湯，小柴胡湯，四逆散，柴胡桂枝湯，酸棗仁湯，加味帰脾湯，帰脾湯，香蘇散，女神散，芎帰調血飲，温経湯，清心蓮子飲，当帰湯などがある．

④脾胃

　空腹の人が易怒性を呈することがあるように，虚していると心身はただ弱るだけでなく，不安定になることも多い．守られているべきものが守られなくなったり，下方に抑えられているべきものが抑えられずに上に揚がったりする場合に，補脾や補腎，補陽でエネルギー供給を安定化させると，自律神経的な不安定状態が解ける[*5]．昇堤の補中益気湯で，血圧が下がることがあるというのは漢方の面白いところである．

　黄耆や人参を含む処方として，防已黄耆湯，補中益気湯，黄耆建中湯，帰脾

[*5] 補気の黄耆を一定以上の量で用いると降圧効果を示す．

湯，加味帰脾湯，七物降下湯，人参湯（にんじんとう）などがある．

⑤胸

　胸は睡眠に関わる器官でもあり，膈の昇降出入に関わる器官でもあり，胸にトラブルを生じると多種多様な症状をきたす．薄荷や山梔子などを用いた梔子豉湯の方意をもつ処方（加味逍遙散（かみしょうようさん）など）や，小陥胸湯（しょうかんきょうとう），黄連湯（おうれんとう）などを用いる．また，大黄は肺から大腸に至るまですべての気を下す作用があり，有用な薬である．また，高血圧と不眠は関連する．不眠が改善すれば血圧が降下する人は多い．その意味でも胸の調節は非常に重要である．

　胸の調節薬である黄連・半夏・山梔子・薄荷・大黄などを含む処方として，柴陥湯（さいかんとう），加味逍遥散（かみしょうようさん），小半夏加茯苓湯（しょうはんげかぶくりょうとう），半夏厚朴湯（はんげこうぼくとう），茯苓飲合半夏厚朴湯（ぶくりょういんごうはんげこうぼくとう），川芎茶調散（せんきゅうちゃちょうさん），柴胡清肝湯（さいこせいかんとう），半夏瀉心湯（はんげしゃしんとう），黄連湯，竹筎温胆湯（ちくじょうんたんとう），通導散（つうどうさん），桃核承気湯（とうかくじょうきとう），大承気湯（だいじょうきとう），防風通聖散（ぼうふうつうしょうさん），三黄瀉心湯（さんおうしゃしんとう），黄連解毒湯（おうれんげどくとう），温清飲（うんせいいん），木防已湯（もくぼういとう）などがある．

⑥肺

　肺を潤す処方に甘麦大棗湯（かんばくたいそうとう）がある．肺は悲しみの感情と関連がとても深いので，感情変動を目安に多めに頓用すると降圧効果がある（甘草量に注意）．

⑦その他（肥満に関して）

　肥満の病態は，一般に痰湿内蘊と気虚である．痰湿内蘊というのは，長期にわたり糖質などを過度に摂取した結果，脾の運化が失調して湿痰を生じ，その痰湿が肌肉に流注することで発生する．つまり，たくさん食べて運動をしないと太る．

　しかし，たくさん食べても太らない人もいる．運動量が同程度でもやせやすい人とやせにくい人がいる．気虚ではやせている人が多いが，太っている人もときどきいる．

　これらの違いは守胃の違いである．胃気出力が常に多くなる守胃失調では，蓄えられた胃気は容易に枯渇してやせる．このタイプでは食後すぐに胃気が全身に過剰に配られるものの，すぐに枯渇するのですぐに疲労する．胃気のむだ

な出力を減らし胃気を貯蓄させる生薬には人参・甘草・大棗・白朮などがある．胃気出力が常に少なくなる守胃失調では，胃気は過剰に備蓄されてはいるものの，時機を得た供給が十分にできないので，常に疲労感を伴う．脾は概念的に皮下脂肪も含むので，胃気が脾に過剰に蓄えられると肥満する．胃気の出力を増す生薬には，黄耆・葛根・乾姜・生姜・桂枝・附子などがある．

肥満が改善すれば血圧は降下する．防風通聖散は温病系の外邪にも用いられるが，熱を帯びた全身の内蘊に用いられる．

2 低血圧

低血圧の症状には，たちくらみ，めまい，倦怠感など様々なものがある（詳しくは「第26章疲れやすい」の項目を参照のこと）．薬剤性もときにみられる．また，長年の食事の偏りや，胃腸の能力に問題があり，鉄，ビタミン類，蛋白質，脂質の摂取の不足が原因になっていることも多い．また典型的な痩せ型の方ばかりではなく，肥満の方でも食事の偏りなどが原因で過度の血糖の変動などの絡む場合もある．

急性のものや頻脈を伴う低血圧はもちろんであるが，慢性的で比較的安定した低血圧も，まずは現代医学的な諸検査を行う．特に胸痛や胸部圧迫感は拡張期の冠動脈血流に支障が出ている可能性[*6]もあり，循環器科にまず相談すべきである．

慢性的な低血圧は，気虚がベースになっていることが多い．気には推動，温煦，防衛，統摂，気化などの作用があるが，気が弱れば，これらの機能が減弱し様々な症状が現れる[*7]．東洋医学的な五臓の気虚は低血圧症の症状に非常によく合致する．漢方治療により，血圧はなかなか上がらない一方で症状だけは改善してくることも多いが，臨床的にはそれで十分であろう．麻黄や甘草，人参などの生薬は血圧の数値を上げることがあるが，数値自体は本質的にはあま

[*6] 狭心症様の症状は胸痺の一部の症状と似ており，軽いものは人参湯で効果がある．鉄を含む代赭石などで効果がある場合もある．
[*7] 陽虚は，気虚のうち温煦作用の障害を中心にみたものである．

り重要ではない．また，蛋白質摂取量を増やし，定期的に適度なスポーツ（筋肉トレーニング）をすることは，非常に有効である．

①低血圧：東洋医学的機序と治療

心気虚
【症状】　動悸，息切れ，胸苦しい，倦怠感，顔色蒼白，不安感，めまい感，狭心痛，胸内苦悶，四肢の冷えなど．
→甘草・人参・黄耆・桂枝・附子・五味子・酸棗仁・遠志・茯苓など．

肺気虚
【症状】　自汗，寒気，風邪を引きやすい，声が小さい，慢性咳嗽，息切れなど．
→黄耆・人参・白朮・甘草・半夏など．

脾陽虚
【症状】　涎，腹が冷える，寒がりなど．
→附子・乾姜・桂枝・呉茱萸など．

脾胃気虚
【症状】　気力がない，疲れやすい，食欲がない，腹満，弛緩性便秘，泥状便や兎糞状便などの便通異常など．
→人参・黄耆・甘草・白朮・茯苓・薏苡仁・蒼朮・陳皮・半夏・砂仁・木香など．

脾気虚（下陥）
【症状】　立ちくらみ，下墜感，胃下垂，遊走腎，脱肛，子宮脱など．
→黄耆・人参・柴胡・升麻・葛根など．

腎気虚
【症状】　めまい，耳鳴り，脱毛，健忘，性機能減退，頻尿など．
→熟地黄・山茱萸・枸杞子・紫河車・鹿茸・亀板・阿膠・鼈甲・附子・肉桂・

杜仲・益智仁・鹿茸・淫羊藿・阿膠・枸杞子・山薬・女貞子など.

②低血圧症の治療によく用いる処方

定石処方①

補中益気湯（ツムラ：7.5g　3×）

補中益気湯, 升麻葛根湯

　気の下陥に対する昇提の処方である．血管のテンションや拍出量などが下がっているものは広い意味で下陥にあたる.

四君子湯

　気とは，拍動しながら温かく流れる水のことである．低血圧とは，この拍動しながら流れるという機能が衰えた状態と考えられる．これは狭義の気が虚している状態である．気は胃で産生されるので,気虚には脾胃を補う処方を使う．四君子湯が基本である．保険上問題なければ，紅参末や附子末[*8]を使用して効果的である．この場合の朮は白朮が望ましい.

次の一手処方①

四君子湯（ツムラ：7.5g　3×）

六君子湯

　四君子湯の適応にみえて，心下部がポチャポチャする，胃がもたれるなどがあり，化痰の必要があれば，陳皮と半夏を含む六君子湯にする．この場合の朮は蒼朮が望ましい.

十全大補湯, 当帰芍薬散, 四物湯, 温経湯, 帰脾湯

　血液粘稠度は血に関わる．皮膚のかさつきや爪がもろい，髪が細く抜け毛が

[*8] 附子末は，メーカーによりかなり効果の表れ方が異なる.

目立つなどがあり，身心が脆弱で過敏な者．血に作用するこれらの処方で肝および心の調整をする．この場合の地黄は滋陰に優れた熟地黄が望ましい．

麻黄附子細辛湯，当帰四逆加呉茱萸生姜湯，立効散
呉茱萸や細辛など辛味の生薬を含む処方は，朝の起床困難などの低血圧の症状をよく改善する．

小建中湯，真武湯，八味丸，六味丸
腎虚の傾向のある者．腎は人体の中で胃に続く"第二発電所"であり，腎が弱れば気虚となる．

柴胡加竜骨牡蛎湯，加味逍遥散，加味帰脾湯，帰脾湯，酸棗仁湯
肝胆の作用により心臓の拍動が生まれる．心臓の拍動は気の推動の原動力となる．仮に気が充実していても心臓の拍動が調わなければ，気は滞る．

桂枝加苓朮附湯，桂枝加竜骨牡蛎湯，苓桂朮甘湯
胃・腎の機能が低下している場合に，腎気が上衝し，低血圧に伴う動悸やふらつきなどの症状を生じる．その場合に桂枝や牡蛎を含む処方を用いる．

半夏白朮天麻湯
気虚のため抑えきれず気が昇り眩暈などを生じるときは熄風の薬を含む剤を用いる．熄風の作用がある薬は，天麻のほかに釣藤鈎・蒺藜子・決明子・石決明・牡蛎・代赭石・地竜などがある．

〈山田明広〉

第9章

その他の循環器異常：動悸

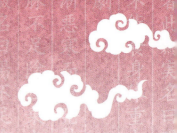

総論

　動悸は頻繁に認められる自覚症状であるが，西洋医学的薬物治療の適応は限られている．例えば，陳旧性心筋梗塞の期外収縮や心室頻拍を薬物治療で減らしても，かえって生命予後が悪くなり，心房細動に抗不整脈薬を使った治療をしても，死亡・塞栓症・大出血・心不全の発現頻度に差がなく，精神不安感・日常生活制限についても有意な差を認められなかった．そもそも，生理機能検査で不整脈が検出されず，器質的心疾患・基礎疾患がなく動悸を訴える患者（いわゆる心臓神経症）では，西洋医学的治療の適応とはならない．一方，漢方薬を投与することで，精神不安感・日常生活制限については大きく改善することがしばしばあり，安全性とADLの改善のバランスを考えると，大変有効な治療手段と考えられる．

　ただし，医療用漢方エキス剤は，一部を除いて動悸に対する専用薬ではないため，必ずしも論理的に美しく処方することはできない．そのため，病態の鑑別と分析を大まかに行い，それに8割ほど見合う方剤を選択するという手順で治療を行う．

　その手順は，まず病態を，①心の実熱証，②心の虚熱証，③心陽の不足，④水滞（水気凌心），⑤心血虚，⑥肝鬱と大きく6種に分ける．

　それにあわせて，主薬を，①黄連，②甘草・地黄・蓮子，③桂枝，④茯苓，⑤竜眼肉・酸棗仁，⑥竜骨・牡蛎と決定する．動悸は精神的負担が多く，肝鬱の症状はほぼ全例に認めることが多いので，①から⑤に当てはまらないときに

⑥を考える．そして，随伴する症状を分析して，①黄連を含む方剤の女神散，黄連湯，黄連解毒湯など，②甘草・蓮子を含む清心蓮子飲，炙甘草湯など，③桂枝を含む桂枝加竜骨牡蛎湯，苓桂朮甘湯など，④茯苓を含む五苓散，苓桂朮甘湯，茯苓飲，真武湯など，⑤竜眼肉・酸棗仁を含む帰脾湯，酸棗仁湯，⑥竜骨・牡蛎を含む柴胡加竜骨牡蛎湯，桂枝加竜骨牡蛎湯，柴胡桂枝乾姜湯とそれぞれグループの中からエキス剤を選択して，随伴症状によってそれから絞り込む．

脈診では，有力な脈か無力な脈かで虚弱を判断する．心実熱では，左寸脈が滑数となり，心陽虚，心血虚では左寸脈が無力となる．心血虚では左寸脈が沈細無力となるとなる．水滞では，緩または弦滑脈になり，肝鬱では弦で長脈となる．また代脈・渋脈は虚証でみられる．芤脈を触れたら竜骨・牡蛎などの収斂薬を考える．また腹診も重要である．水滞では，臍傍動悸や胃内停水を伴い，肝鬱では胸脇苦満や心下部の動悸を得られる．腎に問題があるときは，小腹部が軟弱となりそこに動悸を触れることが多い．もちろん四診を総合して判断すべきであるが，動悸の治療では切診は特に重要と思われる．

①心の実熱証

定石処方①

黄連湯　3P　分3

動悸に加えて，不眠，悩んだり考えすぎたりしていて，舌尖の発赤を認めるときに心の実熱と考える．心の実熱には黄連を用いる．この黄連を含むエキス剤のなかで一番頻用するのが，黄連湯である．黄連湯には，黄連と桂枝という交泰丸の主成分が入っていて，心腎の交通を可能とする．半夏・乾姜で脾胃の昇降も整え中焦を開き，上焦から下焦に下ろすことができない心火を降ろし通す作用がある．随伴症状に，上熱下寒，胸の熱感があり，心下部に痛みがあれば，黄連湯がよいであろう．上熱下寒があるが心下部の症状がなく，ほてりのぼせが強いときは女神散がよい．また女神散の証では，ふらつきや肩こりなど気の上逆の症状をあわせもつ．もし，この下寒の症状がないときは，黄連解毒

湯や三黄瀉心湯を使う．このときの心熱はより強い熱であるため，心煩も強く，顔も舌もはっきりと紅色で，ときに黄苔を伴う．心熱に痰を伴い，喀痰・咳嗽・黄膩苔などを伴うときは，竹茹温胆湯を用いる．

②心の虚熱証

定石処方②

炙甘草湯　3P　分3

泌尿器症状を伴うときは→清心蓮子飲　3P　分3

　心陰が少ないために相対的に陽が余り，熱となる病態を心の虚熱という．心の虚熱の治療には，甘草・地黄・蓮子を用いる．心の虚熱のときにもっとも使う処方が，炙甘草湯である．炙甘草湯は，阿膠・大棗・麦門冬・麻子仁・人参で心陰を潤し，桂枝・大棗・生姜・甘草（桂枝去芍薬湯）で上焦に心気を通す．炙甘草湯証では，心虚熱があるためや睡眠が浅く，心気も不足しているため，つかれやすい，また陰虚があるため肌の乾燥がめだち，口干・手足の煩熱を伴う．慢性呼吸不全の症例では，肺陰不足のことが多いが，それと一緒に心の虚熱を伴うことが多く，炙甘草湯で動悸が治まることが多い．手足のほてりが強く，動悸があるときは，三物黄芩湯を用いる．地黄で心の虚熱を治療し，苦参も心熱を瀉し動悸の特効薬である．また甘麦大棗湯も，甘草を含み虚熱の動悸によく使用する．ただし，甘麦大棗湯は単独では使用せず他薬と併用することが多く，特に急な動悸症状の頓服に用いる．地黄で胃の不調を引き起すタイプには蓮子を用いる．清心蓮子飲は，蓮子を含み，蓮子で心を養陰して尿から心熱を排泄する．蓮子は，食用にも使えて胃腸に負担を生じない．

③心陽不足（心陽虚）

定石処方③

苓桂朮甘湯　3P　分3

動悸があるとき，胸を手で覆うと楽になるのは虚証の症状である．特に心陽虚では，こうした問診を得られやすい．心陽虚では，桂枝＋甘草の辛甘化陽をもって心の陽気を補う．具体的な方剤では，桂枝加竜骨牡蛎湯と苓桂朮甘湯を用いる．桂枝加竜骨牡蛎湯証は，全体的に体が弱っていて，顔色が悪く体の線が細く，症状の訴えも穏やかであり，夜尿などを伴うことがある．問診をしていて，いちいちびっくりしやすいキャラクターの方が多い．腹診では下腹部を中心に腹直筋の緊張がみられて臍上悸を触れる．苓桂朮甘湯の証では，水の動きを伴うため，とにかく症状の訴えが大げさであり（水の病は自覚症状が激しく訴えもさまざまである），身体のめまい感や耳鳴・呼吸促迫なども訴えることがある．苓桂朮甘湯では腹診で臍上悸を触れることがあり，その臍上悸から胸に向かって動悸がすると訴えることが多い．

次の一手処方①

苓桂朮甘湯に，甘麦大棗湯　3P　分3を合わせる

苓桂朮甘湯のみで効果が不十分なときは，甘麦大棗湯・八味地黄丸・四物湯を合わせるとよいことがしばしばある．臍の下から動悸があがってくるといった訴えや，あくびが多かったり，パニック障害などと診断されているときは甘麦大棗湯を，高齢者で下肢の冷えや浮腫があり，膝や腰の重だるさを伴うときは八味地黄丸を，細脈で，更年期前後または，月経後半に症状が現れるときは四物湯をそれぞれあわせる．

④水滞（水気凌心）

定石処方④

上焦　苓桂朮甘湯　3P　分3
中焦　茯苓飲合半夏厚朴湯　3P　分3
下焦　真武湯　3P　分3

陽気不足のために水液代謝が十分行うことができず，水が停滞してしまい，

この水によって心が影響を受け，動悸・精神症状・浮腫などを起こすことを水気凌心という．これは日本漢方でいう水毒の動悸である．この「毒」は留滞の意味で，ポイズンではない．水の異常のために，三焦のどこに水が滞っているかで，処方が決まる．上焦に水があるときは半夏厚朴湯・苓桂朮甘湯，中焦ならば茯苓飲，下焦ならば真武湯を選択する．実は，上焦の薬は上焦から中焦，下焦の薬は中焦から下焦にわたって症状が存在しているが，症状の中心がどこかという意味でこのような分類をした．

それでは上焦からみていきたい．半夏厚朴湯証では，胸満が大事である．胸がつかえ感があって，空気が胸の奥におりて来ないといった訴えをする．腹診で剣状突起にむかって手を押し込むと胸苦しさが増す．苓桂朮甘湯は心陽虚のところに記載したためそちらを参考にしてほしい．

中焦では，茯苓飲を中心に考える．茯苓飲の証では，心下部に胃内停水があり，そのために心下の痞感があり，食欲はわずかに衰え，胸焼けを自覚することもある．尿量はやや低下していて，処方をすると尿量が増えたと報告されることが多い．若干，四肢の浮腫を伴うことがあり，下肢も軽く冷えるが後の真武湯証ほどではない．しかし，茯苓飲には枳実を含むため下痢をする方がいる．このときは，次の真武湯に代えるとよい．茯苓飲のみで動悸が不十分なときは合剤の茯苓飲合半夏厚朴湯がよいことがしばしばある．茯苓飲合半夏厚朴湯は上焦から中焦を広く治療し，大変便利な水の治療薬である．

下焦では，真武湯を考える．元陽である腎陽まで陽気の虚損が及んでいるため，この水滞のなかでは最も重症であり，とにかく元気がない．またその症状は小便不利・下痢といった下焦の症状に限らず，食欲不振，腹痛，めまい，浮腫など広範に及ぶ．慢性心不全患者で，動悸があり，体力が落ちて，冷えがあり，食欲低下などがあるときは，まずこの処方を考える．夜になり横になると足が冷たくて，動悸がしてなかなか眠れないというときは，真武湯を屯用で処方するとよい．

⑤心血虚

定石処方⑤

帰脾湯　3P　分3

　もともと線が細くて胃腸が弱い方が，考え過ぎ，思い過ぎをして，心血を消耗して，動悸，不眠，うつ気分，もの忘れなどの症状が出ることを心脾両虚という．この証の動悸は大変多く，帰脾湯で治療をする．鬱気分があって，疲れているのに夜になってもなかなか寝つけなく，反対に日中は非常に眠い．食事もあまり取れておらず，動悸は激しいものではなくて，トロトロとかトクトクとかそういうように訴えられることが多い．明らかに疲れているときは帰脾湯を処方し，すこし元気が出てきて，むしろ，いらいらや胸苦しさなどの気滞の症状が出てきたら，疏肝作用のある加味帰脾湯とする．

次の一手処方②

酸棗仁湯　2P　分2＋人参養栄湯　2P　分2

　帰脾湯証と同様に，疲れているけれど眠れないが，食欲には問題がなく，寝汗があり，より心血不足が強いときは養心湯を用いる．エキス剤では酸棗仁湯に人参養栄湯を合わせて処方する．

⑥肝鬱

定石処方⑥

柴胡加竜骨牡蛎湯　3P　分3

　動悸は精神病を合併することが多い．心房細動の4人に1人は鬱になるといわれている．肝鬱は動悸を起こし，動悸はまた肝鬱を引き起すため，動悸はほぼ肝鬱を併発しているものと考えて治療を行うとよい．このため，いままで記載した病態があるときは，そちらを優先して治療し，これらが該当しないとき

に肝鬱と考えるのが効率がよい．

　肝鬱においての動悸の常用処方は，柴胡加竜骨牡蛎湯と柴胡桂枝乾姜湯である．柴胡加竜骨牡蛎湯は，日本漢方では実証体質の薬とされているが，大黄が入っていないエキス剤では，それほど体格を気にしなくてよい．ただし腹証はとても役に立ち，胸脇苦満と心下痞がひろい範囲で認められ，臍上悸がある例で効くことが多い．柴胡桂枝乾姜湯では，鬱症状よりも疲れを主訴とする方が多くて，口干・頭汗・下半身の冷えなどを伴うことが多い．

 次の一手処方③

　ボレイ末　1.5〜3.0g　分3

　柴胡加竜骨牡蛎湯や柴胡桂枝乾姜湯を使用しても，もうひとつ効果が不十分なときや，肝鬱に対して抑肝散加陳皮半夏や加味逍遥散などの後世方を使いたいときがある．こういうときは，ボレイ末を加えるとよい．牡蛎を増量・追加することで鎮心安神の効果を高める．

〈板倉英俊〉

第10章

腎・泌尿器疾患

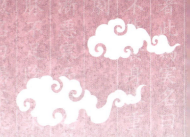

　本章では泌尿器，すなわち腎臓（kidney）＋膀胱（bladder）＋尿管（ureter）の疾患を扱う．

　漢方で「腎」といえば，いわゆる腎臓（kidney）のことではない．もちろん，腎臓の作用の一部は含むが，その働きのほかに「腎」には，成長発達促進作用，生殖機能，老化遅延作用があることは特筆すべきことである．「腎」は骨および耳の機能をも維持することも忘れてはならない．漢方的な「膀胱」は，尿の排出作用を意味する．現代の膀胱（bladder）とほぼ同義である．

　現代の腎臓（kidney）の作用には，漢方でいう「小腸」の泌別機能が含まれる．少しややこしいが，話を進めてみよう．「小腸」は「胃」から送られてきた消化物を清濁に二分する．清なるものは回収されて気として全身へ散布されるほか，尿として膀胱へ送られるが，これが現在の尿（urine）である．濁なるものは大腸へ送られて，現在の大便（feces）として大腸が排泄するのである．この小腸の泌別（「腎」機能の一部分としての）がうまくいかないと，尿に本来ならば出ないものが混じり，肉眼的にそれとわかることもあるし，検査で初めて明らかになるものもあると考えられる．

1 膀胱炎

定石処方①
猪苓湯（ちょれいとう）　3P　分3

　膀胱炎は血尿，疼痛，残尿感，頻尿などをきたすが，漢方的にみれば湿熱の仕業であると考えられる．

　猪苓湯は傷寒論に出てくる比較的簡素な構成の処方である．猪苓・沢瀉・茯苓・阿膠・滑石の5生薬からなるが，前3者が利水作用をもち，後2者が清熱作用をもつ．阿膠には止血作用もある．これらが協調作用することで，互結した湿熱を体外へ捨てる．現代医学的にみても，利水の一部は利尿作用であり，膀胱の細菌を洗い流すのによく，清熱は抗炎症作用も備えるため，膀胱「炎」にはよいことになる．適切な抗生剤と併用することももちろん可能である．

次の一手処方①
五淋散（ごりんさん）　3P ＋六味丸（ろくみがん）　3P　分3

　五淋散の五淋とは，石淋・気淋・膏淋・労淋・熱淋（石淋・冷淋・膏淋・血淋・熱淋という説もある）のことである．その前に淋というのは，淋病にもその字が残っているように，尿道から尿が滴るという意味である．五淋すなわちあらゆる（「五」というのはすべてという意味）原因で起こる淋を治すというのが五淋散である（表10-1 参照）．

　膀胱炎はほぼ血淋・熱淋にあたる．五淋散は，沢瀉・茯苓・車前子・木通・黄芩・山梔子・滑石・地黄・甘草・当帰・芍薬からなる「和剤局方」収載のやや複雑な構成の処方であるが，沢瀉・茯苓・車前子・木通に利水作用があり，黄芩・山梔子・滑石・地黄・甘草に清熱作用がある．当帰・芍薬は補血・活血だが（地黄も活血），芍薬は収斂作用もあるから，滴り落ちる尿にはよいだろう．

表10-1 淋の種類

種類	意味
石淋（砂淋）	排尿時に尿路結石を排石するもの
気淋	尿に勢いがないもの
膏淋	乳び尿
労淋	排尿後の局部痛
熱淋	排尿時の灼熱痛
冷淋（寒淋）	寒証を伴う排尿障害
血淋	血尿
老淋	老化による排尿障害

　この収斂力をアップし，補腎力を補うには，さらに六味丸（地黄・山茱萸・山薬・茯苓・沢瀉・牡丹皮）を追加するとよい．山茱萸・山薬で滴りを抑え，さらに地黄＋牡丹皮で清熱活血を強化できる．

症例 55歳男性
昨夜から頻尿と排尿痛が出現している．検尿にて尿潜血を認め，膀胱炎と診断した．以前同様の症状で猪苓湯を処方されたが効果がなかった．舌はやや紅，脈沈滑数．清熱利湿の目的で五淋散を投与した．4日後再度受診し，症状は消失，尿検査でも異常を認めなかった．

次の一手処方②
清心蓮子飲　3P　分3

　膀胱炎を慢性的に繰り返す場合，補中益気湯（黄耆・人参・白朮・大棗・生姜・甘草・柴胡・升麻・陳皮・当帰）で免疫力を強化するとよい．無菌性膀胱炎では清心蓮子飲（麦門冬・茯苓・蓮肉・車前子・人参・黄芩・黄耆・地骨皮・甘草）がよい．ともに補気の人参・黄耆が効いている．違いとしては，補中益気湯が補気に分厚く，柴胡・升麻で熱を散じるのに対し，清心蓮子飲は麦門冬・

第10章　腎・泌尿器疾患

地骨皮など補陰・清熱する力もある（すなわち乾燥によい）点である．膀胱炎では清心蓮子飲にのみ保険適応がある．

　清心蓮子飲は，心因性の頻尿，夜間尿などにも効果がある．名の通り，心の熱を清ますので，結果的に安眠もできるわけだ．

> **症例**　56 歳女性
> 若い頃から膀胱炎を繰り返すので，その度に抗菌薬を服用するため，よく下痢をきたす．身体は虚弱で，舌は辺縁やや紅，脈は浮細数．補気・清虚熱の清心蓮子飲を半年間投与し，完治した．

2 腎盂腎炎

定石処方②
猪苓湯＋白虎加人参湯　各 3P　分 3

　膀胱炎と同じく細菌感染である．漢方では，膀胱炎と同じく猪苓湯で清熱利水するが，本疾患では膀胱炎よりも全身症状が激しく高熱になることが多いので，白虎加人参湯（石膏・知母・粳米・甘草・人参）でさらに清熱を強化するとともに，脱水と衰弱に備えて滋潤と補気も行う．

次の一手処方③
三黄瀉心湯　3P　分 3 を追加する

　当然であるが，重症感染症であれば抗菌薬をまず検討する．漢方薬をあえてあげればこうなるだろうか，という程度の意味合いと考えて欲しい．三黄瀉心湯（大黄・黄連・黄芩）で清熱をさらに強化する．それなら構成の似た黄連解毒湯（黄連・黄芩・黄柏・山梔子）でもよさそうだが，大黄には強い攻下清熱作用があるため，仮に便秘をしていなくても，短期決戦であればこちらを優先

的に使いたいものだ．

3 慢性腎炎症候群，ネフローゼ症候群

定石処方③

柴苓湯＋桂枝茯苓丸　各3P　分3

　各種の慢性腎炎は，現代でも悩ましい疾患の一群である．現在，尿検査，血液検査，腎生検などでやっと区別できるこれらの疾患を，漢方による四診だけで正確に捉えることはできない．漢方のみではあくまでも浮腫や倦怠感などの症状をもとに治療することになるから，手遅れになってしまう．したがって，現代医学の所見を参考にせねばならない．

　現代医学的には主に免疫抑制薬＋抗血小板薬もしくは抗凝固薬で治療するのだが，漢方では一般に柴胡剤＋活血化瘀剤（駆瘀血剤）でいくことが多い．いうまでもなく，免疫抑制薬と柴胡剤，抗血小板薬・抗凝固薬と活血化瘀薬とが，それぞれ大雑把ではあるが，対応していることに気付くであろう．現代医学的によく用いられるステロイド剤は，柴胡剤の使用により，効果を落とすことなく用量を減らすことが可能になる．柴苓湯は，小柴胡湯（柴胡・黄芩・半夏・人参・大棗・生姜・甘草）＋五苓散（猪苓・茯苓・沢瀉・白朮・桂皮）だが，五苓散の利水（利尿）作用が浮腫に効く．

　往々にして問題になることだが，こういう現代医学的検査所見を漢方的な証へ読み替えることは，どれほどまで許されるだろうか．この点に関しては，古典のみをいくら読んでも解決しない．現代医学との比較を地道に行っていかねばならない．あるいは基礎研究に委ねることが必要になる．

次の一手処方④

補中益気湯＋猪苓湯合四物湯　各3P　分3

腎臓疾患は漢方でいう「腎」疾患そのものではないが，多分に「腎」疾患に含まれるので，それこそ「腎」の治療を行えばよいのではないか，具体的には六味丸や八味地黄丸（地黄・山茱萸・山薬・沢瀉・茯苓・牡丹皮・桂皮・附子）などで補腎をすればよいのではないか，と思うかも知れない．しかし，そのような考えで治療してもあまりうまくいかないのが実状だ．漢方理論でごり押ししてもよくないという好例である．

さて腎炎では，蛋白尿は糸球体・尿細管機能低下の結果として起こるのだが，翻って蛋白尿が腎炎を進行させることも知られている．したがって尿に排泄される蛋白量を減らすことは，腎炎の進行に一定の歯止めをかけることとなる．蛋白量を直接減らす薬は現代医学にはない．しかし漢方にはそれがあり，漢方には慢性腎不全→透析への進行を遅延させるという利点がある．

蛋白尿を漢方でいえば，「小腸」の泌別機能の失調が起きて，清なるもののうち気が尿に漏れて混じってくるもの，と考えられる．この目的では，気の固摂作用を強化すればよいことになる．そのためによく用いられる処方が補中益気湯であり，主にその作用を担う生薬は黄耆・人参だ．これに，昇陽作用のある柴胡・升麻が加わっている．尿に「漏れ落ちる」蛋白を「漏らさず，引き上げる」ことで，尿蛋白を改善する．煎じ薬の場合は，黄耆を数十グラムと多量に用いる．

補中益気湯には，活血作用をもつ生薬は当帰しか配合されていないので弱く，また利水作用にも乏しいので，これらを強化する必要がある．その目的で猪苓湯合四物湯（猪苓湯＋当帰・芍薬・川芎・地黄）を重ねるとよい．当帰芍薬散（当帰・芍薬・川芎・茯苓・白朮・沢瀉）でもよいが，活血・利水いずれも前者に劣る．

> **症例** 26歳女性
> 1年前にネフローゼ症候群（微小変化群）と診断され，プレドニゾロン10mgを現在服用している．柴苓湯を4カ月間投与されたこともあるが効果がなく，当院を受診された．舌淡白，胖大歯痕著明，脈浮細数．利水消腫，補気補血の目的で補中益気湯＋猪苓湯合四物湯を開始した．プレドニゾロンの使用量が漸減し，半年で3mgまで改善した．諸検査でも基準値内である．

④尿管結石

定石処方④

芍薬甘草湯+猪苓湯　3P　分3

　この疾患の最大の問題は疝痛である．疝痛の緩和には芍薬甘草湯（芍薬・甘草）を用いるのがよい．これは尿管に限らず，平滑筋・横紋筋の区別なく，用いてよい処方である．ただし甘草の量には要注意である．

　また，結石は重篤な場合には尿管閉塞を起こすこともあるので，できるだけ排石を利尿によって促進するのがよい．そういう意味で五苓散もしくは猪苓湯を併用するのがよい．芍薬甘草湯は尿管を弛緩させ，排石を容易にする作用もある．

次の一手処方⑤

五淋散　3P　分3

　さて，漢方ではこれは石淋という状態である．そうなると，膀胱炎のところで紹介した五淋散の使用を検討してみてもよいであろう．五淋散には芍薬甘草湯成分がそっくり含まれているのも魅力的だ．これに猪苓湯のもつ清熱作用と利水作用を併せて，それをさらに強化したような処方が五淋散だ．

⑤過活動膀胱

定石処方⑤

八味地黄丸　3P　分3

　膀胱機能全般の安定のためには補腎の八味地黄丸（地黄・山茱萸・山薬・茯苓・沢瀉・牡丹皮・桂皮・附子）がよく使われるが，冷えで誘発されるような場合に特によい．これには前立腺への尿管圧迫解除作用や，温補作用が効いていると考えられる．

次の一手処方⑥

四逆散　3P　分3

　過活動膀胱による頻尿や尿漏れなどの症状は，過緊張など精神的な要因によるものが大きいとされ，肝気を抑え痙攣を抑える四逆散（柴胡・枳実・芍薬・甘草）がよいことがある．八味地黄丸との併用も可である．

　過活動膀胱ではないが，腹圧性尿失禁もよくみられる症状だ．くしゃみや体動時に少量の尿が漏れるものであるが，これは骨盤底筋の緩みによって起こるといわれている．骨盤底筋が弛緩すると内臓下垂が起こりやすくなるが，これを脾虚・気陥ととらえることができ，補中益気湯など益気昇陽剤を投与するとよいことが多い．腹圧性尿失禁にも同じ対応でよい．

⑥前立腺肥大症

定石処方⑥

八味地黄丸　3P　分3

　肥大した前立腺そのものを縮小させることは，漢方でもなかなか難しい．それはともかく，頻尿や排尿困難など症状の改善には，補腎の六味丸や八味地黄丸がよいことがしばしばある．

次の一手処方⑦

桂枝茯苓丸　3P　分3を追加する

　肥大した前立腺を腫瘍と考えれば，漢方的にはこれは瘀血であり，活血剤である桂枝茯苓丸（桂皮・芍薬・茯苓・桃仁・牡丹皮）で叩き潰そうか，という考えが生じる．子宮筋腫などの良性腫瘍も同様の考え方で治療するのだった．さらに便秘があれば通導散（大黄・厚朴・枳実・芒硝・当帰・蘇木・紅花・陳皮・木通・甘草）のほうが，瘀血破壊力が強くてなおよい．

症例 76歳男性

5年前から前立腺肥大症で，泌尿器科で八味地黄丸を含む投薬を受けているが，夜間頻尿（5,6回）で睡眠に支障をきたしている．舌淡紅，舌下静脈怒張あり．脈浮渋．瘀血があり活血化瘀目的で桂枝茯苓丸を追加したところ，その夜から夜間の尿の回数が減り，2週後には2回にまで減少したため，熟睡できるようになったという．

⑦前立腺炎

定石処方⑦

竜胆瀉肝湯　3P　分3

前立腺炎は，急性のものは現代医学に任せる．主に抗菌薬でいく．炎症による排尿障害には，利水滲湿作用＋清熱作用のある猪苓湯がよい．

さて，慢性のものは抗菌薬を慢性投与することになり，なかなか効果があがらないので，漢方治療を求めてくる患者にたびたび遭遇する．こういう状態を湿熱下注と捉えれば，竜胆瀉肝湯を処方するのが最も適しているだろう．竜胆瀉肝湯（竜胆・山梔子・黄芩・車前子・沢瀉・木通・地黄・当帰・甘草）は，竜胆・山梔子・黄芩で主に清熱，車前子・沢瀉・木通で主に利湿を行う．五淋散にも似ているが，どちらでもよいケースが多い．

次の一手処方⑧

補中益気湯　3P　分3を追加する

慢性炎症全般にいえることだが，「気」を損耗するものだ．現代医学的には前立腺に巣くった細菌を排除できずにいる状態であり，免疫が負けている状態だから，「気」を免疫といいかえると，これも「気」が不足していると捉えることができる．したがって補気が有効な治療となり，そういう意味では四君子湯（人参・白朮・茯苓・大棗・生姜・甘草）でもよい．しかし気虚の炎症向けに柴胡・升麻などを加えた補中益気湯のほうを採るのが普通だろう．竜胆瀉肝湯に重ねて用いることで，効率的に慢性前立腺炎を治療できる．

> **症例** 49歳男性
> 若い頃から排尿後の会陰部痛に悩まされていた．泌尿器科で慢性前立腺炎と診断され，抗菌薬の長期投与を勧められたが，怖くなって漢方外来を受診した．よく風邪を引く．飲酒毎日3〜5合．舌膩苔あり．脈沈滑数．湿熱下注＋脾気虚と考え，竜胆瀉肝湯＋補中益気湯を投与したところ，3カ月で完治した．

最後に

　泌尿器という機能に限定すれば，漢方的な捉え方と治療は上述のようになる．感染症を多く扱ったが，現代医学的な抗菌薬による治療に難渋するケースは決して少なくなく，漢方の出番がそれだけ多くなることと思われる．なお，泌尿以外の腎の作用については，他の章で扱うのでここでは触れなかった．

〈入江祥史〉

第11章

太り過ぎ,やせ過ぎ

総論

　体重が増えて困る,増えなくて困る.漢方治療で得意なのは後者の方である.太り過ぎは,食事指導・運動指導を適切にやってはじめて解消できるので,漢方薬だけでどうにかなるわけではない.ただし太り過ぎは,向精神薬などのために食欲が増えてしまう場合や,遺伝・腸内細菌など,自分で努力できない要因もあるため,すべて自己責任とはいえず,漢方の適応となることもある.一方,体重が増えなくて困るは,比較的深刻なことが多くて,生まれつきもあれば,ストレス,消耗性疾患など原因は多岐に渡り,放置しておくと気の低下に伴う易感染性などによって重篤な状態になりかねない.

1 太り過ぎ

1 虚証体質の肥満

　疲れて元気が出ないために,やせられない.

①気虚湿盛

定石処方①

防已黄耆湯　3P　分3

　気虚があることで，水がたまりやすくなり，体重が増えてしまう，いわゆる水太りに使う代表薬が防已黄耆湯である．防已黄耆湯証は，色白で汗をかきやすく，皮膚は湿潤で，手足がむくんでいて，下半身に重だるい痛みを生じることが多い．この痛みのために動かなくなり，ますます体重が増えてしまう．実際に，食事量を問診してもそんなに食べていなくて，たしかに本人が水しか飲んでいなくても太るというのがわかる．こうしたときは防已黄耆湯の，黄耆で気を補い気を巡らして，防已で水を除き，また関節の痛みをとることで，体を動かせるようにする．体が動かせるようになると，いろいろなことに挑戦することができるようになり，減量の意欲も湧いてくる．

　ただし，防已黄耆湯をしばらく使うと，元気が出てきて，余計なものが増え始め，いわゆる実証の状態に移行するので，ただ漫然と処方を継続しても効果がない．なお防已黄耆湯単独では湿が取れない患者には，五苓散をあわせ，瘀血を合併するときは当帰芍薬散をあわせるとよい．

次の一手処方①

麻黄湯　もしくは　麻黄附子細辛湯　1包　分1 朝を加える

　防已黄耆湯証で元気になってきても，朝動き出すのがつらいという病態がある．こうしたときに，朝のみ麻黄湯か麻黄附子細辛湯を防已黄耆湯と合わせて処方すると動けるようになることがしばしばある．この麻黄によって肺気を動かしつつ黄耆で気を補うことで，最初の一歩が踏み出すことができるようになり，なおかつ補中益気湯のように食欲を増やさなくてすむ利点がある．

　疲れて元気がないということは，気が不足していると解釈される．気は，水や血の代謝に必要で，気が不足していては，代謝活動が活発でなくなり，疲れやすく動けなくなる．また余計な水を体の外に排出することができず，ますま

す太ってしまい，「水しか飲まないのに太る」いわゆる水太りとなってしまう．このときの治療法は，気を補いながら余計な水を除く方法と，体全体をあたためて，気血津液（水）のめぐりを全般的によくしていくことで，体を動ける状態にする方法がある．これらを行うことで，体重はすぐには減らなくても，虚証から脱出し次のステップである虚実錯雑または実証の状態へと変化させることができる．病態が実証になれば，次のチャプターを参照に治療する．

②寒湿

　五積散（ごしゃくさん）の証は，本虚表実で，一見は虚証の体質にみえる．しかしその本体は異なり，虚があることで体にいろいろなものがうっ滞して，邪実を呈する．このような場合は，体を温めて三焦すべての気をめぐらせて，いろいろと停滞しているもの（五積：気血水寒食）すべてを動かしていく必要がある．こうした作用があるのが五積散である．五積散証は，熱の巡りの悪いため，下半身は冷えて，上半身はのぼせて，衛気もうっ滞するため寒さにも暑さにも弱くなり，汗もかきづらく，水がうっ滞するため関節に重だるい痛みを感じる．このために，物事に億劫になりがちとなり，あんまり積極的にはやせたいと思わず，のぼせるのが嫌なため運動にも消極的となる．五積散を内服してもらいつつ，適度に運動してもらうと，気持ちのよい汗をかくことができるようになる．そうすると，関節の痛みも軽減し，物事に積極的になる．このよいスパイラルにのせることができたら，やせていくことができる．ただし，五積散証では，ストレスを抱えていることが多くて，新陳代謝がよくなっても気滞が残り，無気力が残ることもあり，ストレス気滞の治療に移行することが多い．

定石処方②

五積散　3P　分3

２　実証体質の肥満

　食べるのでやせられない．

・次の一手・　　　　　　　　　　　　　　　　　秘技！

　実証のときは，証が1つだけでなく複数混在していることが多い．ここでは各処方はあげないが，気滞と瘀血はとくに合併していることが多く，あわせて治療を用いる必要がしばしばある（例：大柴胡湯と通導散）．

①裏熱・鬱熱内蘊

定石処方③

防風通聖散　3P　分3

　もともと学生時代や結婚前まではスマートで，運動もしっかりやっていたり，物事には積極的なタイプだったのに，中年を過ぎると急に体重が増えてしまい，かつてのスマートさはいずこへ，というのが一貫堂の体質分類で臓毒証といわれる．基本的に，性格は明るく食事も悪びれずにたくさん食べていることを自己申告することが多い．こうした証には，食事指導とともに，防風通聖散で，発汗・利尿・排便すべての出口を開いて，通りをよくしておくと，1～2カ月くらいから体重が減少していくので，その結果を励みにしてもらいさらに体重を減らしてもらうとする正のスパイラルに持ち込めば減量に成功する．薬の効かせ具合としては，すこし便がゆるくなるがお腹は痛くならない程度まで量を増やすのがよい．臓毒証は，もともとの性格もあり，治療に反応しやすい．

②気滞・肝鬱犯胃

　一方，体は丈夫なのに，何に対しても消極的で，いらいらしてしまい，肝気がうっ滞して，その熱が胃に伝わることで過食となり肥満となるタイプには，大柴胡湯を用いる．気が鬱しているため，イライラしていて，あまり診察中に眼をあわさない．食事の量など質問しても，食べる量を正確に伝えずしばしば少ない量を申告する．またイライラして過食することが多い．お腹をさわると，胸脇部がぱんぱんに脹っていて，圧痛も強い．脈は弦で長，口苦，口干がある．舌は紅色で胃熱がこもり便秘がちである．胃に熱がこもっているため，冷たい

ものを好み，気分がうっ滞しているため，タバコやコーヒーなどの頭がすっきりするものを好む．こうした証には，大柴胡湯で胸脇部（膈）を開き，肝気を疏泄して，胃を通腑していくと，過食がなくなってくる．肩こりや頭重感など，気滞の症状がとれてくると，自分の体のことも考えるようになるため，やせようという意思が芽生えることがある．ただし，この気滞のタイプは食事をセーブできないことを悪びれないことが多く，治療の反応が悪いことが多い．やはり，大柴胡湯もやや軟便になるくらいの用量設定が好ましい．もし大柴胡湯で下痢をしてしまうなら，大柴胡湯去大黄や大黄を含有しない柴胡加竜骨牡蛎湯を使うのもよいだろう．

定石処方④

大柴胡湯　3P　分3

③瘀血

　肝鬱の期間が長いときや，外傷，手術などを経験すると瘀血となる．瘀血では，体に痛みが出て体を動かさなくなり，また血の循環も適切にできないため新陳代謝が落ち，このため体重が減りにくくなる．そのときは，気をめぐらしながら活血する通導散を使うのがよい．通導散には承気湯の成分が入っているため，胃腑に積もった熱を除き，胃熱を減らすことで，食欲を減少させる．通導散は，瘀血を取ることで腰痛・下肢痛・月経などの痛みを軽減することができて，痛みが減ることで運動が可能となり，その結果，体重を減らすことができる．また通導散は気滞を解消する力も強いため，気持ちがすっきりして過食が減ったと訴える患者も多い．下肢の痛みが強いときは，牛車腎気丸や八味丸と一緒に通導散を使うと，基礎代謝も上げながら痛みも軽減できるため，相乗効果を認めることがある．なお，気滞の症状がはっきりせず，月経痛が強く小腹急結があるときは桃核承気湯がよい．桃核承気湯を処方すると，月経前の過食が軽減することをしばしば経験する．

定石処方⑤

通導散　3P　分3

2 やせ過ぎ

やせ過ぎの原因には，悪性腫瘍や膠原病・感染症などの消耗性疾患，糖尿病や寄生虫症，内分泌疾患などさまざまな疾患が隠れていることがある．また食物アレルギーや乳糖不耐症などの可能性もあり，漢方薬の得意な範疇だからこそ，これらの疾患を見落とさないよう注意が必要だ．また食事量は十分ながらも，偏食が強くて十分な栄養摂取がとれていないこともある．こうして除外診断をして漢方の適応を考えると圧倒的に虚証が多いが，まれに肝鬱が混じる．

①脾気虚

定石処方①

六君子湯　3P　分3

やせて，食欲がなく，食後に軟便になることが多く，疲れやすく，ご飯を食べると眠くなり，顔色が悪く，舌は淡白，胖大であるなら，脾気虚と考える．この証で最初に考える処方は六君子湯である．ただし，小建中湯が適する患者もいる．この二方の証は問診だけでは鑑別不能なことが多く，腹診をたよりに選択するのがよいと思われる．小建中湯証では，腹直筋の緊張がみられることが多く，特に子供でこの証が多い．一方，六君子湯証では，腹壁は薄く軟らかいか，ときに板状硬である．腹直筋の緊張はなく，胃内停水を伴うことがある．まれに六君子湯や小建中湯でかえって下痢をしてしまうときは，四君子湯にするか，または次の項の脾陽虚を考慮するとよい．もしやせ過ぎ以外に，立ちく

らみや，疲れると発熱する，風邪をひきやすい，などの症状があるときは，補中益気湯を使用する．陰の消耗がはげしく，舌が乾燥してかぴかぴになってしまっている場合は，燥湿作用のある六君子湯は適当ではない．

　脾陰の消耗が強い患者には，一味薯蕷飲が適切であるが，エキスでは該当するものがないため，調理した山芋を毎日食べてもらうことで代用する．

②脾陽虚

定石処方②
人参湯　3P　分3

　前の項の脾気虚より明らかな冷えがあるときは，脾陽虚と考え，人参湯・真武湯を考慮する．肺・胃に冷えがあり，唾が口にたまり心下痞硬があり，舌苔がないときは人参湯を用いる．人参湯の証は，結核後遺症のやせ過ぎに多くみられる．体が重だるく，めまいがして，下痢を伴い，動悸があるような場合は真武湯を用いる．真武湯の腹証では臍より下部の腹直筋の緊張を認めることがある．真武湯の証は，慢性心不全の患者でよくみられ，右心不全に伴う脾の運化の低下，食思不振，やせているのに浮腫が認められ，利尿薬の反応が悪いときによい適応となる．

③気血両虚

定石処方③
十全大補湯　3P　分3

　脾気虚ほどはっきりと食欲は減っていないものの，食事量をたずねるとやはり少なく，体力の減弱を主としているときは気血両虚を考える．気も血もバランスよく低下しているため，周りから見るとやせのわりに本人の自覚が少ないのが特徴であり，下痢を伴わず，浅眠を合併することが多い．消耗性疾患・放射線治療のあとにしばしば発症する．十全大補湯や人参養栄湯・帰耆建中湯

(当帰建中湯＋黄耆建中湯）などを使用する．

④肝鬱

定石処方④

肝気犯胃　柴胡桂枝乾姜湯　3P　分3
肝気犯脾　加味帰脾湯　3P　分3

　もともと虚証体質の人は，ストレスや考え過ぎなどがあると食欲が減少してしまう．ちょうど肥満のときの大柴胡湯と逆の症状が出てしまう．ストレスは五臓の肝でさばくわけであるが，それがうまくできないと脾胃に影響が出てしまう．このことを木乗土という．脾と胃は，ともに土に属し，臓と腑の関係になる．この胃の生理機能を「和降」という．和降とは，胃への食物の受け入れと蠕動・排泄とが調和されて行われ，適切に食物が下りていくことである．これがうまくできないと胃につかえ（痞）が出て，食欲がわかない．

　このときは，口がすっぱくなったり，苦くなったり乾いたりを伴う．一方，脾の生理機能に「昇清」がある．昇清とは，消化された精穀の精気が吸収され，持ち上げられることである．昇清がうまくいかないと便は軟便となり，エネルギーも上がってこないためふらふらして疲れやすい．胃の和降を回復する代表薬は黄芩である．このため，肝胃を同時に整える薬の方剤の代表は柴胡桂枝乾姜湯となる．一方，肝鬱と脾を同時に治療する薬の代表には，加味帰脾湯，柴芍六君子湯（四逆散と六君子湯で代用）があげられる．

〈板倉英俊〉

第12章

頭痛

　私は漢方処方を決定する場合，原則『経方医学』[*1]に基づいて行っている．また，私にとって漢方とは煎じ薬[*2]である．よって頭痛に対する漢方治療も経方医学を通じて方剤を決定し，煎じ薬を処方している．

　しかし実際には，一般外来において，いきなり全患者に煎じ薬を処方することは現実的ではない．確かに，それまで西洋医学的に治療しても，いくつかのエキス剤を試みても症状が十分に改善しない患者には，煎じ薬を受け入れていただきやすい．しかしそうではない場合，つまり頭痛症状が軽症であったり，鎮痛薬で即座に症状が消える程度であったりすれば，煎じ薬治療は患者やその家族にとって非常に手間がかかり，受け入れ難い．よって一定のモチベーションがないと煎じ薬を導入いただくのが困難な場面が多々ある．

　そこで近年，一般外来においてそれまでの治療の経緯を参考に，初診時は鎮痛薬他漢方エキス剤で対応して，それでも治らない場合は煎じ薬の処方を検討するようにしてきた．言い換えるとエキス剤による治療はいわゆる「定石処方」で，「次の一手」は煎じ薬治療と位置付けてきた．本稿もそのつもりで話を進めていく．

[*1] ここでいう経方医学とは，江部洋一郎先生が明らかにした，『傷寒論』，『金匱要略』で展開されていた医学を臨床応用するための理論を指す．江部先生はこれまで頭痛に対する経方医学による系統的な治療体系についてご公表されていない．また本稿内容を確認していない．よってここに記述する経方医学による頭痛治療に関してあくまで著者自身の経方医学の解釈，臨床経験に基づいていることをご了解いただきたい．
[*2] エキス剤と比較して自由度が圧倒的に高くパワフルである．

1 頭痛の西洋医学的分類と漢方

　頭痛の西洋医学的分類は周知の通り，一次頭痛（機能性頭痛），二次頭痛（症候性頭痛）がある．一次頭痛には片頭痛や筋緊張型頭痛，群発頭痛や三叉神経痛などが当てはまる．また，二次頭痛では頭部外傷や脳血管疾患，感染症などによるものが含まれる．

　定義からみると，例えば片頭痛は拍動性の頭痛で，随伴症状として悪心や光過敏・音過敏，とある．側頭部の痛みであれば大まかに少陽経であることから，柴胡剤の適応が多くなるかな，とアタリをつけておくことができる．もちろんそうはいっても，実際の臨床の現場ではそのまま適用できないことも多い．

　また，いわゆる群発頭痛や三叉神経第二・三枝支配領域に出現する電撃痛に対しては，著者の場合漢方治療以外，疼痛部位から循経取穴にて井穴刺絡して，治療を早期に奏効させることを試みている．

　ところで，実際の頭痛に対する東洋医学，漢方薬の主な適応は一次頭痛（機能性頭痛）であろう．だからといって，二次頭痛において症状改善目的で漢方薬を処方してはならないわけではない．例えば漢方を処方して奏効し，同時に検査してみたら脳腫瘍であったという場合もあるだろう．ただしいずれの場合もときに致死的な原疾患が潜む可能性もあるので，頭痛に関して西洋医学的診断は不可欠である．

　定石処方つまりエキス剤の処方を，病名漢方を中心に決定するのは有効である．前述の通り，実際多くの定石処方はエキス剤による処方に依る．

　そこで近年，私自身の処方頻度が高いエキス剤，つまり定石処方を列挙する．以下を単独，あるいは組み合わせて処方する．地域的特性，来院する患者層も様々であるから，使用頻度が高い処方方剤，奏効例の傾向も当然読者のそれとは一定の開きがあることをご容赦いただきたい．

第12章　頭痛

定石処方①

- 後頭部痛→葛根湯
  定番処方．首，肩こりを伴う．難治の場合→葛根加朮附湯も試す．
- 胃内停水がある頭痛→苓桂朮甘湯
  気虚を伴っている場合は補中益気湯を合方する．
- 身寒，あるいは冷えをきっかけに出現する頭痛→呉茱萸湯
- 心下や胃に痰飲が認められる頭痛→桂枝人参湯
  上記の場合に奏効することがある．
- 口渇があり，冷飲を好む前頭部痛→白虎加人参湯
  効果十分でない場合→釣藤散
- 側頭部痛，あるいはストレスをきっかけに出現する頭痛→四逆散
  ただし他の方剤と合方することが多い．また延胡索末（3.0g 分 3）を加えるとさらに効果的である．
- 口渇，尿不利，心下に痰飲がある頭痛→五苓散
- 食積や気虚を伴う頭痛→半夏白朮天麻湯

　上記のエキス方剤で十分に症状が改善しない場合は「次の一手」，つまり煎じ薬を使うことになる．

　経方医学において正気の源は胃気にある．十分に守胃され胃気が過不足なく全身に供給されていれば，全身状態に問題がない．当然頭痛も起きない．ところが胃気が弱くなる，あるいは痰飲があるため守胃できない，あるいは逆に鼓舞されすぎたとき，本来の胃から肺へ至る気の流れ以外へ流れてしまい，諸症状が出現する．頭痛もその 1 つである．

　もう 1 つ頭痛を理解する上で必要なのが，腎気の上衝による病機である．胃気は腎に供給され，腎は生理的な役割を果たしていく．ところが，例えば腎陰虚があったり，あるいは胃気が何らかの理由で多量に供給されたりすると上衝が起き，諸症状が出現する．

　ここで前提として理解すべきは気の流れと 4 つのダクトについてである[*3]．

[*3] 江部洋一郎，著．経方医学（1）．第 3 版．東洋医学出版社；2011. p.80-1.

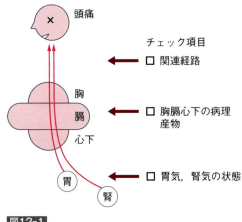

図12-1

昇る気の元は胃気（上逆），そして腎気（衝気）の２種類がある．胃から肺，腎から頭顔部（腎からの上衝），胃から頭顔部（直達路），胃から口である．すべて胸膈心下を通る．これらで頭痛に関連するのが，胃また腎から頭顔部に到達するルートということになる．ここで，胃，腎と頭痛に関係するものだけを図示する（図12-1）．

図12-1 より，胃気，腎気の過不足，収斂できているか否か，またその気の流れに何らかの滞りがないかをチェックする．

胃気そのものが鼓舞されていたら石膏を試みる．方剤でいうと白虎湯類．逆に胃飲を認めれば白朮や橘皮を加える．食積が症状発現と関連している場合は消導剤を加味する．

また胸膈心下の痰飲湿により胃気・腎気が阻まれることが多々ある．膈不利や肺の宣散粛降障害も胃気，腎気のそれぞれ上逆，上衝の原因となる．胸由来の病因としては大陥胸湯証，小陥胸湯証，梔子豉湯証であることが多い．膈由来の場合は何らかの原因で膈不利の状態であり，柴胡剤を合方する．一方，心下は痰飲が貯まりやすい．白朮を加えたり小半夏加茯苓湯の方意を合方する．また心下に気痞を認めるならば，瀉心湯類や桂姜棗草黄辛附湯などの方意を合方する．

疼痛部位も考慮する．側頭部痛には柴胡剤が，前頭部痛には白虎湯類が経験的に奏効することが多い．これは経絡と方剤が一定関連していることを示す証

左であろう（因みに経方医学では帰経の思想に同意していない）．

では，どのようにしてそのような病機を四診で明らかにするのか．最初に胃気の状態を診る．右関脈が弦などの強い脈であれば胃気が強いことが明らかだ．また胃飲の存在により守胃できず，寸脈も含めて脈が力なく浮いている可能性がある．同様に腎気が上衝しているか否か判断する．寸脈が沈尺微であれば水気を伴っていることを疑う．

一方，腹診にて肋骨弓下で膈不利の有無や心下の圧痛抵抗と度合いから，胸膈・心下・胃の痰飲の有無や宣散粛降障害を確認して合わせて判断するのが必要になる．因みに胸の痰飲は，心下から上方向への抵抗圧痛で判断し，その際呼気の抵抗が強ければ宣散，吸気の場合は粛降障害と判断して生薬の加減を行う．これらの腹診は『経方医学（1）』[*4] に解説されている．

私の場合，頭痛の病機を探る場合，脈診よりも問診と腹診にて目処をつける場合が多い．

・次の一手・

ここで，治療に比較的長期間を要した頭痛の症例を提示する．最初は漢方エキス剤（定石処方）で対応していたが，その後生薬による治療（次の一手）を行い，症状消失後は再びエキス剤に戻して調理した症例である[*5]．

症例 70歳代男性
主訴 頭痛
既往歴 腰椎症
病歴 特記事項なし．
平成X年5月13日より頭全体が締めつけられるような頭痛が出現して同月16日当科受診．同日頭部CT上特記事項なし．ロキソニンにて症状改善するも消失に到らないため22日再受診．

[*4] 江部洋一郎，著．経方医学（1）．第3版．東洋医学出版社．2011．p.81-2．
[*5] 一部に保険診療では認められない量の生薬を用いているが，これは自費（保険外）診療だったために可能であったことを申し添えておく．

現症他　やせ大柄．ロキソニンを服薬すると首まで重痛い感じがする．二便正常．
　脈診　右　　　　　左
　　　　寸 弦滑　　　沈細弦滑
　　　　関 浮弦　　　弦
　　　　尺 沈細弦　　沈細弦
　腹診　心下Ｈ±Ｔ－肋骨弓下Ｈ±Ｔ－（心下，肋骨弓下にやや抵抗あり，圧痛なし）
　舌診　紅，薄白舌苔，下静脈怒張なし
　他　　肌水なし，左血海圧痛なし
　　胃気が高まったとき，胃気不守にて直達路を通じて頭痛．また，症状発現時肝鬱による内風が出現していると考えて，釣藤散エキス 3 包分 3 食間として経過観察．

第 2 診（平成 X 年 6 月 12 日）：頭痛は和らいできた．VAS10 → 5 程度．前頭部痛が残る．頭痛の前に頭が熱くなる．口渇は消失．
　脈診　右　　　　　　　　左
　　　　寸 浮弦　　　按 弦滑　　浮弦滑　　按 弦滑
　　　　関 浮弦滑　　按 弦滑　　沈細弦
　　　　尺 沈細弦　　　　　　　沈細弦
　　左脈が浮いているので腎陰虚で陽亢している可能性がある．また右脈より胃気も強い．釣藤散エキス・六味丸エキス各 3 包分 3 食間．

第 3 診（同 6 月 26 日）：頭痛消失．朝ちょっと動くと，あるいは手で触れると頭頂部が熱い．発汗や発熱はない．休むと消失し，動くと再燃する．口渇は消失した．六味丸・白虎加人参湯エキス各 3 包分 3 食間．

第 4 診（同 7 月 3 日）：頭が熱くなる症状は 1，2 度．六味丸エキス 3 包分 3 食間．

第 5 診（同 7 月 10 日）：ほぼ症状消失．同処方．

第 6 診（同 7 月 29 日）：7 月 14 日から再燃．動くと頭に熱が上がってくる．休んでいると何でもない．発熱はない（口渇は記録なし）．白虎加人参湯エキス 3 包分 3 食間．

第 7 診（同 8 月 7 日）：ほぼ症状不変．六味丸エキス・白虎加人参湯エキス各 3 包分 3 食間．

第 8 診（同 8 月 12 日）：増悪．熱すぎて頭が痛くなった．釣藤散エキス・白虎加人参湯エキス各 3 包分 3 食間．

第 9 診（同 8 月 19 日）：頭痛は消失し，熱くなる症状は治まってきた．　同処方．

第 10 診（同 9 月 2 日）：3 回ほど症状出現．その時前胸部も熱くなる．口渇はやや出現．
　脈診　右　　　　　　　左
　　　　寸 浮弦　　按 弦滑　　浮弦滑　　按 弦滑
　　　　関 浮弦滑　按 弦滑　　沈細弦
　　　　尺 沈細弦　　　　　　沈細弦
　舌診　紅薄白舌苔下静脈怒張なし
　腹診　心下 T－H－　肋骨弓下 T－H－（心下，肋骨弓下に抵抗，圧痛なし），臍上悸＋
　他　肌水なし　左血海圧痛なし
　　　外来受診時には痛みはない．よって診察時の切診の情報は鵜呑みにできない．実際には頭痛出現の前駆症状である「前胸部が熱くなる」ときに胸の無形の熱が表出して，梔子鼓湯証となるのではないかと考えた．梔子鼓湯合四逆散合白虎湯加桂皮加減（山梔子 6g，薄荷 6g，枳実 15g，柴胡 10g，芍薬 15g，甘草 6g，石膏 30g，知母 12g，桂皮 8g）分 2．

第 11 診（同 9 月 12 日）：症状は改善傾向．ただし歩くだけで再燃することがある．口渇は消失．
　桂皮の熱性で頭顔部へ気が上達すると考え，前回桂皮を除いた．しかし症状が残る．ここで胃気を腎へ多く向かわせるよう，苓甘姜味辛夏仁湯方意に変方した．茯苓 15 g，甘草 5 g，生姜 6 g，五味子 6 g，細辛 3 g，半夏 15 g，杏仁 15 g 分 2．

第 12 診（同 9 月 19 日）：回数は不変も症状は大幅改善．

第 13 診（同 9 月 24 日）：回数は不変も症状は前回よりさらに改善．脈外の衛気へ胃気を上げ，収斂と肌気の還流を増加させるため以下の通りに加減．前方加呉茱萸 6 g，山茱萸 6 g，柴胡 15 g，枳実 15 g 分 2．

第 14 診（同 9 月 26 日）：頭痛，熱消失．胸熱はあるが，自制内．前額部に表面の痺れ感たまに出現．前方去 呉茱萸，山茱萸 分 2．

第 15 診（同 9 月 30 日）：昨日再燃．前額部に表面の痺れ感もある．前方加呉茱萸 6 g，山茱萸 6 g 分 2．

第 16 診（同 10 月 7 日）：前日再燃，ただし胸部は熱くない．最近緊張しやすい．前方去柴胡加香附子 10 g，大黄 2 g，但生姜 5 g，五味子 6 g，呉茱萸 10 g，細辛 6 g 分 2．

第 17 診（同 10 月 15 日）：症状消失．手を頭に当てると熱い感じがする．同処

第 12 章　頭痛

方分 2.
第 18 診（同 10 月 29 日）：10 月下旬頃から症状消失．途中 3 回休薬しても再燃なし．処方なし．
第 19 診（同 11 月 5 日）：症状時々再燃．苓甘姜味辛夏仁湯エキス 3 包＋大黄末 1.5g 分 3 食間（苓甘姜味辛夏仁黄湯方意）．
第 20 診（同 11 月 12 日）：症状消失．同処方．
第 21 診（同 11 月 26 日）：症状次第に再燃．苓甘姜味辛夏仁湯エキス・四逆散エキス各 3 包＋大黄末 1.5 分 3 食間．
第 22 診（同 12 月 3 日）：頭痛はないが熱感あり．同処方．
第 23 診（同 12 月 10 日）：熱感のみ 2 回出現．呉茱萸湯エキス 3 包 分 3 食間．
第 24 診（同 12 月 12 日）：頭痛はないが熱感あり．前頭部に熱が感じる．呉茱萸湯エキス＋白虎加人参湯エキス各 3 包 分 3 食間
第 25 診（同 12 月 17 日）：一度再燃．同処方．
第 26 診（同 12 月 30 日）：サボりながら服薬も症状なし．同処方飲みきり終了．

2 頭痛発生機序

　本症例の経過は非常に長く，しかも外来での治療方針はその時々に応じて変方した．当初はエキス剤を組み合わせて症状を一定改善させていた．しかし持続していた頭痛が，歩行時などの動作時に出現するようになり，頭や胸部が熱くなるという前駆症状を伴うようになった．そこでいったん煎じ薬を用いることとした．まさに定石処方と次の一手である．

　治療を終えた後，本項では有効であった弁証，方意を経方医学で解説する（図12-2）．

　胸に無形の熱，膈不利，心下に痰飲があり宣散粛降障害が出現．また胃気が鼓舞し，守胃できない．守られない胃気は胸膈心下の直達路を通って頭顔部に届き，頭痛，頭部熱感が出現する．肌気の還流障害で，胸部に肌気が留まり肌熱となり同部位に熱感が出現する．

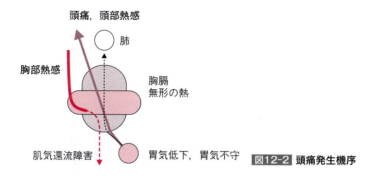

図12-2 頭痛発生機序

3 治療の過程

　第10診からの生薬処方の治療について．胸の無形の熱を梔子鼓湯類で清熱する．肌熱を制し膈不利を改善するために四逆散．さらに胃気の鼓舞を制するため白虎湯．桂皮を加味して胃気を肺につなげるようにした．ここで桂皮の温性のためか，胸部の熱感，頭痛を完全に消失させることができない．本来桂皮から桑枝に変えて経過観察すべきであると考えるも，保険外生薬のため，本症例ではそれは選択しなかった．そこで桂皮をいったん中止．さらに胃気を腎へ降ろすべく苓甘姜味辛夏仁湯方意に変方した．これにより心下の痰飲をさばき，胃気を守胃しつつ腎におろす．また肌気を還流させ胸部の熱感を消失させることができる．結果，直達路を通じて頭部へ向かう胃気を抑制し，実際奏効した．その後同方のエキス剤にて調理した．

最後に

　頭痛以外でも様々な症状の発症の病機は地域性，外来患者層の違いで偏りがある．例えば以前居住していた京都と比較して，現在居住している秋田では木防已湯方意を適応すべき腹証が非常に多く驚かされる．さらにその場合強い膈不利を伴うことが多い．このため愁訴としては当然頭痛症状以外も様々で，例えば眩暈，動悸や浮腫もこの方意で治療した．今後もさらに研鑽を続けて行きたい．

〈小栗重統〉

第13章 眼科疾患

　漢方でいう「眼」とは何だろう．漢方では，現在のもろもろの臓器・器官の機能を，いわゆる「五臓六腑」に割り振るという独特な概念がある（表13-1）．

表13-1　現代医学的身体機能を漢方的に再分類すると…

（臓）

現代医学的身体機能	集約される「臓」
脳機能（記憶・意志・感情など）・血液貯蔵機能　など	肝
脳機能（意識・睡眠など）・心機能・循環機能　など	心
消化機能・筋肉の機能・骨髄機能　など	脾
呼吸機能・皮膚機能　など	肺
腎機能・副腎機能・生殖機能・骨格の機能　など	腎

（腑）

現代医学的身体機能	集約される「腑」	対応する「臓」
胆嚢の機能，および精神機能の一部（理性・決断力など）	胆	肝
食物を受け入れ，腐熟させる機能	胃	脾
胃で消化されたものを尿と大便とに分ける機能	小腸	心
大便を体外へ排泄する機能	大腸	肺
尿を作り排出する機能	膀胱	腎
体液の通路．胸腔・腹腔・リンパ管など？の機能	三焦	（心包）

表13-2 五行

五行	木	火	土	金	水
五臓	肝	心	脾	肺	腎
五腑	胆	小腸	胃	大腸	膀胱
九竅	眼	舌	口	鼻	耳
五体（主）	筋	脈	肉	皮毛	骨
五華	爪	面	唇	毛	髪
五液	涙	汗	涎（よだれ）	涕（はなみず）	唾（つば）

　さらに，その五臓六腑は 表13-2 のように5つの群（五行）に分かれる．ここで重要なのは，感覚器やそれらからの分泌物なども五行に分類されることで，同じ「行」に属する臓腑・器官は互いに作用を及ぼし合うということだ．

　上記のことを踏まえると，眼が属するのは「木」という「行」である．そして，眼は同じ行に属する「肝」（←「肝臓」ではないことに注意！）や「胆」（←これも「胆嚢」ではないことに注意！）に深い関連をもち，筋・爪・涙などと相互に影響を及ぼし合う，ということになる．いずれも，現代医学しか知らない人にとっては「本当だろうか？」と，常に疑問・疑惑の元になるのだが，漢方ではこうやって特に問題なく診療できるので，この考え方を取り入れてもらうことが以下の話の前提になる．

　さて， 表13-2 で「九竅」とあるが，要は体にある9個の穴のことで，口・両眼・両鼻孔・両耳孔・尿道口・肛門である．漢方では「肝は眼に開竅する（眼は肝の竅）」というが，肝が病むとその様子が眼に現れる，という意味である．逆に，眼を病むと肝に波及する．

　この点を理解しておけば，眼科の漢方診療はうんと理解しやすくなり，うんと楽にできるようになる．

1 眼精疲労

定石処方①
四物湯　3P　分3

　眼精疲労は，漢方外来を受診する患者の眼に関する訴えでは最も多い．眼の使い過ぎが原因であるが，「肝は眼に開竅する」こと，肝は血液貯蔵機能をつかさどること，などから，漢方では眼精疲労を「血の消耗」によるもの，すなわち「血虚」によるものと捉える．すると，肝・眼の機能の調整には「血」を補充すればよい．このための処方，すなわち補血の基本処方は四物湯である．

　四物湯は地黄・芍薬・当帰・川芎の4生薬からなるが，いずれも補血する作用があり，しかも若干の活血作用（血を巡らせる）もあるので，補った血が止まらずに程よく流通するようになる．

次の一手処方①
十全大補湯　3P　分3

　眼精疲労は血虚によるもので，その基本対策は上述のように補血である．ところで漢方では「血は気から生じる」と考える．実際に気虚でも眼精疲労を起こしたり，悪化させたりすることがある．一般に血を消耗すると，やがて気も消耗する．

　そうすると，慢性的な眼精疲労には気＋血の両方を補う十全大補湯が最適ということになる．十全大補湯は，四物湯の4成分に，気を補う基本処方である四君子湯（人参・茯苓・白朮・大棗・生姜・甘草）から大棗・生姜を抜いたものを加え，さらに血行をよくする桂皮・黄耆を足したものに等しい．

2 ドライアイ

定石処方②

麦門冬湯　3P　分3

パソコン，スマホなどの画面の見過ぎで，あるいはシェーグレン症候群などの疾患により，ドライアイも高頻度で遭遇する疾患である．漢方的にはこれも血虚であるが，血のなかでも特に津液が不足したために，眼の潤いがなくなると考える．五行の表（表13-2）で，肝・眼・涙が同じ行に入っている．涙は「肝の液」ともよばれるくらいだ．

治療法としては補血でよいが，特に津液を補う麦門冬湯がよく用いられる．麦門冬湯は麦門冬・粳米・人参・大棗・甘草・半夏からなり，麦門冬・粳米・人参に滋潤作用がある．眼の表面を潤すのである．

次の一手処方②

六味地黄丸（六味丸）　3P　分3 を追加する．

杞菊地黄丸（枸杞子・菊花・地黄・牡丹皮・沢瀉・茯苓・山薬・山茱萸）という処方がある．エキス製剤にはないが，眼の諸症状に古くから用いられている．この方意に近いのが上の合方だ．六味地黄丸は，地黄・牡丹皮・沢瀉・茯苓・山薬・山茱萸からなり，上半身のほてりを取る処方である．陰が虚したために熱が上方へ上がり，眼の乾燥感をきたすような場合によい．六味地黄丸単独でもよいことがある．

> **症例**　62歳女性
> シェーグレン症候群にて眼科と耳鼻咽喉科で治療を受けているが，眼の乾燥症状が取れない．柴朴湯も処方されている．舌紅無苔．脈沈細数．肝腎肺の陰虚と捉え麦門冬湯＋六味地黄丸を開始したところ，4週後には舌淡紅薄苔となり，症状も軽減した．

第13章　眼科疾患

3 結膜炎，角膜炎

定石処方③
越婢加朮湯（えっぴかじゅつとう）　3P　分3

　肝は眼に開竅するというが，それは虹彩（漢方では「風輪」という）のことで，結膜は気輪といわれ，五行では肺に属するとされる（図13-1）．角膜は「皮毛」と同じく肺に属する．すなわち，結膜炎・角膜炎は原則として肺の治療をすればよい．越婢加朮湯は麻黄・石膏・蒼朮・大棗・生姜・甘草からなる．麻黄剤は解表剤（表の邪を吹き飛ばす）でもあるから，小青竜湯（しょうせいりゅうとう）や麻黄湯（まおうとう）（麻黄・桂皮・杏仁・甘草）でもよいだろう．石膏は清熱剤で，炎症を抑え，しかも潤す作用もある（麻黄・桂皮・芍薬・半夏・乾姜・甘草・五味子・細辛）．ちなみに先出の麦門冬湯は皮毛・角膜を潤す．

次の一手処方③
黄連解毒湯（おうれんげどくとう）　3P　分3を追加する．

　炎症は熱であるから，強い炎症には黄連解毒湯（黄連・黄芩・黄柏・山梔子）が，部位を問わずよく用いられる．麦粒腫，霰粒腫，涙嚢炎などにも用いてよい．黄連・黄芩は抗炎症作用が強い．黄柏・山梔子もこれに準ずる作用をもつ．

4 白内障

定石処方④
八味地黄丸（はちみじおうがん）（八味丸）　3P　分3

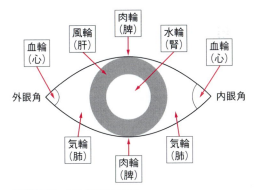

図13-1 眼と五臓の対応

　図13-1をみていただきたい．瞳孔（水輪）は腎に属する．また，白内障は高齢者に多い疾患で，腎虚からくると考えられる．この2点より治療は補腎が基本となる．高齢者では腎陰陽両虚が多いので，八味地黄丸（地黄・山茱萸・山薬・沢瀉・茯苓・牡丹皮・桂皮・附子）がよく用いられる．なお，白内障は非可逆的に進行するから，八味地黄丸が白内障を治すというより，進行抑制作用があると考えたほうがよい．現代医学的治療を優先すべきである．

> **症例**　72歳男性
> 　白内障で手術を勧められている．腰痛もあったため，八味地黄丸を処方した．半年後に眼科を受診したところ，白内障の進行は止まっているので手術は延期となり，そのまま4年間八味地黄丸を服用し，手術は回避できている．

5　緑内障

定石処方⑤
五苓散（ごれいさん）　3P　分3

緑内障の現代医学的な原因は隅角にあり，房水の排出異常である．したがって利水剤で治療すればよい．眼圧上昇による頭痛などの諸症状の改善にもよい．漢方的にも，水輪の異常と考えて補腎を行ってもよく，八味地黄丸でよいことになるが，八味丸には茯苓・沢瀉・桂皮という利水薬が入っており，五苓散（猪苓・茯苓・沢瀉・白朮・桂皮）と相通ずる点は利水である．これも白内障と同様，進行抑制程度の作用しか期待できず，現代医学的治療を優先する．

6 ぶどう膜炎

定石処方⑥

温清飲＋柴苓湯　3P　分3

虹彩は肝に属し，ぶどう膜の大部分は腎に属すると考えてよいであろう．したがって，温清飲（＝四物湯＋黄連解毒湯）を用いて，補血活血（四物湯部分）＋抗炎症（黄連解毒湯部分）し，柴苓湯（＝五苓散＋小柴胡湯）で利水（五苓散部分）と抗炎症（小柴胡湯部分），とするとよいであろう．これももちろん，現代医学的治療を優先する．

実際には，上記の作用を併せ持つ竜胆瀉肝湯（竜胆・山梔子・黄芩・車前子・沢瀉・木通・地黄・当帰・甘草）などがよいことが多い．

次の一手処方④

竜胆瀉肝湯　3P　分3

7 加齢黄斑変性

定石処方⑦

六味丸　3P　分3

　筆者には治療経験が数例しかないが，何とも書きようがない．加齢変性＝腎虚による老化の進行，と考えて六味丸を選んだ程度だ．さらに活血を強化するために桂枝茯苓丸を加えたケースもあった．

　なお，エキスではないが「黄耆末」だけで改善した例が2例あった．

次の一手処方⑤

黄耆末　3g　分3

8 網膜色素変性症

　これは難しいが，煎じ薬で柴苓湯加減にて進行が抑制できた例がある．

最後に

　眼は肝の異常を反映することが多く，これに腎の異常が関わるケースが多い．したがって，治療法も，肝・腎の本来の作用を補い，補血あるいは滋陰などを基本とする．状況に応じて利水や抗炎症剤を加えていけばよい．ある意味で漢方治療の王道だと思われる．

〈入江祥史〉

第14章

耳の異常

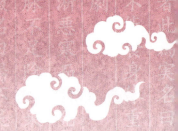

　耳には聴器，平衡器と顔面神経が含まれる．耳の機能は大きく分けて2つあり，音声を知覚し伝達すること（聴覚）と，身体平衡を維持すること（平衡覚）である．

　漢方医学には，西洋医学にはない「気」という概念がある．これを耳疾患として考えてみると，小さな物音がやたらと気になる，耳が詰まる，耳鳴りがする，などは気の異常として捉えることができる．頭頸部を対象とする耳鼻咽喉の症状は非常に繊細であり，精神的な要素も関係していることは周知の事実である．そこで，心身のバランスを整える漢方の出番が多い．なかでも耳は感覚器としての機能が集中しており，「気」の影響を受けやすいと考えられる．また，漢方医学が成立した頃は，人類の生命は常に感染症に脅かされていた．抗生物質も存在しなかったため，独自の理論で感染症に対抗する治療法が多く確立された．中耳炎などの感染性の炎症についても標準治療に加えて漢方薬を用いることで治療期間が短縮したり，軽症化したりすることは多く経験する．

　耳疾患といっても範囲が広いので，本稿では漢方治療が特に有効であると思われる疾患，中耳炎，耳鳴，眩暈，に限定して記述する．

1 中耳炎

①急性中耳炎 (acute otitis media：AOM)

　AOM は単なる局所感染ではなく，感覚器の感染症としての認識が必要である．基本的には，抗生剤治療と，重症例での鼓膜切開が有効であるが，合併症・後遺症を起こすと，聴覚への影響が避けられず，特に言語発達途上の小児に関しては，非常に重要な問題である．

　急性中耳炎は乳幼児の上気道感染症において最も頻度の高い疾患であり，生後3歳までに，約5～7割の小児が最低1回は罹患し，2歳未満で罹患した場合，約半数が反復化・遷延化するといわれている．初期治療が重要であるが，症状が軽微な場合や，乳児の場合に特に漢方薬が使いやすい．

・定石・　　　　　　　　　　　　　　　　　鉄板！

　軽度の風邪症状が出現した時期には，感冒の処方に準ずる（他項参照）．投与することにより，中耳炎の発症に至らない症例を多く経験する．代表的なものは以下の通りである．

定石処方①
葛根湯 (かっこんとう)

　鼻閉がある場合には葛根湯加川芎辛夷 (かっこんとうかせんきゅうしんい)
　水様鼻汁がある場合には小青竜湯 (しょうせいりゅうとう)
　慢性副鼻腔炎に伴って増悪時に中耳炎を発症する場合には，辛夷清肺湯 (しんいせいはいとう) が有効である場合が多い．
　すべて添付文書通りの用量で用いる．

・次の一手・　秘技！

1. 風寒主体の病態で，発表しても去らない場合
   川芎茶調散（せんきゅうちゃちょうさん）

   外感風邪により，副鼻腔炎を合併し，顔面痛や頭痛などの痛みや重だるさを伴う際に用いる．川芎と白芷は止痛作用があり，荊芥・防風・薄荷などの風薬が含まれているのがポイントである．発表剤と併用もできる．

2. 外感風邪で暑湿を伴うとき
   香蘇散（こうそさん）

   理気剤が多く含まれているので，気を動かし，化湿作用もある．

   藿香正気散（かっこうしょうきさん）

   エキス剤にはない市販薬であるが，外感風寒と内傷湿滞を同時に治療できる．すべて添付文書通りの用量で用いる．

②乳幼児難治性中耳炎（otitis prone）

乳児中耳炎での重要なポイントは，重症例が難治例になるわけではない，ということである．重症例はガイドラインに沿った適切な抗生剤治療をすべきである．難治例のなかでも，遷延例とは，経口抗菌薬があまり有効でない症例であり，反復例とは，抗菌薬投与によって再発が予防できない症例である．耐性菌，とくにインフルエンザ菌（BLNAR）が難治の原因となりやすい．ここに，漢方の出番が多い．

・定石・　鉄板！

定石処方②
十全大補湯（じゅうぜんたいほとう）

乳幼児難治性中耳炎対策としては，保育環境の整備，ワクチン，宿主の免疫

表14-1 小児の服用量のめやす

1. 大塚敬節
   3歳児には1/4，6歳児では1/3，10歳前後は1/2
2. 松田邦夫
   Ausbergerの式： 4×年齢＋20/100
   に準じて，5カ月〜1歳：1/5，1〜3歳：1/4，3〜7歳：1/3，
   7〜12歳：1/2，12歳〜：2/3
3. 矢数有道
   「小児の用量は，西洋医学にて論ずるほど厳密なる区別を要しない．」

能を改善すること，などがあげられる．このうち，宿主の免疫能を改善する点に着目し，丸山らは十全大補湯の乳児反復性中耳炎に対する効果を検討した．すなわち，いわゆる風邪を引きやすい小児の体質を改善して反復するウイルス性上気道炎を予防し，上気道細菌コロニー形成を予防できれば，中耳炎が発症しなくなるという構想であった．その結果，1カ月間の急性中耳炎罹患回数は十全大補湯投与群では非投与群よりも有意に減少し，鼻風邪の頻度も同様に有意に減少した[1]．小児の投与量の目安を 表14-1 に示す．

・次の一手・   秘技！

1. 十全大補湯ではコンプライアンスが悪い場合

次の一手処方①

黄耆建中湯
おうぎけんちゅうとう

　十全大補湯よりも味が甘く，飲みやすい，鼓膜穿孔などを伴わない反復例の場合には黄耆建中湯で十分な効果が出ることが多い．特に小児では，黄耆建中湯で「諸々の不足」を補うことにより，脾肺腎が補われるので，風邪を引きにくくなり，炎症の遷延を予防できる．

　経方医学的な黄耆建中湯の適応を示す．

（1）正気の不足（特に腎気）：大棗・生姜・甘草で生じた胃の気津を桂皮・芍

薬にて全身に供給する．桂皮の2倍の芍薬が主に腎に気を供給する．
(2) 病理的な気のベクトルの異常：胃気が守られず，過剰に上衝する．
(3) 虚労による全身的な気血不足による血絡の不通

さらに，黄耆の薬能は，以下の通りである．
①肺気を補い，肺の宣散作用を高める．虚証の麻黄．
②①の結果，脈中の血，脈外の気を補い，推進する．
③①の結果，皮の衛気を補う．
④①の結果，胃の気津を肺から心に運び生血する．
(『経方薬論』より)

2．温邪による鼻閉を伴う場合
越婢加朮湯を併用する．

越婢加朮湯証は，「汗大泄」しているが去邪ができていない状態に適応がある．病邪は温邪．麻黄・桂枝による発汗（外散）の方法をとることができない場合に，温邪を内・降の方向にて駆逐する．

症例　2歳男児

主訴　反復性中耳炎

現病歴　X年1月に近隣の耳鼻咽喉科で急性中耳炎と診断された．抗生剤を内服し，治ったと思ったら再発するというエピソードをくり返していた．4月，漢方治療を希望されて当科受診．

漢方医学的所見

自覚症状：汗が多く，感冒に罹患しやすい．熱はない．機嫌も悪くない．
脈：浮弦やや軟按じて弦．
舌：淡紅色，白苔やや厚い．
腹：腹直筋緊張と，振水音，鼓音あり．

臨床経過

気血両虚で，咳嗽も伴うことから，ツムラ十全大補湯エキス1包に黄耆末0.5gを加えて処方，咳嗽時のみ，五虎湯エキス1包を併用するようお話しした．初診より3カ月間急性中耳炎発症せず，鼻風邪を1回引いた程度であった．7月になって，鼻閉が持続していたため，ツムラ黄耆建中湯エキス1包と，ツ

ムラ越婢加朮湯エキス1包 分1に変更したところ，鼻閉も改善し，中耳炎の再発もなかった．その後，黄耆建中湯を半年服薬して終診とした．

解説 十全大補湯は，益気健脾の「四君子湯」と，滋陰養血の「四物湯」に，助陽作用のある桂皮，補気作用のある黄耆を加えたものである．本症例では，中耳炎を反復しており，鼓膜周囲に炎症による創傷がある状態であったため，四物湯を含む十全大補湯が適していると考えられた．3カ月間中耳炎の発症がなく，鼻閉など湿の傾向が著明になったため，黄耆建中湯と越婢加朮湯の併用に変更した．

2 耳鳴

耳鳴とは，音源が存在しないにもかかわらず，頭の近くあるいは中で音を知覚することである．音として脳に認知される耳鳴は，内耳から中枢までの聴覚路における異常な神経活動に起因すると考えられている．①末梢レベル（蝸牛内）での異常に直接起因するもの，②末梢の病変を伴わない聴覚中枢での異常な神経活動に起因するもの，③末梢の病変によって引き起こされる聴覚中枢での異常な神経活動に起因するもの，に分けられる．

耳鳴を訴えて来院する患者の約35％は自律神経失調傾向，35～45％は抑うつ傾向，40～45％は神経症的傾向，35％は高度の不安を有しているとされる[2]．このような背景から，心身一如と考える漢方医学の効果が期待され，特に気鬱・気逆に着目するとよい．

・定石・　　　　　　　　　　　　　　　　　　　　　　　　　　鉄板！

定石処方③
柴胡加竜骨牡蛎湯
（さいこかりゅうこつぼれいとう）

漢方医学的には，気の異常として捉える場合が多い．気鬱（気が鬱滞して流れないこと）もしくは気逆（気が上昇すること）である．気鬱の場合，ストレ

スで増悪することが多い．気逆を兼ねることも多いので，第1選択は柴胡加竜骨牡蛎湯である．便秘があり，肩こりがひどい場合には大柴胡湯がよい．

　何らかの原因により腎気が不足すると，上衝が原因となる場合が多いので，八味丸や牛車腎気丸が有効である場合が多い．八味丸は元来丸薬であるので，ウチダ八味丸がおすすめである．60丸分3で用いる．

　牛車腎気丸は耳鳴患者の約60％に有効であった[3]．

　大柴胡湯，釣藤散に関しても40～50％前後の有効性が報告されている[4-6]．

　高齢者の場合，加齢によって脾や腎が虚して気逆になりやすくなっている場合が多いので，補剤として十全大補湯や人参養栄湯，腎気を補う八味丸や牛車腎気丸，脾気を補う釣藤散がよい場合が多い．

　分量は適宜増減する．

・次の一手・　秘技！

口腔内乾燥感が目立つ場合には，陰虚陽亢と考える．
ほてりなどが強い場合には，白虎加人参湯
倦怠感が強い場合には清暑益気湯を併用すると奏効率が上がる．
　また，瘀血による血の上衝が耳鳴の原因の場合には，駆瘀血剤を併用すると奏効率が上がる．

症例　47歳女性
主訴　突発性難聴後耳鳴
既往歴　全身性エリテマトーデス，大動脈弁閉鎖不全症・大動脈弁置換術後状態，脳梗塞後遺症，間質性肺炎（左中肺野）．
現病歴　X年6月，携帯電話で話をしていたところ，左耳鳴を突然自覚，近隣の総合病院耳鼻咽喉科にて突発性難聴と診断．聴力低下は著明ではなかったが，耳鳴が持続し，血流改善薬などで加療されるも症状の改善は得られなかった．ステロイドによる加療も検討されたが，リウマチ内科で，すでにステロイド（プレドニン）7mg内服中であったため，慎重に減量する必要もあり行わない方針となった．
内服薬　メコバラミン，トコフェロールニコチン酸エステル，ビタミンC，オメ

プラゾール，プラバスタチンナトリウム，リセドロン酸ナトリウム，テルミサルタン，ワーファリン．

漢方医学的所見

自覚症状：食欲良好，睡眠2時間/日ほど，全身倦怠感あり，冬に足が冷える，11年前に脳梗塞後より左半身しびれあり，便秘．

身長150cm，体重39.5kg，血圧114/77mmHg，脈拍73/分．

脈：右弦やや小按じて無力，左沈弦按じて細弦．

舌：紫，やや腫大，歯痕あり．

腹：腹力中等度，左右腹直筋緊張軽度，心下痞，軽度胸脇苦満，中脘圧痛と水分圧痛軽度，胃部振水音あり．

臨床経過

気血両虚に水滞を兼ねる病態と考え，ツムラ十全大補湯エキスとツムラ苓桂朮甘湯（りょうけいじゅつかんとう）2包分2を処方した．

2週間後，睡眠が改善して，今までは1〜2時間しか眠られなかったのが，4時間くらいまとめて眠られるようになった．耳鳴は変化なし．

初診から1カ月後，倦怠感は改善，耳鳴もやや改善傾向で，メコバラミン，トコフェロールニコチン酸エステル，ビタミンCは中止となった．腎虚が目立つため，クラシエ五苓散錠（ごれいさん）12錠とウチダ八味丸40丸分2に転方した．初診から3カ月後，耳鳴が気にならない日が多くなった．倦怠感消失したが，昼にトイレに行く回数が多いとのこと．温泉で転倒し，血腫ができたことから，ツムラ桂枝茯苓丸加薏苡仁エキス（けいしぶくりょうがんかよくいにん）2包とウチダ八味丸40丸分2を処方したところ，初診から4カ月後には耳鳴はほとんど気にならなくなった．

解説 ステロイド服薬中で基本に陰虚陽亢と瘀血があったが，当初は睡眠不足と倦怠感が目立ったため，十全大補湯から開始した．十全大補湯にはすでに連珠飲（れんじゅいん）の方意が含まれているが，健脾利湿の苓桂朮甘湯を加えることにより，陽虚陰盛の病態により即し，痰飲を除くことができたと考えられる．これらの病態が改善したところに，腎陰陽両虚の八味丸に，活血化瘀と利水効果のある桂枝茯苓丸加薏苡仁を加えたことで，耳鳴の改善も認められた．また，経過中に正常範囲内ではあるが，血清カリウムの減少がみられたこと，心臓手術後であることから，甘草を含まない処方にすることにも留意した．

③ 眩暈

　眩暈とは，静的重力的方向づけの不快な歪みあるいは自己またはそれを取り巻く環境の動きの誤った認知，と定義され，平衡機能保持機構，自律神経機能，精神心理的状態などの多様な感覚が関与している．

◆ 定石 ◆　　　　　　　　　　　　　　　　　　鉄板！

まずは，下記のような選択をすれば大きく外れることはない．

五苓散
口渇，吐き気，尿量減少，天候による症状増悪がある場合

半夏白朮天麻湯
回転性めまいが主体の場合で，胃部不快感などの胃腸症状を伴う場合

苓桂朮甘湯
立ちくらみの第1選択．40代後半からは四物湯を併用し，連珠飲として服用すると奏効率が上がる．

真武湯
まっすぐ歩けない，座っていてもめまいがする，など，浮遊性の眩暈を訴える場合．倦怠感を訴える場合もある．高齢者の「ふらつき感」の場合は第1選択になる．

　また，日常診療では，学童以降にかけてよく遭遇するのが，起立性低血圧である．
　表14-2, 3 に起立性低血圧の病態を証ととらえた方剤の使い分けを示す．

表14-2 改訂 起立性調節障害（OD）診断基準案（2005）(大国)

(以下の症状を起こしやすい)
○大症状
A．立ちくらみ
B．起立持続時悪心不良
C．湯船から上がるときの脳貧血
D．ちょっとした運動での動悸
E．朝起き不良で午前中調子不調

○小症状
a．朝顔色不良
b．朝食欲不振
c．腹痛
d．疲れやすい，だるい
e．頭痛（拍動性，緊縮性）
f．乗り物酔い
g．寝付き不良

○起立検査所見（10分起立）
ⅰ）収縮期血圧21mmHg以上低下　　（参考所見）
ⅱ）脈圧16mmHg以上狭小化　　（参考所見）
ⅲ）脈拍数1分間21以上増加
ⅳ）起立負荷心電図陽性（典型的所見，ST低下-T_II平坦ないし陰転）
ⅴ）10分間起立不能の場合は起立試験陽性とする
　　ⅲ）脈拍数増加陽性は1小症状陽性として数える

○判定
1．大症状3以上
2．大症状2，小症状1以上
3．大症状1，小症状3以上　他の疾患除外
　起立負荷心電図所見陽性および10分間起立不能の場合はODの診断を強く支持する．
　中学生以上のケースでは起立試験陰性の場合うつ状態を除外しなければならない．

表14-3 起立性調節障害の漢方治療

・大症状優先型
　・苓桂朮甘湯，五苓散

・小症状優先型
　・柴胡桂枝湯

・どちらも同程度ある場合
　・半夏白朮天麻湯，補中益気湯

・腹痛が主体の場合
　・建中湯類：小建中湯，黄耆建中湯
　・柴胡桂枝湯（心腹卒中痛）
　・冷えると痛む：安中散
　・腹痛の強い場合は芍薬甘草湯の頓服

・次の一手・　秘技！

眩暈は，漢方医学的には以下のような，多様な原因によって起こる．
(1) 腎気の上衝：腎気が頭部に上衝する．また，上衝時に腎で気化されなかった水気を伴うことが多いので，利水剤と併用するとよいことが多い．また，(3) の病態を伴うことも多い．
　腎気が守られて上衝しないように補腎作用がある方剤を用いる．**小建中湯**や**八味丸，牛車腎気丸，六味丸**をその他の症状を勘案して用いる．
(2) 胃気の頭部への上衝
(3) 心下の飲の上衝
(4) 気血の不足
(5) 湿が気血の供給を阻む

症例　14 歳男性
主訴　眩暈，頭痛，倦怠感
既往歴・家族歴　特記すべきことなし
服薬　フルニトラゼパム，ペロスピロン，アモキサピン
現病歴　X − 2 年 9 月より，眩暈のため立位困難，嘔気，倦怠感が出現し，10 月よりこどものこころ診療部紹介，2 年間加療するも，上記まだあり，週に 1 〜 2 回午後からしか中学校に通えていないため，X 年 6 月，当科受診．

漢方医学的所見
　自覚症状：朝倦怠感が強い，頭痛は 1 日 1 回，車酔いしやすい，尿は 1 日 4 回，喉が渇きやすい，であった．
　身長 159cm，体重 46kg，体温 36.6℃，血圧 129/71mmHg，脈拍数 93/ 分
　脈：やや浮，弦．
　舌：正常紅，腫大＋，歯痕＋．
　腹：両側腹直筋緊張，臍上悸あり．

臨床経過
　初診時，まずは，湿が気血の供給を阻むことによる水毒と気逆ととらえ，五苓散エキス 2 包分 2 を投与した．2 週間後，眩暈消失，立ちくらみも軽減，口渇改善したが，だるさはまだあるとのことで，補中益気湯エキス 1 包を夕食前のみ兼用とした．3 カ月後，調子がよくなり，学校に朝から行ける日が多くなっ

てきた．食欲も出てきた．6カ月後，集中して絵を描いたり，ギターを弾いたりできるようになった．出席日数も足りて，勉強の意欲も出たので，高校入試にも合格した．高校入学後，部活動に打ち込めるようになり不眠症状も改善，精神科服薬も中止となり，漢方薬も漸減，中止となった．

解説 湿の存在が主体の病態であったが，病態が長期に存続することにより，脾胃の虚も併存するようになったと考えられる．

文献

1) Maruyama Y, Hoshida S, Furukawa M, et al. Effects of Japanese herbal medicine, Juzen-taiho-to, in otitis-prone children ─ a preliminary study. Acta Otolaryngol. 2009; 29: 14-8.
2) 山際下和．耳鳴治療の最前線 14．心理療法 ENTONI. 2005; 49: 105-9.
3) 大西信次郎．耳鳴の治療―漢方治療―．JHONS. 1993; 61: 1990-4.
4) 池田勝久，小林俊光，伊藤善哉，他．耳鳴に対するツムラ大柴胡湯の臨床的効果─脂質代謝との関連．耳鼻と臨床．1988; 34: 535-8.
5) 石戸谷淳一，田中智加子，鳥山 稔．耳鳴に対する釣藤散の使用経験．Progress in Medicine. 1993; 13: 1747-53.
6) 田中耕一，津田 緑，小西一夫，他．耳鳴及びめまい疾患に対する治療．新薬と臨床．1982; 31: 791-8.

〈小川恵子〉

第15章

鼻の異常

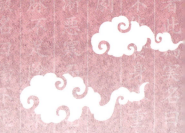

　鼻の異常には，アレルギー性鼻炎，副鼻腔炎，嗅覚障害や鼻痛などがある．これらの疾患は，結果的には風による邪を去るか，鼻粘膜に着目して滋陰清熱するか，で解決できることが多い．また，日常診療で希少疾患にはなかなか出くわさないので，一番多いと思われるアレルギー性鼻炎について概説し，その応用について記す．

1 アレルギー性鼻炎

　アレルギー性鼻炎の全国的な有病率は，通年性アレルギー性鼻炎で10〜20％，花粉症で10〜15％（推定）とされ，国民的疾患といえる．アレルギー性鼻炎は，吸入性抗原により惹起される鼻粘膜のⅠ型アレルギー性疾患で，主な症状は反復性くしゃみ，水様性鼻漏・鼻閉などの鼻症状である．

　アレルギー性鼻炎は，露出した「肌」である「粘膜」に，弱い風邪（ふうじゃ）が直接侵入した病態と考えられる．風邪は「皮」に守られていない粘膜から侵入するが，邪としては弱いため，他には伝変しない．そのため，初期には風邪に応じた治法を考えるのが定石である．

```
┌ ① 風寒邪 → 寒証 ⇐ 温性剤    ┌ 小青竜湯
│                              │ 麻黄附子細辛湯
│                              │ 苓甘姜味辛夏仁湯
│                              │ 葛根湯加川芎辛夷
│                              └ 麻黄湯
│
│ ② 風熱邪 → 熱証 ⇐ 寒性剤    ┌ 桑菊飲・銀翹散
│                              │ 清上防風湯
│                              └ 越婢加朮湯
│
│                    寒性剤     ┌ 清上防風湯＋小青竜湯
└ ③ 寒熱錯雑症 ⇐      ＋       │ 五虎湯＋小青竜湯
                    温性剤     │
                              └ さらに＋桔梗石膏
```

図15-1 風寒熱邪に対する方剤の使い分け

・定石・ 鉄板！

その邪によって治法を決定する．その場合の治療は，感冒に準ずる（他項参照）．
特に，風寒熱邪による鼻炎の方剤の使い分けについて，図15-1 に示す．

・次の一手・ 秘技！

症状が遷延し，辛温解表薬や辛涼解表薬などが適応にならない場合には，以下のような考えを治療に取り入れる．

①陽明病と考える

アレルギー性鼻炎では，風邪が侵入した初期の治療として太陽病期もしくは少陰病期の方剤が用いられることが多いが，感冒などと同じく重症化・遷延化した症状の場合には，胃津が失われるので，陽明病として治療するとよい場合がある．また，近年増加している黄砂による鼻炎ではこの病態が多い．
アレルギー性鼻炎で肌肉に熱がある場合には白虎加人参湯が適応となる．白虎加人参湯は陽明病の方剤である．陽明病は，その大綱に「胃家実」とあるの

で，胃に病理の中心があると考えられがちであるが，『傷寒雑病論』第182条には，「問曰，陽明病外證云何．答曰，身熱，汗自出，不惡寒反惡熱也．」とあり，陽明病の外証として，身熱，汗自出，不惡寒反惡熱，と記載されており，肌肉に熱がある病態も陽明病ととらえることができる．白虎加人参湯証では，胃中に無形の熱があるものの，その病理の中心は肌肉となり，鼻疾患では病理の中心は鼻粘膜ととらえることができる．脈は浮，洪大である．口渇が著明で，水を飲みたがることが多い．

さらに，第234条「陽明病，脉遲，汗出多，微惡寒者，表未解也，可發汗，宜桂枝湯．」と第235条「陽明病，脉浮，無汗而喘者，發汗則愈．宜麻黄湯．」と，陽明病の桂枝湯証と麻黄湯証の記載があり，その時点での証に合わせて，桂枝湯や麻黄湯の併用もしくはこれらへの転方も可能である．条文に合わせて，脈が遅で自汗，微悪寒のある場合には桂枝湯を，汗がなくて喘鳴（エキス剤ならば鼻鳴程度でも可）がある場合には麻黄湯を併用する．

エキス剤では，用法用量に合わせて適宜増量する．クラシエの製剤には一部錠剤があるので，コンプライアンスの改善に役立つ．清熱作用を強めたい場合には石膏末 1 〜 1.5g を加える．

②湿と考える

湿の存在は気津の循環を阻害し，慢性化すると組織の障害をきたす．

湿熱証が主体となった場合には，第236条に「陽明病，發熱汗出者，此爲熱越，不能發黄也．但頭汗出，身無汗，劑頸而還，小便不利，渴引水漿者，此爲瘀熱在裏，身必發黄，茵蔯蒿湯主之．」とある．茵蔯五苓散を用いるとよい．利湿清熱効果がある．

五苓散証は，発汗後あるいは痰病の経過中に胃津を失い胃中乾の状態を呈する．一方，三焦の気化作用が失調し，三焦の水道の環流路の機能が失調すると，肌，心下，小腸，膀胱に湿や飲が停滞する．茵蔯五苓散は，五苓散に茵蔯蒿が加わることにより，利湿滲湿作用が増強され，熱より湿が多い湿熱証に適している．

また，湿証を治療する場合には，湿がどの部分の流れを阻害しているかを考えて治療する．胸・膈・心下や外殻のどこかで気の流れや水の流れがブロック

されている状態のみのときは治りやすい．その例として，苓桂朮甘湯と五苓散の使い分けを記す．苓桂朮甘湯証の心下不利に対して五苓散を投与しても，心下の飲や腎の水気が多く，薬効が発揮されない．一方，五苓散の心下の飲は，心下の機能失調により生じており，五苓散で改善しうるものである．よって，苓桂朮甘湯証の場合には，鼻咽喉の症状が苓桂朮甘湯のみで緩和されることも経験する．

　湿証の治療では，用量依存性である場合が多いので，例えば茵蔯五苓散のみで効果が不十分であれば，保険診療では倍量投与は難しいため，五苓散や柴苓湯を併用する．利水養陰作用を期待して茯苓末を加える場合もある．その場合はすべて満量で処方する．

③陰虚

　陰虚などの燥証は，気や津液の循環を阻害するので，組織を損傷する（図15-2）．
　陰虚陽亢による鼻炎である可能性がある場合，滋陰を検討する．

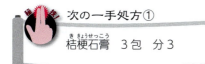

次の一手処方①

桔梗石膏　3包　分3

　コタローの桔梗石膏エキスを併用すると，石膏による滋陰清熱の効果を入れることができる．また，桔梗には，化痰，排膿，消腫，治咽喉痛の作用があり，アレルギー性鼻炎による炎症を改善すると考えられる．桔梗石膏は用量依存性

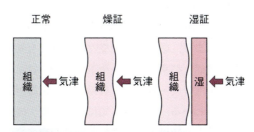

図15-2　燥証と湿証における組織傷害
（江部洋一郎『経方医学』より）

に有効である印象があるので，3包分3で用いる．

また，以下の方剤は滋陰作用と共に様々な特徴を併せ持つ．1剤で様々な症状をカバーできるので，コンプライアンスの改善にも役立つ．

竹茹温胆湯（ちくじょうんたんとう）

構成生薬：半夏・麦門冬・柴胡・竹茹・茯苓・桔梗・枳実・陳皮・香附子・生姜・黄連・人参・甘草

四君子湯の方意も含まれており，脾胃を補う．陳皮・半夏などの化痰作用のある生薬も含まれており，痰が正常な気津の流れを妨げている場合に，その痰飲を滋陰しながら流すイメージで用いることができる．枳実, 陳皮, 香附子は，気鬱を散じ，痰飲によって気の流れが滞った病態にもよい．特に舌診で膩苔を認めることが多い．

口訣では，痰を伴う咳嗽で夜眠れない場合によいとあるが，咳嗽にこだわる必要はなく，鼻腔の乾燥感を訴えるアレルギー性鼻炎にも用いる．

滋陰至宝湯（じいんしほうとう）

構成生薬：当帰・芍薬・白朮・茯苓・柴胡・甘草・薄荷・知母・地骨皮・麦門冬・貝母・陳皮・香附子

本方には非常に多くの適応病態があり，『万病回春』の婦人虚労門には「婦人の諸虚百損，五労七傷，経脈整わず，肢体羸痩を治す．此の薬専ら経水を調え，血脈を滋し，虚労を補い，元気を扶け，脾胃を健やかにし，心肺を養い，咽喉を潤し，頭目を清し，心慌を定め，神魄を安んじ，潮熱を退け，骨蒸を除き，喘嗽を止め，痰涎を化し，盗汗を収め，泄瀉を住め，鬱気を開き，胸膈を利し，腹痛を療し，煩渇を解し，寒熱を散じ，体疼を袪る．大いに奇効あり．尽く述ぶる能わず」とある．つまり，虚労婦人の様々な症状に有効だという．その構成生薬を整理すると「当帰・芍薬・白朮・茯苓・柴胡・甘草・薄荷」すなわち逍遙散去生姜に，知母・地骨皮・麦門冬・貝母・陳皮・香附子を加味した逍遙散の加味法であることがわかる．このうち知母・地骨皮・麦門冬・貝母の組み合わせは清虚熱の作用をもつ知母・地骨皮に，肺陰を潤す麦門冬と潤肺止咳の貝母を加えたものであり，滋陰清肺潤燥化痰作用を高め，乾性咳嗽，口渇，咽

乾，咽喉痛に有効であると考えられる．また陳皮，香附子には気血の鬱滞を改善する効果がある．陳皮・香附子を含むことから滋陰至宝湯は憂鬱感，鬱状態あるいは気鬱を伴う症例によい．具体的な症状からすると，肝気鬱結による咽喉不快感，抑鬱，そして内熱の口渇，口乾，紅舌，さらに肺陰虚の少痰が見られる．

滋陰降火湯と滋陰至宝湯の使い分け

『衆方規矩』巻之中・労嗽門の本方の項では，滋陰至宝湯に関して「男子虚労の症に滋陰降火湯を与えんと欲する者に先ず此の湯を与えて安全を得ることあり」と解説されている．さらに香月牛山著『牛山活套』巻之中・咽喉附喉痺梅核気には「陰虚火動に因りて咽痛する者には四物湯に酒黄芩，酒黄連を加えて用ゆべし．或いは滋陰至宝湯降火湯の類を用ゆべし．奇効あり」と記載されている．滋陰降火湯は滋陰至宝湯と同様に陰虚陽亢の咳嗽に主に使用される．2剤の違いは滋陰作用と理気作用にある．滋陰の効果を示す生薬として，滋陰至宝湯は当帰・白朮・麦門冬の三味，滋陰降火湯は当帰・白朮・生地黄・麦門冬・天門冬の五味で，滋陰降火湯の方が滋陰作用はより強い．一方，滋陰至宝湯は逍遙散の加味方であり，柴胡・薄荷・香附子で疏肝理気作用を有し，気鬱を改善する．また滋陰至宝湯には地黄が含まれず，さらには化痰健脾作用もあることから胃腸虚弱の場合でも処方しやすい．

④疏肝する

ストレスによってアレルギー疾患が悪化するのはよく知られている．漢方医学的に考察すると，これは，内傷雑病としての肺と肝の関係失調にあると考えられる．

肝の疏泄作用と肺の粛降作用によって，気血津液の昇降出入は調節されている．肺の粛降機能が失調し，肝気・肝血を制御できなくなると，肝木相火が盛んになり，アレルギー疾患が悪化する．この場合は，肺の粛降機能を鼓舞するような方剤，例えば，小青竜湯，葛根湯，越婢加朮湯などに併用して，疏肝解鬱する方剤を組み合わせる．四逆散，柴胡桂枝湯，柴胡桂枝乾姜湯，加味逍遙散などの柴胡剤を組み合わせるとよい場合が多い．また，前述の滋陰至宝湯は

柴胡が含まれているので，柴胡剤としても用いることができる．さらに，柴胡の燥性が緩和されているので，陰虚にも使いやすい．

また，ストレスにより木克土の状態が長く続き，脾虚が目立つ場合には，脾を補う方剤を併用すべきである．

⑤清熱する

より清熱作用を求める場合には，黄連解毒湯もしくは梔子柏皮湯が使いやすい．ともに梔子，黄柏で小腸の熱を清し，それにより心下や肌の湿熱も解消される．黄連解毒湯の方が清熱作用がより強いが，黄芩が含まれているため燥性も強いので，注意が必要である．

> **症例** 30歳男性
> **主訴** 通年性アレルギー鼻炎
> **現病歴** 14歳でスギ花粉症を発症．30歳で転職してから症状が非常に増悪，抗アレルギー薬を服用すると非常に眠くてだるくなり，仕事に差し支えるとのことで当科受診．
> **漢方医学的所見**
> 　自覚症状：水様鼻汁・鼻閉がひどい，口渇・冷飲あり．
> 　脈：左右寸口浮弦軟細按じて細渋無力　関尺やや浮弦軟やや細按じて細渋．
> 　舌：舌色紅，苔灰白でやや厚い．
> 　腹：心下やや軟，呼気にて圧痛増悪，胸脇苦満軽度．
> **臨床経過** 柴陥湯と白虎加人参湯を処方した．2週間後，鼻汁と鼻閉はほぼ消失した．3週間継続したところ，増悪することもあるとのことで，石膏末2g/日を追加したところ，症状の増悪はなくなった．
> **解説** 陰虚内熱陽亢化風が主体と考えられた．内熱が多い場合は，エキス剤のみでは対処できないことが多いので，石膏末（自費）を追加することにより有効性が上がる．また，本症例は，転職によって症状が増悪し，肝気鬱結による内傷も兼ねていると考えられたので，柴陥湯の併用が効果的であったと考えられる．

> **症例** 70歳男性
> **主訴** アレルギー性鼻炎
> **現病歴** 50歳でスギ花粉症を発症．抗アレルギー薬はある程度有効であるが，服

用すると非常に眠くてだるくなるとのことで当科受診.

漢方医学的所見
　自覚症状：水様鼻汁主体, 口渇著明. 寒くなると悪化する. 項背部の凝りあり.
　脈：左右寸口やや浮軟細按じて細渋無力　関尺やや弦軟やや細按じて細渋.
　舌：舌色紅, 微白苔.
　腹：心下やや軟, 腹直筋緊張軽度.
臨床経過　麻黄附子細辛湯カプセル 4C と白虎加人参湯 2 包　分 2 を処方した. 2 週間後, 鼻汁はほぼ消失した. 4 週間継続したところ, 抗アレルギー薬が不要になった.
解説　陰虚内熱に後通の衛気の滞りが主体と考えられた. 高齢であるので, 1 日 2 回で, 2/3 量としたが, 十分に有効であった. 麻黄と石膏の組み合わせにより腫脹した鼻粘膜（肌）の水を内方向へ排出できたと考えられる.

2　嗅覚障害

　嗅覚障害は特に味覚障害を合併すると, 人生の楽しみともいえる食事の味わいが損なわれる. また, 嗅覚により環境の察知ができないことは QOL を著しく低下させるため, 軽視できない疾患である. においは鼻腔後上部の嗅粘膜で受容され, 前頭蓋底に位置する嗅球を通じて中枢へと伝達され, 眼窩前頭皮質で様々な感覚と統合される. 嗅覚障害は鼻腔から眼窩前頭皮質までのいずれの部分の障害でも生じ, 障害部位により呼吸性, 嗅粘膜性, 末梢神経性, 中枢性に分類される. 西洋医学的には, ステロイド点鼻療法が第 1 選択であるが, 長期連用には注意が必要である.

・定石・

定石処方①
当帰芍薬散（とうきしゃくやくさん）
または人参養栄湯（にんじんようえいとう）

嗅粘膜性嗅覚障害症例に当帰芍薬散や人参養栄湯がステロイド点鼻と同等もしくはより有効であったという報告がある．年単位の長期投与が必要であるとの報告もあるが，両方剤とも比較的長期に安心して使えるため，試してもよいかもしれない．

　また，原因として最も多いのは慢性副鼻腔炎，アレルギー性鼻炎，感冒罹患後，であることから，鼻閉などの症状があればそれを改善することが重要である．

・次の一手・　　　　　　　　　　　　　　　　　　　　

用いるべき方剤は，アレルギー性鼻炎に準ずる．

 経方医学的な麻黄湯の考え方

　アレルギー性鼻炎にも麻黄湯を用いることが圧倒的に多い．一般的に，辛温解表剤の代表として，インフルエンザなどの感染症にも用いられるが，麻黄湯はどのような場合に使うべきなのであろうか．

　このコラムでは，麻黄湯の経方医学的作用機序を解説する．筆者はこの考え方で様々な疾患に麻黄湯を応用している．どのような場合に麻黄湯を選択すべきかの参考にしていただきたい．

　麻黄は肺の宣散を高め，結果的には，
　①皮の衛気を推進する．
　②膈邪を外散させる．
　③胃気を腎気に繋げる．
　（『経方薬論』より）

　したがって，麻黄は表面の皮に対して水平方向に衛気を推進する．

　一方，麻黄と組み合わせて用いられることの多い生薬として，桂皮がある．桂皮は胃気を外方の肌，および上方の肺に向かわせ，
　①胃気を脈外の衛気に繋げ，肺の宣散を高める．

②脈外の衛気を推進する．
　③肌気の外出を推進する．
　したがって桂皮は垂直方向（腠理を内→外）のベクトルを主として推進する．
　皮および皮腠に寒邪が外束していても，腠理の開閉機能が保たれていれば，麻黄一味で肺の宣散を高め，皮の衛気，脈外の気を推進するのみで発汗に至る．寒邪の外束が強く，腠理の開閉機能が傷害されている場合には，麻黄一味では発汗しない．その場合には，桂皮を加えて発汗作用を増強する．
　皮肌に鬱滞した気，水（湿熱）を発汗のみで解消できない場合は，皮・肌から内向させて尿として排出させる麻黄と杏仁の組み合わせが必要となる．
　発汗あるいは利水により当然胃気は失われるのであるが，甘草を併用することにより守胃し，胃気の外泄が一定以上にならないよう防止している．
　このように，麻黄湯は寒邪の外束を発汗のみでなく，内向ルートからの利尿によっても取り除くのである．非常に切れ味のよい優れた方剤といえる．また，よく小児では麻黄湯を服用させると発汗はあまりせず，尿量が非常に増えた，という症例をよく経験するが，上記の機序を理解すれば，発汗がやや不十分でも解熱することがわかる．
　人体は常に動いている．特に『傷寒雑病論』の処方はその考え方に沿って作られていることを念頭に置くと，より効果が上がるのである．

〈小川恵子〉

第16章

肩〜腕の異常

　筋骨格系のこわばり，疼痛をきたす一群の病態を漢方では"痺証（ひしょう）"という．漢方では疼痛は，精気（気・血・津液）の何らかの停滞に伴うものと考えられている．特に痺証は，伝統的に風・寒・湿の3つの邪が同時に侵襲することで，精気の停滞が引き起こされるためとされている．外邪として風・寒・湿が侵入すると関節リウマチなどの免疫疾患の病型になることが多い．一方で，内邪としての寒や湿があったり，津液の代謝の失調のために起きた変性物である痰や血の変性物である瘀血があることで症状が出現することがある．特に，痰や瘀血が存在する場合には軟骨の変性，骨の変形を伴う場合が多い．

　関節リウマチなどの免疫疾患では現在，免疫抑制薬などの治療がそろってきており，その他の病態による肩〜腕の症状に対する漢方治療を解説する．ただし，免疫・膠原病疾患で免疫抑制療法を行っていてもコントロールができない症状に対して併用すると症状の改善がみられることに気づくだろう．

・定石・　　　　　　　　　　　　鉄板！

　何らかの精気の停滞が原因となって，肩〜腕の疼痛が起こっている場合が多いが，慢性的な経過をたどっている場合が多く，それを反映して気より血の病態が比較的多く認められる．また，筋のこわばりを合併していることも多く，血の停滞である血瘀と血の不足である血虚を合併している場合が多い．また，ストレスに誘発される場合には肝の異常が背景にあることが多い．こわばりが

強い場合には湿や痰といった津液の異常が多く，痛む場所が変化する．急性の痛みは気の停滞に伴うものが多い．

血の停滞では当帰＋川芎が，血の不足に当帰＋芍薬を含む方剤が有効である．肝の異常に伴う痛みの場合は柴胡＋当帰または芍薬，さらに釣藤鈎が有効である．湿に対しては蒼朮，茯苓，羌活が，痰に対しては半夏＋天南星が有効である．気の滞りである気滞に伴う疼痛には香附子が優れた効果を発揮する．また，疼痛が強い場合には寒が関与している場合が多く，温めて症状が緩和する場合には附子末を加える．

定石処方①

当帰芍薬散　7.5g　分 3
または抑肝散加陳皮半夏　7.5g　分 2
または葛根湯　6.0g　分 2
または二朮湯　7.5g　分 3
または五積散　7.5g　分 3（＋附子末　1.5g　分 3）

当帰芍薬散は血虚および血瘀，また湿にも有効な方剤である．したがって，肩こりなどの筋肉のこわばり，腫れに効果的である．

抑肝散加陳皮半夏は，肝の気の異常に伴う疼痛および血瘀に有効であり，ストレスによって増悪する場合に有効である．

葛根湯は僧帽筋の頸部にかけての症状に有効で，頸椎症や僧帽筋領域の凝りに伴って起こる腕〜肩の症状に単独または他の方剤と併用して使用する．

二朮湯は湿・痰に対して有効な方剤である．肩関節周囲炎や滑液包・関節唇の変性などに有効な方剤で，特に湿度の上昇や水分摂取の過剰，飲酒で増悪する腕〜肩の症状に特に有効である．

五積散は血瘀・血虚・湿・痰・気滞のいずれにも合併している場合に有効である．このため，どの病型にも当てはまらない場合に使用することができる．ただし，多方面的な方剤であるため，効果が不十分になりやすく，突出した特徴がないときに使用する方がよい．さらに疼痛が強い場合には附子末を加える．

・次の一手・ 秘技！

　合併している病態が突出している場合に，その病態に合わせた治療を同時に対応することで治療効果を高める．特に関節の発赤・腫脹を合併している場合には麻黄＋石膏を使用する．その際に疼痛が強い場合には，石膏の量を増やしながら附子末を加える．また，瘀血が合併している場合は，特に左半身に症状が出やすく，むち打ち・打撲や脱臼など外傷の病歴がある場合が多い．

次の一手処方①

越婢加朮湯　7.5g　分3（＋附子末）
または葛根加朮附湯　7.5g　分3（＋附子末）
または治打撲一方　7.5g　分3
または薏苡仁湯　7.5g　分3＋防已黄耆湯　7.5g　分3
または香蘇散　6.0g　分3
または桂枝茯苓丸　7.5g　分3

　越婢加朮湯は関節炎などの熱感を伴う発赤・腫脹がある場合に単独または他の方剤と併用する．疼痛が強い場合には，石膏の量を増量するとともに附子末を0.9〜2.1g/日程度併用する．

　葛根加朮附湯は葛根湯に蒼朮・附子を加えた方剤で，葛根湯と類似の病態でより張りと冷えで増悪する疼痛に使用する．さらに附子末を0.9〜2.1g/日程度併用することができる．

　治打撲一方は打撲・捻挫など外傷で生じた瘀血に伴う疼痛に使用する．大黄が含まれており，下痢することがあるが，やや軟便程度にした方が有効である．

　薏苡仁湯＋防已黄耆湯は冷えで増悪する湿による疼痛に幅広く使用することができる．このため，湿度の上昇でうずくような痛みに幅広く使用することができる．

　香蘇散は気滞に伴う疼痛に使用する方剤である．このため，移動する疼痛，情緒の変動で変化する疼痛に使用するが，単独では用いず，他の方剤と併用する．

桂枝茯苓丸は瘀血に対する方剤で，組織の変性に伴う肩〜腕の疼痛に使用する．特に左側に症状が出ることが多く，また疼痛を呈する部位の周囲に細血管の拡張や色素沈着をきたしている場合が多い．単独または他の方剤に併用して使用する．

症例　56歳女性

主訴　両側の肩のこわばりと疼痛
現病歴　半年前より両側の肩のこわばりと疼痛がひどく，腕があげられなくなった．整形外科に受診し肩関節周囲炎の診断を受けて，ステロイドの局所注射・鎮痛薬の内服などを受けたが，症状の改善が十分ではなく，副作用が心配で受診．
既往歴　慢性腎疾患・高血圧
現症　重くだるいような痛みが持続する．特に湿度が高いときや飲酒の翌日に痛みが増悪しやすい．肩関節周囲の細血管の拡張はなし，色素沈着なし．
脈診　両側脈滑
舌診　やや黄色の分厚苔あり，舌下静脈怒張なし．
処方　二朮湯 7.5g 分3.
　内服2週間で肩のこわばりは軽快傾向．鎮痛薬などが必要なくなった．

Column　痺証に対する漢方の可能性

痺証は多くはリウマチ性疾患に用いられる概念である．現在，関節リウマチはACR/EULARガイドラインにより，可能な限り速やかに関節リウマチと診断し，MTXまたは生物学的製剤の使用という強力な治療を行うことが求められている．一方，関節びらん・変形が進行した病変に関しての治療をどのように行うべきかについては，免疫抑制のベネフィットと副作用の関係からどの程度の治療を行うべきか，一定の見解をみていない．しかし，漢方では一定程度の関節びらん・変形が起きた病変に対して桂芍知母湯，高度変形をきたし尺側変位などが認められる病変には大防風湯がそれぞれ使用され，疼痛や腫脹，炎症の改善のみならず，高度変形例では手指の力が入るようになるなどの症状の緩和に寄与する場合も多い．

〈加島雅之〉

第17章

足の異常

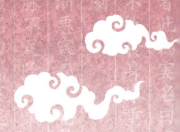

　ヒトは立ち上がるための力を必要とする．下肢はそのためにヒト特有の構造をしている．

　東洋医学においては，「四肢は脾が主る」といわれるように，上・下肢は脾という機能系統が担当している．脾とは主に消化器系の機能の調節を神経・内分泌的に調整する働きがあるが，「後天の気の生成」，「気の運化」から，なかでも人体のエネルギーの生成と適正配分に関わっていると考えられる．

　四肢は直立歩行という「人間らしさ」を最も有するが，身体という"乗り物"では"末梢"という位置づけとなる．そのため，最も遠い場所であるために，気血不足も現れやすい．気血とは身体の動的な活動を担当しているため，その現象に伴って，生体としての動きが停滞しがちとなり，二次性に瘀血，痰飲が生まれやすくなる．

　気血という身体の動的機能が脆弱になってくると，異常感覚が生まれやすく，外的刺激にも敏感となる．これは『黄帝内経』でいう「不栄則痛」「不養則痛」である．東洋医学では，異常感覚というのは気血の不足や瘀血，痰飲といった病理産物の蓄積に対する身体の信号なのであるが，加齢に伴う上記症状には難渋することも多い．

1 脱力感

　他覚所見，特に神経学的異常所見がある場合は，まず西洋医学的な診断・治療となるが，有意な所見がないにもかかわらず，脱力感が生じている場合がある．

> **症例**　84 歳男性．3 月受診
> 　1 週間前より歩行時の足の脱力感を自覚．歩行は可能だが，何かよたよたする感じがある．神経学的に明らかな所見なし，血液検査データ特記すべき所見なし．他覚的にも歩行時の不安定感がみられる．普段の生活は自立している．補中益気湯を処方したところ，数日のうちに回復し，以後再発を認めていない．
>
> **診断**　気虚下陥
> 　神経内科的疾患の除外については，その後の経過をみながら，注意深く進める必要があるが，本症例では西洋医学的には明らかな異常所見なく，確定診断には至らなかった．
> 　今後，微細な臨床検査項目が開発されるなかで病態が明らかになってくるかもしれないが，東洋医学的には気虚と診断した．気虚とは，身体のエネルギー不足であり，特に推導作用といわれる身体の駆動力の低下である．その影響が特に下肢の脱力として表現されたと考えた．
> 　「脾は四肢を主る」を目の当たりにした症例であった．

定石処方①

　　補中益気湯　3P　3×

　気虚の方剤は非常に多くある．多くは脾の気虚であり，補気の要薬は人参である．人参・白朮・茯苓・甘草を骨格とした四君子湯，六君子湯や，人参・乾姜を主として，身体に熱を生じさせる人参湯，大建中湯がある．補中益気湯は前者の改良版で，黄耆が加わり，柴胡・升麻という"昇提"作用をもった作用がある．昇提は気を身体の上方に持ち上げる作用なのであるが，"抗重力"の働きがあり，重力にまけて，「立っているのがつらい」「下に落ちていくような感じ」という下垂感のものの場合に用いるとよい．補中益気湯の特有の特徴のた

め，単に補気薬として用いると，かえってのぼせ，ほてり，血圧上昇が生じることがある．気虚下陥がない気虚の場合は，四君子湯，六君子湯でよい．

> **症例** 49歳男性
> 仕事の帰りの歩行時に下肢のしびれ，違和感を感じるようになった．整形外科にて画像所見，血液検査所見に異常所見なし．仕事は忙しいが，特に気に悩むような状況ではない．
> 体型は中肉中背，皮膚は褐色で筋肉質である．東洋医学的には，胸脇苦満が非常に強く，身体全体に筋緊張が強い．
> 抑肝散（よくかんさん）を処方したところ，数日のうちに回復し，以後再発を認めていない．
> **診断** 肝鬱気滞・化風

次の一手処方①

抑肝散　3P　3×

「肝は筋を主る」とされる．四肢の筋腹は，脾による気血の支えを必要とする．さらに「肝は筋を主る」の「筋」は，筋の緊張度，解剖学的には腱に近い概念である．東洋医学の肝というと"自律神経"と捉えられることが多い．しかし，筋の緊張度を調整しているのも肝である．そのため，肝が高ぶっている場合には高い筋緊張度が持続する．そのため，意識せずとも筋疲労が生じていることが多い．心因性のものが身体症状として現れること，身体化表現性障害というが，東洋医学における身体化には肝―疏泄―筋という一連の機能形態の関与として考えられている．

脾の問題が，足の脱力感を生じるのが多いのに対して，肝の問題では足のぴくぴくといった筋緊張症状を多く伴っている．この状態を肝鬱化風という．肝という機能形態は風ととても関係が深い．筋緊張によって手足が震えている状態を，東洋医学では"風が吹いている"と考える．肝気が鬱し，それが高じることで，風に変化するという病態である．

「腰がだるい」は腎の問題のことが多い．次章にて解説する．

2 浮腫

　実際に腎機能低下など血算生化学検査により異常が出ていなくても，体液のバランスは日々変化しており，状態に応じ浮腫を自覚することがある．

定石処方②
当帰芍薬散　3P　3×
防已黄耆湯　3P　3×

　もともとむくみがちな患者は，望診にて大抵の予想はつく．典型的には皮膚色が白く，肌に潤いをもつものが多い．大気の湿度の上昇に対して弱く，不調を訴えるのが特徴である．

　防已黄耆湯は，風水といい，気象の中でも湿の症状に敏感で，体表部が虚しているために浮腫しやすく，発汗もしやすいものに用いる．東洋医学では関節は表に位置する．そのため，湿度に影響を受けやすく，雨天前の気圧上昇時に痛みを生じる．

　月経周期による浮腫の程度の変化がある場合は，血と水の関係性による浮腫である．当帰芍薬散から始めるのがよいであろう．当帰芍薬散は，補血活血（当帰・芍薬・川芎），利水（茯苓・白朮・沢瀉），つまり四物湯と五苓散を合わせた構成になっており，血と水の双方に作用する．月経時には血が大きく動く．それに伴い浮腫が生じる場合は血を治療して，水も治療するのである．

　実際の臨床では，血と水の概念は異なるものの，血と水の明確な分離点はなく，血の治療には水の治療を，水の治療にも血の治療が合わせて用いられる．血，水の治療のどちらに重点を置くかは大切だが，双方に配慮すると相互作用が強化される．

次の一手処方②
九味檳榔湯　3P　3×

第17章　足の異常

定石で効果が得られなかった場合は，気を取り直して，体質的要素，天候変化などの増悪因子を聞いていく．これは望診での所見の再確認と新たな情報の収集のためである．体質的には冷えがあるかどうか，自覚症状として冷えがはっきりしなくても，冬が苦手か，入浴にて症状が改善するか，といった問診である．

九味檳榔湯は，大黄が含有されている独特の方剤である．気滞と水滞が両方ある場合の浮腫の方剤である．便秘があれば一層よい選択である．当帰芍薬散は水と血の方剤であるが，九味檳榔湯は気と水に働きかける．対照的に鑑別できるようにしておくとよいであろう．大黄は瀉下剤として考えられているが，その背景に気を動かす作用（特に気を下へ降ろす降気作用）がある．ものを動かす方向性があって初めて，血水は動きを与えられる．大黄は活血作用も有し，他の強い瀉下剤（逐水薬）と合わせて，血，水の両方を動かすのに用いられる．そのために大黄をうまく使用するのもコツである．当帰芍薬散合大黄甘草湯（とうきしゃくやくさんごうだいおうかんぞうとう）などである．

血と水　体内の液体成分

血と水について，周学海の次のような言葉がある．「例えていえば，血は舟，津液は水である．津液が充分あってこそ，舟は進むことができる」．身体の生理病理を描くのに，自然界の事物や現象を用いて説明されているものが多い．東洋医学の整体観では，体の外界と内界は同様の原理で成り立っているとしている．科学的分析的手法では細分化されがちであるが，この整体観によってできるだけ生体の全体像を大きくとらえようとしているのである．そのため，これらのことばは各々の臨床家から生まれてきた"経験の結晶"である．西洋医学一色できた思考パターンには，最初は慣れないのだが，いったんものにしてしまうと，日々人体に関する発見が多く，非常に診療を楽しくしてくれるものである．"経験の結晶"が，「なるほどそういうことか！」という臨床上の気づきを教えてくれることも多い．

血・水はいずれが不足してもいけない．他にも，周学海は，「津液が火によって焼かれると，血は瘀滞する」とし，水の病理が血に及ぶといった相互関係と

述べている．

　東洋医学の血・水を踏まえつつ，科学的検証がなされて，より鋭敏な人体観が形成されることが不可欠である．

3　しびれ，疼痛

　病態の核心に近づくために，しびれ，疼痛の増悪因子，そして場所を注意深く観察することが大切である．増悪因子はそのまま病態に直結している．例えば，寒冷刺激により悪化するしびれであれば，体内にも寒邪が生じており，外界からの寒邪に呼応することで，さらに増悪するのである．
　寒・熱・湿・燥のいずれの刺激により悪化するかを，問診により聴き取る．
　次に重要なのは，痛み，しびれの部位である．なぜなら，東洋医学の生理学である経絡と密接に関係してくるからである．黄帝内経には，「不通則痛」「不栄則痛」とある．前者は実証，後者は虚証による痛みの機序である．経絡が邪によって阻まれて流れが遮られたり，気血不足によって経絡自体が滋養されないことで，流れが滞る．生体の気血が動いていてこそ，機能を発揮する．留まってしまえば，そこに痛みが生じる．痛みはこのような観察眼を以って経絡を眺める必要がある．経絡の大まかな走行と代表的経穴（ツボ）を把握することで，より深い眼を養うことができる．

定石処方③
桂枝加朮附湯　3P　3×
牛車腎気丸　3P　3×
疎経活血湯　3P　3×

　桂枝加朮附湯，牛車腎気丸は，いずれも附子を寒冷刺激による増悪に鑑別すべき処方となる．

外邪に呼応する人体の性質を見極める．寒邪に弱いということは，人体を温める（気の熱として身体を温める）作用が弱いことや，血虚（血が不足すると気の温煦作用が十分発揮されない）が考えられる．気の温煦作用が腎陽虚に関するものであれば，牛車腎気丸がよいであろうし，表虚証であれば桂枝加朮附湯がよいであろう．腎陽虚に関して痛む部位は下肢の後部（ちょうど坐骨神経の走行部位）にあたる．アキレス腱はその要になる部分である．アキレス腱を痛めたと聞くと腎虚が瞬時に頭に浮かぶというのが，東洋医学の経絡の理解で必要である．

他の定番として，疎経活血湯は，四物湯と活血薬（駆瘀血薬）に袪風湿薬（しびれ，痛みに強い生薬群で体表部の湿をとり，経絡の流れをよくする）組み合わされた方剤である．加齢や過度の力学的ストレスで腱，靭帯に負担がかかると，ミクロの世界では，"小さな外傷"が生じ，肉芽や毛細血管の増生が生じてくる．東洋医学的には瘀血の初期である．これらの動きがひどくならないうちに，活血薬の入ったものを用いる．慢性化して症状が完全に固定化してしまうと漢方薬の効果が減弱してしまう．

次の一手処方③

麻杏薏甘湯（まきょうよくかんとう）　3P　3X

薏苡仁というと"いぼ取り"薬として局所炎症の清熱，排膿作用が広く知られているが，しびれをとる袪風湿薬としても効果の高いものである．

また麻黄は発汗剤や感染症発熱時によく用いられるものであるが，四肢のしびれ，疼痛にも忘れてはならない生薬である．『金匱要略』の続命湯（ぞくめいとう）に使われているように痺証（四肢の痛み，しびれ，麻痺など）に欠かすことのできない生薬である．交感神経賦活作用があり，意欲や活動性を上げる印象がある．

その両者の配合を有している麻杏薏甘湯は，湿の多い風邪で午後に増悪するのが，典型的である．

越婢加朮湯（えっぴかじゅつとう）と寒熱逆の裏処方と覚えておくのもよいであろう．

〈田中耕一郎〉

第18章

腰の異常

　『黄帝内経素問・脈要精微論』には,「腰は腎の府」,「膝は筋の府」と書かれてある.これは,腰の強さは腎に,膝の柔軟さは筋を主る肝に,それぞれ関係しているという意味である.

　「膝は筋の府」については,登山を思い浮かべてみるとよい.上りは確かにきつい.しかし,筋疲労が極まった下肢に対して,一番ダメージのあるのは下りではないだろうか.膝ががくがくと不安定感を有し,衝撃をうまく吸収できず,次第に痛みを生じるようになる.そのため,柔肝作用を有する芍薬甘草湯(しゃくやくかんぞうとう)がよい選択となる.

　「腰は腎の府」とは,重いものを持ち,さらに長い距離を歩いたとき,腰部の折れそうな脆弱感を感じることがある.仙腸関節の辺りが固く収縮しているように自覚することもある.ここで無理をすると腰椎捻挫("ぎっくり腰")を起こす,そのような状態である.

　『黄帝内経素問・脈要精微論』ではさらに,「転揺不能,腎将憊矣」(腰を動かすことができないのは,まさに腎が疲労したためである)と述べている.腎が虚すると,腰が柔軟性を失い,筋緊張で腰を支えるようになる.これが腰の異常につながってくる.

　腰痛の訴えには,できる限り腹診の後にうつ伏せになって頂き,腰を観察するとよい.

　問診のみで思考するのではなく,局部の観察から得る情報は多い.特に,虚しているか,実しているかは,腰部の骨格や筋の付き方などで予想がつくよう

になる．

　さらに，経穴（ツボ）を診てみると，ヤコビー線と脊柱起立筋の辺縁にある大腸兪（だいちょうゆ），その1椎体分上の腎兪（じんゆ）が固く緊張している．大腸兪，腎兪は，そのまま腰痛に対する重要なツボであり，そこに鍼を打ったり，円皮針（簡易的なツボ刺激の貼付型）や，ほぐしたりすることでも腰痛は緩和する．

　大腸兪，腎兪の部位の筋骨格系が柔軟性を失い，筋肉は堅く緊張することで，かろうじて腰を支えているのである．また，一方は硬結が強く実しており，他方は弱く，虚しているように左右差がある場合，早めに処置しておくとよい．腰痛が悪化する場合があるからである．

定石処方①

腰のだるさ・腰痛に→牛車腎気丸（ごしゃじんきがん）　3包　分3
筋攣縮に→芍薬甘草湯（しゃくやくかんぞうとう）　1包　屯用

1　腰のだるさ，腰痛（鈍痛）

　「腰は腎の府」からいえば，腎虚は腰痛の主要な病因である．補腎の要薬である八味丸（はちみがん）（八味地黄丸（はちみじおうがん）），牛車腎気丸が選択となってくる．

　腎虚の治療では，補腎の治療には単なる補う生薬だけではなく，痰飲，瘀血といった邪を取り去る生薬も合わせる必要がある．この観点は六味丸（ろくみがん）からも窺うことができる．六味丸の6つの構成生薬が，三補三瀉といわれるように，山薬・山茱萸・地黄の3つの生薬で，脾，肝，腎のそれぞれを補うことはもちろんのこと，茯苓・牡丹皮・沢瀉の3つで脾，肝，腎の痰飲，瘀血を処理している．邪を適切に処理しないうちに補っても，補っただけの効果が得られない．

　八味丸は六味丸に附子・桂枝を加えたもの，牛車腎気丸はさらに牛膝・車前子が加えられているものである．牛膝は補腎作用以外に瘀血を取り，利水する作用がある．車前子は利水作用に加え痰飲を処理する作用がある．これらの生

薬は，補腎に対する瀉と補の考え方をよく表現している．

　牛膝は頭部に上昇した熱邪を下ろす力，車前子は清熱作用を有している．腎虚の場合，理論上は腎陽虚，腎陰虚に分類できるものの，臨床上は，冷えやすいが虚熱をもちやすいという矛盾した病態が混在する場合がままある．単純な補陽，補陰では症状が増悪することがあるが，牛車腎気丸は温めつつも，虚熱を清し，下方に降ろす作用があるため，腎陰陽両虚証により適した方剤である．

　また，地黄は脾に重く，胃弱のものは「もたれる」，「食欲が落ちた」といった症状が現れることがあるので注意が必要である．エキス剤よりも丸剤の方が蜂蜜でコートされており，脾胃にやさしい印象がある．

　附子の量であるが，エキス製剤では非常に控えめに用いられている．八味丸で0.5g，牛車腎気丸でようやく1gといった量である．そのため，温めて痛みを取るためには修治した附子末を加える必要がある．附子の使用方法は様々で，初回1gから0.5g程度ずつ増量していく方法と，初期量を2g，3gから用いる場合もある．寒熱を十分に判断して用い，副作用についての十分確認を取っていれば，患者に対して，より適切な量を用いればよい．通常の臨床では，2g程度であれば問題なく使用できる．

芍薬甘草湯

　芍薬甘草湯は，筋攣縮の場合，骨格筋，平滑筋にかかわらず，幅広く応用でき，即効性も高い漢方薬である．腰痛にも，もちろん適用できる．

　腰部の痛み部位，筋緊張を観察すると，通常は左右差がみられるものである．そのような状態で長く日常生活動作をしていると，左右どちらかの膝・足が痛み，それをかばうことで今度は反対側の膝・足の筋緊張が高まり，痛むようになる．このような状態をできる限り機能性異常の段階で，腰痛持ちの方は"メンテナンス"のような形で，芍薬甘草湯や鍼灸，整体を利用するのもよい．

　ただし，整形外科領域では対症療法的な処方であり，東洋医学的に病態を把握して用いる必要がある．他の処方と併用しながら長期処方で用いる場合には，甘草の量を考慮すると1日1包が安全と考えられる．

・次の一手・〜温める別の方向性〜　秘技！

次の一手処方①

冷えがある場合に→苓姜朮甘湯　3包　分3

冷え＋血虚・瘀血がある場合に→五積散　3包　分3

苓姜朮甘湯

　苓姜朮甘湯は『金匱要略』で，別名「腎着湯」と呼ばれる．「その人身体重く，腰中冷え，水中に坐するがごとし」「腰以下冷痛し，腰重きこと，五千銭を帯びるがごとし」という条文にあるように，腰が冷えて，重く，痛いというのが目標となる．

　苓姜朮甘湯は直接的な補腎薬ではないが，この方剤を鑑別に入れておくとよい．また，補腎薬と併せて使うのもよい方法である．湿邪，寒邪を取り去ることで，補腎陽の方剤はより効果を発揮しやすくなる．

　苓姜朮甘湯は，茯苓，白朮により下肢の湿邪を取り除き，乾姜により温める方剤である．湿邪，寒邪と腰の症状が主体の場合に用いるとよい．乾姜で温める生薬構成だが，足りない場合は，附子，肉桂を併用する必要がある．八味丸，牛車腎気丸，そして真武湯とも相性がよい．

五積散〜温め，寒湿を除去しつつ，血虚，瘀血にもフォロー〜

　五積散もまた，"瀉さないうちは，補してはいけない"という原則をもとに生薬が組み合わせられている．寒邪，湿邪を温裏，理気去痰によって処理する以外に，当帰，川芎の配合から血虚，瘀血にも配慮された多方向性，補瀉兼用の処方である．

　単独での効果が得られる場合もあるが，補腎薬との併用にてより効果が期待できるという報告がある．

2 腰痛（より強い痛み）〜瘀血の関与〜

・定石・

　腰痛には加齢に伴う脆弱性が関与しており，その意味では腎虚なのだが，一方で瘀血，痰飲といった邪もまた多くなる．虚しているところに邪も集まるのである．瘀血の痛みは，「固定した」，「刺すような」痛みとして表現されるように，腎虚の「だるさ」に比べると，痛みのレベルもしつこく，強いものになっている．

定石処方①

瘀血の痛みに→治打撲一方　3包　分3
または疎経活血湯　3包　分3

治打撲一方

　また，外傷の急性期であれば，より瘀血への観点は不可欠である．東洋医学的には局所の炎症には，二次的に痰飲，瘀血が絡んでくると考えている．外傷により組織損傷，皮下血腫が生じた場合，東洋医学における痰飲，瘀血の処理が，その修復過程を早めるのに鍵となってくる．

　治打撲一方は，瘀血に対しては，川芎・大黄，痰飲・瘀血の両側面に川骨という構成である．打撲に限らず，腰椎捻挫など急性の腰痛に用いるとよいであろう．

　慢性期の場合は，できるだけ早めに，瘀血への対策を進める必要がある．瘀血とは，血の循環不足といった量的側面と，滋養分の低下，炎症を惹起する成分の増加といった質的側面を有していて，放置すると症状を固定化するばかりでなく，器質的変化へと繋がっていく概念なのである．

疎経活血湯

　疎経活血湯は，四物湯をベースに，桃仁，牛膝という活血薬を合わせた関節痛（東洋医学的には"祛風湿"）の処方である．竜胆草が配合されている分，全体的には寒性の方剤である．瘀血に対しての作用を強めるためには，桂枝茯苓丸，桂枝茯苓丸加薏苡仁を合わせる．

　瘀血は二次性の代謝産物である．そのため，瘀血を生じる病態生理，体質的要素にも着目する必要がある．疎経活血湯の場合は血虚がベースにあり，生薬構成の中に四物湯の方意が加えられている．血虚による瘀血に対しては，四物湯が基本となり，補陰の地黄，補血・活血の両方の力がある当帰，活血作用に優れる川芎，補血作用と局所に血を誘導することのできる芍薬の4つがそれぞれ相補的に組み合わされている．六味丸の三補三瀉と同様に，四物湯も補（補血），瀉（活血）の両方の原則を有している．

　他にも疎経活血湯は，風湿邪を受けやすい環境要因や体質要因（表虚など）がある場合に，他の祛風湿の方剤を合わせて，祛風湿の薬効を強化することもできる．祛風湿の方剤には，麻黄を用いた『傷寒論』『金匱要略』を原典とするものと，麻黄を用いずに祛風湿薬，解表薬を駆使した組み合わせのものがある．前者に当たるのが，麻杏薏甘湯，越婢加朮湯といったもので，よりシャープな薬効が期待できる．二朮湯，薏苡仁湯は後者にあたる．後者の生薬の場合，どのような環境要因が症状を増悪させているのか，という観点に注目する．悪化するのは，寒い日なのか（寒邪），雨天の前なのか（湿邪），夜間なのか（瘀血の関与）などの問診を行い，エキス製剤を用いる場合は，主病因に対しての生薬群が組み合わせによって増量されるように，選んでいく．

・次の一手・ ～寒熱を自在に操る～　秘技！

次の一手処方②

四肢の血流の阻害による痛み，しびれに→
　　　　　　　　　当帰四逆加呉茱萸生姜湯　3包　分3

当帰四逆加呉茱萸生姜湯

　当帰四逆加呉茱萸生姜湯は，疎経活血湯と寒熱は逆だが，方剤構成に類似点がある．体質的にはともに血虚があり，四肢の血流の阻害による痛み，しびれに効果がある．そこで，季節の邪に合わせて使い分けることができる．例えば，冬は寒邪を受けるために当帰四逆加呉茱萸生姜湯，夏は熱邪が強くなるために疎経活血湯という具合にである．当帰四逆加呉茱萸生姜湯は"血虚受寒"といって，血虚体質のものが，寒冷刺激（寒邪）により，特に四肢の末梢循環が阻害されることで，冷え，ひどい場合にはしびれ，痛みを生じる病態に用いられる．

　当帰四逆加呉茱萸生姜湯には，いわゆる瘀血専門の生薬は入っていないが，当帰・大棗で血を滋養し，桂枝・芍薬・細辛・木通で血の不足する局所へ強力に血を誘導する力をもっている．寒証の場合は，瘀血の"専門薬"である桂枝茯苓丸などを併用しながら当帰四逆加呉茱萸生姜湯を用いるのは，瘀血の原因となっている寒邪，血虚という病態を上流から変えていく"体質改善"薬となりうるのである．

Column コラム：日本独特の生薬　川骨・桜皮・樸樕

　川骨は「カワホネ」とも「コウホネ」ともよばれるスイレン科コウホネの根茎である．水生植物であり，澄んだ水の中，日光の届く範囲で水中に幅広の葉をつける．夏に日差しが強くなって，成長してくると，水中から水上へと成長し，水上にも葉を付ける．水生植物は水分代謝に長けており，人体に用いると利水の作用を発揮するものが多い（沢瀉などもその例である）．川骨は，日本で頻用され，利水以外に活血，強壮の作用を有する．瘀血，痰飲が病態となる打撲などの外傷に用いられ，治打撲一方の重要な成分である．

　桜皮も日本独自の生薬で，バラ科のヤマザクラ，ソメイヨシノの樹皮を用いる．江戸時代から民間療法でも皮膚科領域で蕁麻疹，湿疹などに用いられてきた．解毒・排膿の効果があるとして，華岡青洲は十味敗毒湯（じゅうみはいどくとう）に用いている．

　樸樕（ボクソク）も，中国では用いられない，日本独自の生薬である．クヌ

ギなどの落葉高木の樹皮を用いる．活血・解毒に効果があるとされ，香川修庵の治打撲一方，華岡青洲の十味敗毒湯に配合されている．治打撲一方では川骨・川芎とともに活血作用が期待され，十味敗毒湯では川芎との活血作用に加えて，桔梗と共に排膿作用が，共に期待された配合となっている．

　日本独自の生薬と方剤も，臨床の場でより評価され，日本の独自の発展の部分として残していく必要がある．

〈田中耕一郎〉

第19章 月経異常

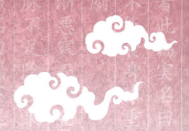

1 正常な月経とは？

　まずは正常を知ることが大切である．異常だと思って漢方外来を受診されたが，異常ではないと知って安心し，それで解決する場合もままあるからである．
　女性の身体では，視床下部から分泌されるゴナドトロピン放出ホルモン（gonadotropin releasing hormone: GnRH）によって，下垂体前葉のゴナドトロピンである卵胞刺激ホルモン（follicle stimulating hormone: FSH）と黄体化ホルモン（luteinizing hormone: LH）を放出するよう働きかけ，それらによって卵巣で卵の成熟と排卵を起こす．また同時に，卵巣からの卵胞ホルモン（estrogen: E）と黄体ホルモン（progestin: P）が周期的に働き，受精卵着床のための子宮内膜の肥厚を促す．妊娠が成立しなければ内膜は剥がれ落ちる．これが月経である．月経の周期（月経の開始日から次の月経が始まる前日まで）は25日以上38日以内，月経持続期間は3日以上7日以内が正常とされている．

2 月経異常とは？

　月経困難症は「月経に随伴して起こる病的症状」と定義される．症状の大小

はあれ，多くの女性が経験し，例えば約 5 〜 14％の女性は下腹痛のために学校や仕事を休まねばならない場合もあるという．

月経周期が正常よりも短縮もしくは延長することを月経不順という．特に，3 カ月以上の無月経や度重なる月経不順は積極的に治療すべきである．

月経中に貧血が進む，凝血塊が大量に出る，など，月経血量が多いこと（150mL 以上）を過多月経という．反対に，月経血の量が極端に少ない場合を過少月経という．

・定石・ 鉄板！

器質的異常が認められない場合には，漢方治療が第 1 選択になるといっても過言ではない．これまでの報告では病名処方的に当帰芍薬散・桂枝茯苓丸・加味逍遙散を用いても約 60 〜 70％に有用とされている．

定石は侮れない．単純な月経異常ならば，確かにこの 3 方剤と桃核承気湯で軽快することが多い．

以下に各処方について解説する．

当帰芍薬散

『金匱要略』に，「婦人懐妊，腹中疗痛，当帰芍薬散主之．」つまり，婦人が妊娠し，腹中痛むものは当帰芍薬散がこれを主る，とある．日本人女性の月経困難症には最も使いやすい．

水滞と血虚が同時に存在するため，絡の不通と質的に劣化した血によって疼痛が起こりやすい．脾胃を立て直し，湿を去り，血中の水を捌くのに白朮・茯苓・沢瀉を用い，血の循環を改善するために，当帰・川芎・芍薬を用いる．

桂枝茯苓丸

桂枝茯苓丸は『金匱要略』に「婦人宿有癥病，経断未及三月，而得漏下不止，胎動在臍上者，為癥痼害．妊娠六月動者，前三月経水利時，胎也．下血者，後断三月衄也．所以血不止者，其癥不去故也，当下其癥，桂枝茯苓丸主之．」と，元々癥病（腹腔内に塊のできる病態）をもつ婦人が妊娠し，癥病によって妊娠

が害されるのを防ぐために桂枝茯苓丸が用いられたことがわかる．これを応用して，子宮筋腫や卵巣嚢腫などの癥病がある場合には第1選択となる．癥は瘀血と水に分解され，瘀血に対しては桂皮・牡丹皮・芍薬・桃仁，水に対しては茯苓が対応している．

加味逍遥散

　加味逍遥散は，『太平恵民和剤局方』を原典とし，「治血虚労倦，五心煩熱，肢体疼痛，頭目昏重，心忪頰赤，口燥咽乾，発熱盗汗，減食嗜臥，及血熱相搏，月水不調，臍腹脹痛，寒熱如瘧．又療室女血弱陰虚，栄衛不和，痰嗽潮熱，肌体羸痩，漸成骨蒸」とある．すなわち，血虚，陰虚，栄衛不和，血熱という病態に適応があるとされている．骨蒸潮熱とは，体の中から蒸されるように感じる熱感のことで，午後や夜間に出現または増強する．更年期症候群の1つとして現れることも多い．また，本方剤には柴胡が含まれており，肝気鬱結に対しても有効である（後述のストレスが関わる月経異常症にも頻用される）．また，熱証を主に改善するのは，山梔子と薄荷の組み合わせであり，胸中の無形の熱を冷ますと考えられる．この熱証は，「胸部のもやもやした感じ」，とか，「鬱々とした気分」などと表現されることが多い．

桃核承気湯

　『傷寒論』に「太陽病不解．熱結膀胱．其人如狂．血自下．下者愈．其外未解者．尚未可攻．當先解其外．外解已．但少腹急結者．乃可攻之．宜桃核承氣湯．」とある．熱結膀胱で，血が下らないために小腹急結して狂のようになった症状に，桃核承気湯で攻めて血を下すとよい，ということである．少腹の差し込むような痛みや，狂のような精神症状に効果があることがわかる．構成生薬は，桃仁・桂皮・芒硝・大黄・甘草である．熱によって変性し，流れにくくなった瘀血を桃仁・芒硝で質的に変化させ，桂皮によって血を推進し，大黄によって血の環流を計る．

3 月経困難症の漢方

　機能性月経困難症では，NSAIDs が約 60 〜 70％の症例に対し有用で，頓服で即効性があるが，一時的な対症療法であり月経困難症そのものを引き起こさないようにさせる効果はない．これに対し漢方治療は，随伴症状（冷え・頭痛・便秘など）を同時に改善でき，服用しているうちに月経困難症そのものが出現しなくなり，廃薬できる場合も多いことが特徴である．

　症状に焦点を絞った場合は，下記のような漢方薬が有効である．また，症状別に記載したものの，非常に重なる部分が多く，種々の症状に 1 剤で対処できることがわかる．

①下腹部痛

定石処方①

当帰芍薬散：前述のように，血虚に水滞を伴う疼痛に用いる．
桂枝茯苓丸（加薏苡仁（か よく い にん））：前述のように瘀病に用いる．明らかに瘀がない場合でも，臍周囲の圧痛を目標として用いる．
桃核承気湯：気逆，便秘を伴う場合に用いる．

・次の一手・　秘技！

次のいずれかを証に合わせて用いる．

当帰建中湯（とう き けんちゅうとう）
　血虚に気虚を伴う場合に用いる．芍薬・甘草を含み，血を補う当帰と気を補う大棗・甘草・生姜が配合されている．『金匱要略』には，「『千金』内補当帰建中湯．治婦人産後虚羸不足，腹中刺痛不止，吸吸少気，或苦少腹中急摩痛引腰背，不能食飲．産後一月，日得服四，五剤為善，令人強壮宜．」とある．この「腹

中刺痛」「少腹中急」の機序は小建中湯証と基本的には同じである．気血が不足しており，気の不足により気機の昇降出入が，そして血の不足により血脈の運行が障害される．気の昇降不利のため肺→胸→心下の昇降が障害され「吸吸少気」となり，絡の不通のため「腹痛」「少腹拘急」が起こる．「腹中刺痛」「少腹中急，痛引腰背」などの「痛み」のためと考える．小建中湯に当帰を加え，桂枝・芍薬の併用による通絡の働きを強めたものである．

芍薬甘草湯

頓服で使用しても，分2程度で月経時使用してもよい．即効性がある．芍薬と甘草の組み合わせには，筋攣縮を和らげる作用があり，子宮の収縮痛を和らげる働きがある．

当帰四逆加呉茱萸生姜湯

『金匱要略』に，「若其人内有久寒者，宜当帰四逆加呉茱萸生姜湯．」とある．これは，前条の当帰四逆湯を受けて，さらに「其人内（裏）にもともと寒飲のあるものは，当帰四逆加呉茱萸生姜湯がこれを主る．」とある．「内有久寒者」は，胃中に陰陽失調による寒飲が生じていることを示している．そのために起こる腹痛に有効である．

その他：温経湯，芎帰膠艾湯

②頭痛が主症状である場合

当帰芍薬散

水滞と血虚により，頭重感や眩暈を伴うことが多い．脾胃を補う方剤ではあるが，胃腸症状が強い場合は六君子湯もしくは人参湯と併用するとよい．

呉茱萸湯

こめかみから後頭部の痛み，50歳以下で，冷え[2]がある場合に有効率が高い．眩暈や動悸を伴う場合には苓桂朮甘湯と併用すると，肘後方の奔豚湯の方意となり，パニック症状にも応用できる．

当帰四逆加呉茱萸生姜湯

手足先の冷え，しもやけができやすい．前述のように寒飲に有効であるので，寒飲による上衝が原因の頭痛によい．

③月経が過多である場合

芎帰膠艾湯

『金匱要略』に，「師曰，婦人有漏下者，有半産後因続下血都不絶者，有妊娠下血者，仮令妊娠腹中痛，為胞阻，膠艾湯主之．」とあり，①漏下者，②半産後下血が止まらないもの，③妊娠中に下血があるもので腹中が痛むものに有効であるとある．阿膠が入っているため，比較的速やかに陰虚や血虚の症状を緩和することができる．

温経湯

血虚，瘀血があり，手足のほてり，手足・口唇のかさつきがある場合に用いる．『金匱要略』に，「問曰，婦人年五十所，病下利数十日不止，暮即発熱，少服裏急，腹満，手掌煩熱，唇口乾燥，何也．師曰，此病属帯下．何以故．其経半産，瘀血在少腹不去．何以知之．其証唇口乾燥，故知之．当以温経湯主之．」とある．"婦人の更年期で不正出血が数十日止まらない（漏下）．夕暮れから夜になると発熱し，下腹部がひきつれて痛み，腹満し，手掌が煩熱し，口唇が乾くのはなぜか？"師が答えていうには，"この病は広義の帯下（婦人病）である．なぜならば，以前に流産したときに少腹の瘀血が完全になくなっていなかったからである．それは口唇が乾いているからわかる．温経湯がこれを主る"，とある．処方全体で，温めながら血をめぐらせ，陰血を補い，虚熱を清し，脾胃を立て直す．特に，呉茱萸・桂枝・生姜は，温経・散寒・行血する．また，口唇が渇いていることから，滋陰が必要であり，当帰・川芎・芍薬・阿膠・牡丹皮・麦門冬で養血・行血・養陰を行う．

牡丹皮はまた虚熱を清する．半夏・人参・生姜・甘草は脾胃を補い，健脾・和胃する．

帰脾湯(きひとう)

心労があり，睡眠障害を伴うことが多い．脾は統血を主ることから，不正出血にも効果がある．

桂枝茯苓丸加薏苡仁

圧痛に加えて下腹部のはりがある場合．桂枝茯苓丸に準じる．

黄連解毒湯(おうれんげどくとう)

過食，飲酒を好む場合．便秘傾向のある場合には三黄瀉心湯(さんおうしゃしんとう)の方がよい．

ここで，桂枝茯苓丸加薏苡仁や桃核承気湯を用いた場合，月経中も服用を継続するとかえって月経過多が増悪する場合があるので，注意が必要である．そのような場合は，月経中のみ服用を中止する．

4 月経前症候群

月経前緊張症（PMS）は，日本産婦人科学会により，月経前3〜10日におこる精神的あるいは身体的症状で，月経開始後すみやかに消退あるいは軽快するもの，と定義されている．

黄体ホルモンの急激な上昇と低下が脳内のセロトニン代謝や体内の水分代謝に影響を及ぼすことに関係があると考えられているが，このような性ホルモン変動に加えて本人の気質や性ホルモンに対する感受性，環境の変化やストレスなどによって症状の程度や質が変わってくる．よって，その治療も，低用量ピル，SSRIやSNRIばかりでなく，心身のバランスを調える漢方薬が効果的であることが多い．

月経前の症状は，月経のある女性の50〜80％にみられるが，このうち，日常生活に差しつかえる程度のものは10％未満，著しい精神症状を伴うPMDD（月経前気分不快障害）は，数％程度である．PMTは，産後や更年期における気分変調やうつなどとも関係が深いといわれている．20代の若いうちから適切

な対処法を知り，改善しておくことは将来的な未病を治すことにもなる．

定石処方②

当帰芍薬散：軽度のいらいらや，腹痛，むくみやすいなど．

加味逍遥散：落ち込みやすい場合．前述のように胸中無形の熱がいらいら感につながる．

桃核承気湯：便秘傾向，逆上しやすい．

次の一手処方①

香蘇散：悲哀感，身体表現が下手で行き詰まりを上手に発散できない[3]

半夏厚朴湯：些細なことが気になる，神経質，几帳面（メモを細かく取るなど）[3]．

抑肝散（加陳皮半夏）：いらいらしやすい，怒りっぽい．

5 月経不順

　月経異常の中で，最もストレスと関わっている．このことから，定石の方剤に加えて，下記のような漢方薬を併用すると早期の症状改善が得られることが多い（コラム「ストレスと月経異常」179 頁参照）．

六君子湯

　気鬱傾向があって，消化管が弱い場合．

柴胡桂枝湯

　胃が痛くなりやすい，緊張が強い．

四逆散
しぎゃくさん

『傷寒論』には，「少陰病．四逆．其人或欬．或悸．或小便不利．或腹中痛．或泄利下重者．四逆散主之．」とあり，緊張が非常に強い場合に用いる．

構成生薬は，柴胡・芍薬・枳実・甘草で，芍薬と甘草を含むので，月経困難症にも効果がある．胸脇苦満，腹直筋攣急，イライラ，不眠，抑うつ状態などの精神神経症状や，気鬱による腹痛，腹部膨満感，動悸などの症状が目標となる．

十全大補湯，人参養栄湯
じゅうぜんたいほとう　にんじんようえいとう

疲れ・肌のかさつきなど血虚の症状がある場合に併用するとよい．

症例 16歳女性

主訴　四肢の冷え，月経困難症（下腹部痛）

既往歴・家族歴　特記すべきことなし

現病歴　X−1年高校に進学してから月経痛がひどくなり，また月経前にひどくいらいらするようになった．また四肢の冷えがひどく，特に足が冷える．X年4月から，月経痛がさらにひどくなり，鎮痛薬を服用しても改善しなくなったため，6月当外来を受診した．

漢方医学的所見

自覚症状：四肢の冷え，特に足がひどい，便秘傾向，いらいらしやすい，目の下にクマができやすい，皮膚がかさがさしている，月経痛（下腹部痛）がひどく，学校を休まねばならないこともある．

身長162cm，体重56kg，体温36.7℃．

脈：沈，弦，按じて有力渋．

舌：暗赤色，湿潤した白苔．

腹：腹力中等度，両側胸脇苦満，両側臍傍圧痛，S状結腸部の圧痛．

臨床経過

X年6月　桃核承気湯エキス3包分3を開始．

7日目　便通改善，四肢の冷え改善．

1カ月目　月経痛が今までになく軽く，日常生活に支障なかった．鎮痛薬は1回のみ使用．

2カ月目　月経痛はなく，鎮痛薬が不要に．

3 カ月目　下腹部の重い感じも消失，四肢の冷えもほぼ消失．
その後，2 包分 2，1 包分 1 として継続中．

考察　四肢の冷えがあると，よく温剤を処方しがちであるが，熱結膀胱のために，かえって四肢は冷えるという病態によく遭遇する．所見や問診から適切な処方をすることが大切である．

症例　15 歳女性

主訴　四肢の冷え，抑うつ

既往歴・家族歴　特記すべきことなし

現病歴　X−1 年 5 月頃から部活動でトラブルとなり，その頃から抑うつ気分と不眠が出現した．その後，徐々に家族に対しても心を開かなくなり笑顔を見せることもなくなった．心療内科でも抑うつ神経症の診断で加療を受けたが改善しなかった．また四肢の冷えがひどく，夏でも靴下をはかなければならない状態であった．X 年 6 月当科を受診した．

漢方医学的所見

自覚症状：抑うつ気分，四肢の冷え，特に足がひどい，月経不順あり．

大小便：異常なし

身長 158cm，体重 51kg，体温 36.5℃．

脈：沈，緊張，中等度，弦．

舌：暗赤色，湿潤した微白苔．

腹：腹力中等度，両側胸脇苦満，心下痞鞕，両側腹直筋緊張，臍上悸，両側臍傍圧痛．

臨床経過

X 年 6 月　四逆散料を処方開始．

7 日目　不眠・四肢の冷え改善．

1 カ月目　家人に対して笑顔を見せる．

2 カ月目　家人と普通に会話し，靴下が不要に．

3 カ月目　冷えはほとんど消失，活動性↑

4 カ月目　月経周期も 28 日になってきた．

その後，X＋1 年 6 月まで続服し，増悪を認めないため廃薬とした．

考察　四逆散のみで対処できた例である．柴胡桂枝湯も鑑別に上がるが，緊張による四逆が著明であったため，四逆散を処方した．肝は月経周期を調整するといわれており，コンプライアンス改善も考慮して柴胡剤のみで経過を見るのも一手である．

おわりに

主要な方剤について解説してみたが，当然漢方方剤は病名処方ではないので，記載に苦慮した．わかりにくい点があればご容赦いただきたい．

問診によってどのような病態なのかを把握し，適切な方剤を選択することが重要であることはいうまでもない．

ストレスと月経異常症

ストレス時の分泌経路である視床下部・下垂体・副腎皮質ストレス反応系（hypothalamic pituitary-adrenal axis: HPA）と，毎周期に働いているホルモンの分泌経路である視床下部・下垂体・性腺軸（hypothalamic-pituitary-gonadal axis: HPG）では，どちらもその中心的な役割は視床下部・下垂体にある．GnRH: ニューロンにはストレス応答と関連するCRH（corticotrophin releasing hormone）受容体やvasopressin受容体などの神経ペプチド受容体が発現しており，ストレスが性機能発現を抑制する可能性も示唆されている．精神的なストレス，無理なダイエット，生活習慣の乱れ，過度の運動などのストレスは，その程度により月経異常を起こす要因となる．原因を取り除くことは，漢方医学においても当然重要である．しかし，本人には改善できない場合（環境的な問題など）には，そのようなストレスに対しては，ストレスを受ける側を補強することで対処できるようになることも多い．漢方医学では，そのような方剤が多く，前述のような血の異常を改善する方剤に併用するとよい場合が多い．

文献

1) Arleen H, et al. Adolescent chronic pelvic pain. J Pediatr Adolesc Gynecol. 2005; 18: 371-7.
2) 関矢信康, 他. 呉茱萸湯著効例の呈した症候に基づいた使用目標の検討. 漢方の臨床. 2008; 55: 709-14.
3) 花輪壽彦. 漢方診療のレッスン. 東京: 金原出版; 1997. p.407.
4) Kotani N, et al. Analgesic effect of a herbal medicine for treatment of primary dysmenorrhea: a double-blind study. Am J Chin Med. 1997; 25: 205-12.

〈小川恵子〉

第20章

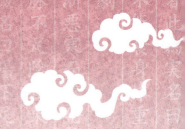

妊娠に関するトラブル

　妊娠・出産はいつの時代も難関である．特に最近では，結婚・出産年齢の上昇のみによっても難関度が増している．さらに様々な社会要因，環境要因が重なっている．現代医学的なサポート技術は日進月歩の勢いで伸びているが，さて漢方には何ができるだろうか．

1　不妊症

定石処方①
温経湯（うんけいとう）　3P　分3

　そもそも，一口に不妊症といってもいろいろな疾患・病態が混在していて，一絡げにするほうが間違っている．だから，処方もどれか1つをあげて「万能」を謳うほど怪しいものはない．ここでは不妊症のメジャーなタイプをいくつかあげて，諸氏の考える材料としたい．

①精子が子宮内へ入れないために起こるもの
　頸管粘液が足りないと，精子は子宮頸管を通過し子宮内へ入れない（頸管粘液産生不全）．ここで精子が侵入阻止されてしまう場合もある（頸管粘液精子不

適合・抗精子抗体）．
②卵子ができないために起こるもの
　卵巣機能不全，無月経など．
③卵子が精子と接触できないために起こるもの
　卵子が卵巣から出てこられない（排卵障害），卵管が詰まって卵子が降りてこない（卵管通過障害・卵管閉塞）などがある．これが最も多い．
④受精以降に問題があるために起こるもの
　子宮筋腫や子宮内膜ポリープ，あるいはそれ以外の原因（子宮の奇形など）で，受精卵が着床できない．
⑤原因不明なもの
　精査しても異常がないもの．これも少なくない．

　さて，現代医学的には以上の通りだが，漢方的にみるとほぼ次のようになるであろう．

表20-1　不妊の漢方的捉え方の例

頸管粘液産生不全　→　腎陰虚
卵巣機能不全　→　腎陽虚
無月経（二次性）　→　肝気失調
排卵障害　→　腎気虚・気虚気滞
卵管通過障害・卵管閉塞　→　痰飲・瘀血・気滞
子宮筋腫・子宮内膜ポリープ　→　瘀血
受精卵着床不全　→　血虚・血瘀
原因不明なもの　→　？

　このなかで，原因不明なもののなかには，低体温（陽虚）や気虚，瘀血，痰飲などが結構みられることに留意したい．「原因不明」とは，あくまで現代医学的にそうなのであって，漢方ではなんらかの異常に帰結できることがほとんどである．

　温経湯（当帰・芍薬・川芎・牡丹皮・阿膠・麦門冬・半夏・人参・生姜・甘草・桂皮・呉茱萸）は，12種類の生薬からなる大処方だが，不妊症に関してはそこそこ all purpose な処方といえる．補血活血（当帰・芍薬・川芎・牡丹皮・阿膠・桂皮），温経散寒（桂皮・呉茱萸），滋陰（阿膠・麦門冬），補脾益気（人参・生姜・甘草），去痰理気（半夏）といった生薬がバランスよく配合されてお

り，第 1 選択としてよいであろうが，「そこそこ all purpose」というように，これだけで十分な効果を得ることは簡単ではない．何しろ，大処方にありがちなことだが，個々の生薬の配合量が少ないのだ．

　処方の基本骨格を理解する上では温経湯でよいとして，患者ひとりひとりに対しては，それぞれどこが弱いか，どこを強化すべきかを見極めて，適宜他の処方で補わなくてはならない．私はこれに附子末（加工ブシ末・炮附子末）を足して，補陽することが多いほか，気虚には四君子湯（人参・白朮・茯苓・大棗・生姜・甘草）を，痰飲が疑われる際は六君子湯（人参・白朮・茯苓・半夏・陳皮・大棗・生姜・甘草）や茯苓飲（人参・白朮・茯苓・枳実・陳皮・生姜）を，それぞれ足すことが多い．温経湯全般を強化するには，八味地黄丸（地黄・山茱萸・山薬・沢瀉・茯苓・牡丹皮・桂皮・附子）を足すのも一手だ．

 次の一手処方①

冷えがきつい場合→人参湯＋当帰芍薬散　各 3P＋附子末　1.5g　分 3

　陽虚で体温が低いと，当然だが体の諸機能は低下するので，妊孕力も低下する．こういう場合，ほぼ基礎体温が全体に低くなっている．2 相に分かれていない場合もある．したがって，こういう場合には強力に補気・補陽をする必要がある．これには人参湯（人参・乾姜・白朮・甘草）を選んだ．補陽には附子を足すとなおよいだろう．なお，人参湯＋附子で附子理中湯という処方があるが，エキスの場合は，処方中の加工附子がさらに加熱されていて効力が弱いので，附子末（加工ブシ末・炮附子末）を足して補陽力を強力にするのがよい．私の場合，不妊症の治療では半数以上に附子を足している．それほど冷えが原因の 1 つにあるということだ．

　また，不妊女性には血虚・瘀血がほぼ共通してみられる．一見，瘀血がなくても，隠れていることは多いので，なんらかの活血剤は併用が必須である．ホルモン治療が瘀血を招来するという人もいる．漢方治療では，桃核承気湯（大黄・芒硝・甘草・桃仁・桂皮），桂枝茯苓丸（桂皮・芍薬・茯苓・桃仁・牡丹皮）などを用いるが，顕著な瘀血ではない場合，当帰芍薬散（当帰・芍薬・川芎・茯苓・白朮・沢瀉）で治療できる．補血活血（当帰・芍薬・川芎）と利水

消腫（茯苓・白朮・沢瀉）の作用があるが，いずれもマイルドである．

人参湯（人参・白朮・乾姜・甘草）＋当帰芍薬散には，子宮血流を促進し，受精卵が着床しやすくなる効果があるようだ．また，妊娠中も比較的安全に服用でき，妊娠中も継続する人が少なくない．人参湯はむくみをきたしやすいが，甘草によるものと人参によるものとがある．人参湯は甘草を1日あたり3.0g含むので，甘草に反応して偽アルドステロン症をきたす人には要注意だ．また，人参自体が滋陰作用をもち，これがむくみ（むくみ感）をきたすので，これをさばくために当帰芍薬散の利水部分を使うわけだ．

冷えがあるなら八味丸（はちみがん）を使えばよいではないか，という意見もあろう．もちろん結構だ．八味丸＋当帰芍薬散でもよいが，脾の弱い人にこれは用いにくい．地黄が胃に障るからだ．そこで八味丸＋人参湯という手もある．

次の一手処方②

肝鬱のある場合→加味逍遥散（かみしょうようさん）＋牛車腎気丸（ごしゃじんきがん）　各3P　分3

現代の不妊で一番多いパターンであろう．女性の社会進出に比例するように高齢結婚，高齢出産が当たり前になって久しい．また，この世知辛い現代社会である．誰しも基本的にストレスがあり，それに職業的ストレスや「早く産まなくては」というストレスが加わり，肝鬱が容易に形成される．肝鬱気滞により血瘀も生じる．また引き続いて脾虚になってもおかしくない．

漢方には，こういうときに便利な加味逍遥散（当帰・芍薬・牡丹皮・茯苓・白朮・生姜・甘草・柴胡・山梔子・薄荷）がある．加味逍遥散はバランスのよい処方で，補血活血（当帰・芍薬・牡丹皮），補脾益気（茯苓・白朮・生姜・甘草），疏肝解鬱（柴胡・山梔子・薄荷）の各作用がある．

もちろん，温経湯と同じく加味逍遥散単独では効果が弱いこともあるので，適宜強化したい部分をほかの処方で補わなくてはならない．私は，補血活血には四物湯（しもつとう）（当帰・芍薬・川芎・地黄），補脾益気には四君子湯（人参・白朮・茯苓・大棗・生姜・甘草），疏肝解鬱には香蘇散（こうそさん）（香附子・陳皮・蘇葉・生姜・甘草）や柴胡加竜骨牡蛎湯（さいこかりゅうこつぼれいとう）（柴胡・黄芩・人参・半夏・大棗・生姜・茯苓・桂皮・竜骨・牡蛎）などを足している．肝鬱だけなら柴胡加竜骨牡蛎湯が最もよい感

触がある．

　また，最近の不妊症患者はそもそも高齢なので，腎の機能が低下している．若くてもストレスで肝と同時に腎も消耗している人も少なくない．腎虚に最もオーソドックスに用いられるのは八味丸（八味地黄丸）だが，ここでは補腎を強化した牛車腎気丸（地黄・山茱萸・山薬・沢瀉・茯苓・車前子・牡丹皮・牛膝・桂皮・附子）を用いる．補腎（地黄・山茱萸・山薬），補脾（茯苓），利水（沢瀉・茯苓・車前子），活血（地黄・牡丹皮・牛膝），補陽（桂皮・附子）作用があり，八味丸にくらべて活血・補陽が強い．ただしエキスの場合は，処方中に附子があるけれどもエキス化の工程で効力が弱くなっているため，附子末（加工ブシ末・炮附子末）を足して補腎力を強力にするのがよい．煎じなら補腎のために枸杞子，杜仲を加えている．

> **症例**　39歳女性
> 小学校教員．結婚後7年間妊娠できない．体外受精も3回実施したがいずれも着床に至らない．月経不順で下肢は冷える．舌辺縁先端紅，脈沈弦細数．肝鬱除去および補腎陽のため加味逍遥散＋牛車腎気丸を開始し，冬にはブシ末を追加した．8カ月の服用で妊娠し，当帰芍薬散に切り替えて，40週で自然分娩にて出産した．現在第2子挙児希望にて漢方治療継続中．

 次の一手処方③

卵管閉塞の場合→桂枝加竜骨牡蛎湯＋桂枝茯苓丸　各3P ＋
　　　　　　　　　附子末　1.5g　分3

　卵管閉塞の場合，片側だと卵が採れる確率が半減する．両側完全閉塞だとほぼゼロになる．さすがに完全閉塞のような器質異常を漢方でひっくり返すことはできないが，機能的な閉塞なら何とかなるかもしれない．

　私は，軟堅散結作用もある牡蛎を重視し，桂枝加竜骨牡蛎湯（桂皮・芍薬・大棗・生姜・甘草・竜骨・牡蛎）を用いている．これに貝母・半夏・陳皮などの理気去痰薬や，紅花・桃仁などの活血化瘀薬を加えるとなおよい．

　桂枝加竜骨牡蛎湯は，一般にあまりこういう使いかたをされていないようだ

が，卵管閉塞で婦人科で治療は無理といわれた方に用いて，妊娠に至った経験が私には何例かある．

次の一手処方④

流産後→通導散→牛車腎気丸など　各3P　分3

　自然流産もしくは以前に人工流産の経緯のある患者は，子宮に瘀血が残存している可能性がある．まずこれを除去する必要がある．

　私はまず通導散（大黄・厚朴・枳実・芒硝・当帰・蘇木・紅花・陳皮・木通・甘草）などを2，3日間投与し，「下痢するくらいに」きつめに瘀血を下すことにしている．患者本人にも下痢の副作用があることを説明しておけば，治療を中断することは少ない．

　これで帯下がみられる場合がある．その後牛車腎気丸などで，本来の治療に移るとよい．

2　流産

定石処方①

六味丸　3P　分3
または十全大補湯　3P　分3

　受精卵がいったん着床したものの，途中で発育が止まってしまうものである．現代医学的には胎児側，母体側に種々の原因が確認されているが，漢方では胎児・母体のどちらに原因があるか，ということまでは当然ながらわからない．

　妊娠を維持できないというのは，主に腎気虚によるものである．腎が生殖能力を司るのであった．また気虚や血虚が原因とされることもある．胎盤に十分な気血を行きわたらせることができなければ，新しい生命は枯れてしまう．したがって補腎，補血・補気を行うのが基本治療である．

補腎の場合は，六味丸（地黄・山茱萸・山薬・沢瀉・茯苓・牡丹皮）を基本とすべきであり，気血双補の場合は，十全大補湯（当帰・芍薬・川芎・地黄・桂皮・人参・黄耆・白朮・茯苓・甘草）が基本処方である．地黄で胃もたれがする場合には，十全大補湯の代わりに当帰芍薬散＋四君子湯（または六君子湯）などでもよいかもしれない．

次の一手処方①

滑胎→補中益気湯　3P　分3

　中医学では習慣性流産のことを「滑胎」という．胎児が子宮からあたかも「滑り落ちてしまう」イメージをよく表している．切迫流産も合わせると，これら流産は固摂不足，つまり必要なものを落としてしまう，こぼしてしまう，漏らしてしまうと捉えて，補中益気湯（黄耆・人参・白朮・大棗・陳皮・生姜・甘草・柴胡・升麻・当帰）などで益気昇陽するのがよいと思われる．補気薬（黄耆・人参）で固摂機能を上げ，昇陽薬（柴胡・升麻）でこれを補佐する．

　『金匱要略』には，流産予防（安胎）のための処方として当帰散（当帰・黄芩・芍薬・川芎・白朮）がでている．特に黄芩・白朮に安胎作用があるとされている．当帰散は当帰芍薬散とは別物であるが，名前が似ているため混同する人も多い．しかし，当帰芍薬散を用いて習慣性流産の防止に役立つことも確かにある．

　抗リン脂質抗体症候群の場合，現代は抗凝固薬を用いるが，この観点からは当帰芍薬散も活血化瘀剤として用いられてよいかもしれない．最近では柴苓湯（柴胡・黄芩・人参・半夏・猪苓・沢瀉・茯苓・白朮・大棗・生姜・桂皮・甘草）がよく用いられるが，これは小柴胡湯（柴胡・黄芩・人参・半夏・大棗・生姜・甘草）と五苓散（猪苓・沢瀉・茯苓・白朮・桂皮）の合方である．なぜこれを使うのか，漢方的な意味は私にはよくわからない（こじつけなら可能）ので，ここではあえて深く取り上げないが，実際に用いて効果をあげている医師は少なくないようだ[1,2]．

> **症例** 34歳女性
> 過去2回妊娠し，いずれも8週で流産．舌淡紅薄苔，脈沈細虚．補気固摂目的で補中益気湯を，安胎目的で当帰芍薬散をそれぞれ投与した．間もなく妊娠し，そのまま服薬を続け，今度は無事自然分娩にて出産に至った．

　さて，漢方薬といえども「服薬による効果が服薬しない不利益を上回る」ときにのみ用いるべきで，基本的に妊娠中には薬を不用意に投与してはならない．いまのところ，確実に妊娠中でも安全といえる漢方薬はない．傷寒・金匱の記載からすれば，桂枝湯や小柴胡湯などはおそらく大丈夫なのであろうし，実際上は問題にならないかもしれないが，どの処方にもメーカーの文書に「確実に安全」とは書いていないので，何かあったときにその文書は医師を守ってくれない．くれないどころか，不利な立場に追い込むこともあることは忘れないほうがよいだろう．しかし，妊娠していても薬が必要な場合もあり，これは「服薬による効果が服薬しない不利益を上回る」に該当するであろう．いずれにせよ，患者によくよく説明した上で用いることである．

3　妊娠悪阻

定石処方①

五苓散　1P　屯用

　普通の悪阻ならばともかく，何も食物を受け付けないようなときは五苓散（猪苓・沢瀉・茯苓・白朮・桂皮）をよく用いる．こんな安全な漢方薬は他にないだろうと思うが，五苓散も「服薬による……」を免れない．明らかに妊娠中に飲めない薬を除いていくと，消去法で五苓散が残る，というのも事実である．
　これは利水剤なので，浮腫対策にもっともよいが，いわゆる「水逆証」によいので，悪阻もこれで乗り切れることがある．ただし，桂皮の味がかえって嘔気を誘うこともあり，そういうときに無理に飲ませると逆効果である．

利水消腫の当帰芍薬散も悪阻対策に使われることがよくある．当帰芍薬散の効能には「妊娠中の諸病に用いる」とあり，これ1つで妊娠中の大概のトラブルは対処しようということだろうか．いずれにせよ，悪阻には効果はある．

次の一手処方①
小半夏加茯苓湯　1P　屯用

これは効能につわりと書いてあるから，取っておきの手でもなんでもない．小半夏加茯苓湯は半夏・生姜・茯苓の3種類しか含まない．半夏は有毒なので避けるべきだという医師もいるが，普通に用いている婦人科医も多いようだ．

しかし，小半夏加茯苓湯の加方である半夏厚朴湯（半夏・厚朴・生姜・茯苓・蘇葉）は，厚朴を含むので漢方的には忌避だ．厚朴は，大承気湯（大黄・厚朴・枳実・芒硝）にもあるように降下作用があるから，これが流早産につながるとしたら大変だ．それでも実際に問題になることはたぶんないのだろう．そういう報告を聞いたことがない．

4　妊娠中の便秘

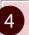
定石処方①
なし

妊娠中は，特に後期になると便秘しやすい．現代の薬は胎児に何かあると嫌だから漢方で……と漢方薬を希望される妊婦も少なくない．

ところで，漢方薬で便秘に効くものとなると，ほぼ大黄を含む処方になる．しかし大黄は，大腸刺激性便秘薬であり，その効能に「子宮収縮作用及び骨盤内臓器の充血作用により流早産の危険性がある」と明記されている．したがって一応禁忌と考えてよい．

漢方では，他に芒硝が便秘改善作用をもつが，要は硫酸ナトリウムであり，

塩類下剤になる．酸化マグネシウムと大して変わらない．しかし漢方薬では大黄と芒硝はセットで組み込まれていることが多く，エキスでは芒硝を含んで大黄を含まないという処方はない．

次の一手処方①
やはりなし

「服薬による効果が服薬しない不利益を上回る……」を考えれば，どうしても投与するなら，何がなんでも漢方薬，ではなく，普通に現代医薬品になっている酸化マグネシウムを使えばよい．

5 妊娠中の感冒

定石処方①
なし

漢方外来をやっていると，「かぜをひいたから，漢方薬を出してほしい」という患者は多い．まして妊婦ともなれば，迂闊に薬を飲まないよう指導されているから，「漢方薬なら大丈夫でしょう」という期待を抱いてやってくる．
　私は，基本的によほどの状況でない限り何も処方しないことにしている．かぜなら，寝ていれば治るのである．

次の一手処方①
桂枝湯　1P　屯用

あえて処方できるとすれば桂枝湯（桂皮・芍薬・大棗・生姜・甘草）くらいだろうか．
　ところで，ノンビリと寝ていられないのが昨今の妊婦さんだ．仕事を抱えて

いたり，上の子の面倒をみたりと大変なのだ．早く治したい．そうこうするうちに感冒もこじれてしまう．発熱が続き，倦怠感，消化器症状などがでてくる．この時期は少陽病と捉えて，『傷寒論』の指示に従い小柴胡湯（柴胡・黄芩・人参・半夏・大棗・生姜・甘草）を投与する．

6 妊娠中の腹痛

定石処方①
当帰芍薬散　3P　分3

妊娠中の諸病によい，と効能に書いてあるのが，当帰散と紛らわしい（と思う人がときどきいる）当帰芍薬散である．

次の一手処方①
芍薬甘草湯（しゃくやくかんぞうとう）　1P　屯用

婦人科的な異常がなく，かつ慢性的な腹痛の場合は当帰芍薬散でよいが，そうではなく子宮が張るような痛みの場合，芍薬甘草湯（芍薬・甘草）を屯用することがある．とにかく芍薬がキーとなる．

7 乳腺炎，乳腺症，乳汁分泌不全

定石処方①
葛根湯（かっこんとう）　3P　分3

さて，無事出産後，こんどは乳腺のトラブルが出てくる．乳腺炎，乳腺症で

は乳汁が鬱滞している．その流れを改善すればよいのだが，漢方では乳汁と血・汗は同類とみなすので，桂枝茯苓丸（桂皮・芍薬・茯苓・桃仁・牡丹皮）などで活血を図るか，葛根湯（葛根・麻黄・桂皮・芍薬・大棗・生姜・甘草）による発汗法でも改善することは想像できるであろう．製薬メーカーの効果・効能にも「乳腺炎」の記載がある．

次の一手処方①

排膿散及湯　3P　分3

排膿清熱の排膿散及湯（桔梗・枳実・芍薬・大棗・生姜・甘草）や十味敗毒湯（荊芥・防風・柴胡・桔梗・川芎・茯苓・甘草・生姜・桜皮・独活）を加えるか，単独で用いてもよい．

一時的な乳汁分泌不全に対しても同じ考え方（詰まりを通す）で処方すればよいが，慢性的なものは血虚（乳汁を産生できない）と捉えて補血処方の四物湯（地黄・当帰・芍薬・川芎）を，もしくは気血両虚と捉えて十全大補湯（地黄・当帰・芍薬・川芎・人参・白朮・茯苓・甘草・桂皮・黄耆）を，処方すればよい．後者の方が多いようである．いわゆる授乳疲れのような状態であろう．

8　疲労，マタニティブルー

定石処方①

十全大補湯　3P　分3

最近でこそ「イクメン」などと男性（つまり乳児の父親）の育児協力に対する理解も得られるようになってきているが，育児は母親がほとんど独力で奮闘することになっているのが事実だ．そうすると，ただでさえ産後体力がないのに（出産は気を大いに消費する），夜中にも起こされて授乳もせねばならない．授乳というのは，漢方的な気血のプラスマイナスでみれば，気血を積極的に漏

出している状態と捉えられる．その上に眠れないとくれば，気血を養うチャンスも減っているのである．ふらふらになる．つまり，こういう状態は気血両虚であり，すんなりと十全大補湯が浮かんでくるだろう．

漢方的には，気が血を産むので，補気だけでもうまくいくことも少なくない．この場合は四君子湯か補中益気湯（黄耆・柴胡・升麻・人参・白朮・大棗・生姜・甘草・陳皮・当帰）を用いる．

 次の一手処方①

柴胡加竜骨牡蛎湯　3P　分3

それでも，ヘルプ（とくに精神的なそれ）が得られない，一日中ただ赤ちゃんと向かい合っているだけでは，いくら子が可愛くても母親は精神に変調をきたしうる．抑うつ，いらいらなどに襲われる．こういう場合は，トータルにメンタルを維持する柴胡加竜骨牡蛎湯（柴胡・黄芩・人参・半夏・大棗・生姜・桂皮・茯苓・竜骨・牡蛎）が勧められる．肝気鬱結ならば加味逍遙散も候補にあがるが，ことメンタルの状態に関しては，私の使用経験では柴胡加竜骨牡蛎湯が勝る．これを十全大補湯（もしくは四君子湯か補中益気湯）に足して用いればよいのである．

症例 31歳女性
出産後4カ月間ほぼ1人で育児中．夫は多忙でほとんど手伝ってくれない．子を可愛いと思えない，突然涙が出てくる，落ち込む，などの変化に夫が気づき，受診した．授乳中．舌淡，脈沈弦虚．肝鬱除去および補気のため柴胡加竜骨牡蛎湯を開始したところ，2週間で気分が改善し，「何とか落ち着きました」と本人の弁．以後産後ほぼ2年になるが，服薬を続けている．

⑨ 男性不妊

これも現代医学ではおよそ次のように分類される．

①精巣で精子が作られない場合（造精障害）
②精子が腟内へ運ばれない場合（勃起不全・射精障害）
③その他

定石処方①
造精障害→八味地黄丸＋補中益気湯　各3P　分3

　造精障害は，広く捉えればいわゆる腎の機能異常だから，補腎の六味丸（地黄・山茱萸・山薬・茯苓・沢瀉・牡丹皮）が適応することが多い．腎陽虚も伴えば八味地黄丸（地黄・山茱萸・山薬・茯苓・沢瀉・牡丹皮・桂皮・附子）がよい．補気が必要であれば補中益気湯もよい．とくに補中益気湯[3]に関しては報告例が多く，比較的短期間で効果がみられるという現代医学的データもある．禁忌でなければ用いてみるという用い方でも効くという医師もいる．

次の一手処方①
造精障害→桂枝茯苓丸　3P　分3

　精巣静脈瘤は男性不妊の原因ではトップといわれている．これが原因で造精障害が起こることが多いということだ．精巣静脈瘤がなくても，精巣に血流を確保することは有益だ．桂枝茯苓丸を八味地黄丸＋補中益気湯に追加するか，精巣静脈瘤がすべての原因であれば，単独で用いてみる．

定石処方②
勃起不全・射精障害→柴胡加竜骨牡蛎湯　3P　分3

　勃起不全・射精障害は，多くは肝鬱による．現代社会では肝鬱が多いのは仕方がないのか．柴胡加竜骨牡蛎湯や加味逍遙散（当帰・芍薬・茯苓・白朮・生姜・甘草・柴胡・薄荷・山梔子・牡丹皮）などで改善するケースがある．

次の一手処方②

 造精障害・勃起不全・射精障害→竜胆瀉肝湯　3P　分3

　現代社会では肝鬱も多いが，食生活に問題がある場合も多い．特に夫は若い男性が多いから，当然脂濃いものやアルコールなどを過剰に摂取しがちである．すると食滞が生じて湿熱が生まれる．この湿熱が精巣へ向かって下りていくと（湿熱下注），精巣が蒸され精子はできなくなるだろう．この湿熱を消す代表的処方が竜胆瀉肝湯（竜胆・黄芩・山梔子・沢瀉・車前子・木通・当帰・地黄・甘草）である．

　あるいは最近では「草食系男子」も多いらしい．そういう人はもともと脾が弱く，造精能が低いのかもしれないし，ちょっとした過食で湿熱を生んでしまうのかもしれない．いずれにせよ脾を鍛えておくとよい．四君子湯，六君子湯などが候補になる．

症例　36歳男性

結婚後5年間妻が妊娠できない．精液検査で精子濃度が基準値下限の半分以下であることが判明した．飲酒ほぼ毎日ビール2～3本．下痢しやすい．舌辺縁紅，膩苔．脈浮滑数．湿熱除去および補脾のため竜胆瀉肝湯＋四君子湯を開始した．9ヵ月の服用で妻が妊娠に至った．

最後に

　最初に「難関」と書いた妊娠・出産であるが，漢方的にみると，ひとつひとつの段階はきわめてシンプルで，理解可能なものばかりである．このように，複雑な病態を簡易なものへ分解し，ひとつひとつ潰していくのが，やはり遠いようで近道だろうと思う．

文献

1) 山本 弘, 他. 反復流産患者の各種自己免疫抗体陽性率およびその治療成績. 日本不妊学会雑誌. 1994; 39: 387-92.
2) 高桑好一, 他. 産婦人科医必携 現代漢方の基礎知識. 各論 不育症・習慣流産. 産婦人科の実際. 2014; 63: 363-71.
3) Furuya Y, et al. Effect of Bu-zhong-yi-qi-tang on seminal plasma cytokine levels in patients with idiopathic male infertility. Arch Androl. 2004; 50: 11-4.

〈入江祥史〉

第21章

更年期障害

　更年期障害とは，卵巣機能の低下に起因したエストロゲン濃度の減少に加え，社会的，環境的要因が複雑に絡み合って，自律神経失調症状や精神神経障害症状などのさまざまな不定愁訴が出現する症候群である．更年期障害の症状は熱感，のぼせ，心悸亢進，発汗，不眠などを中心とした自律神経失調症状と不安感，抑うつ，恐怖感，疲労感などが中心の精神神経症状の2つに分けられる．エストロゲン欠乏はいずれの症状にも関与するが，自律神経失調症状の出現との関連性が強く，精神神経症状はホルモンの変化以外にも心理的，環境的要因が強く関与するとされている[1]．西洋医学的には主としてホルモン補充療法（HRT）が用いられるが，漢方薬治療はHRTで改善しきれない症状を改善することが可能であるし，また，証に合った的確な処方を行えば単独で用いてもHRT以上の有効例を経験することもまれではない．更年期障害は，漢方薬がとても有用である領域のうちの1つである．これから更年期障害における証の合わせ方のコツをお話しする．

　気・血・水では，更年期障害が「血の道症」といわれることがあるように血の，その次に気の関連が深く，また臓腑では，自律神経と密接な関係がある肝と，加齢現象でもあるため，腎が関わることが多い．また，これはあまりにも有名であるが，黄帝内経・素問の「上古天真論」に，女性は7の倍数を区切りとして成長するとあり，42歳で手足の三陽脈が上部より衰え，顔の色艶が悪くなり，髪に白いものが混じり，49歳で任脈空虚により，太衝の脈衰え，月経は停止するとの記載がある[2]．

1 身体症状が強い場合

• 定石 •

①血虚

　更年期障害において，倦怠感が非常に強い症例がある．倦怠感が強い場合は気虚も鑑別としてあげられなければならないが，更年期障害が女性特有であること，また「血の道症」といわれることなどからわかるように血虚の頻度が非常に高い．症状としては倦怠感の他に，血虚特有の，足がつる，肩こり，ぎっくり腰，皮膚の乾燥などの血の潤滑作用の失調症状や，また動悸，過眠や不眠などの精神安定作用の失調症状がみられ，さらに脈は細になる．

定石処方①

当帰芍薬散　7.5g　分2〜3

症例　47歳女性
主訴　ふらつき，倦怠感，首こり，動悸
現病歴　以前より，他の疾患にて当院通院加療中．上記症状がX−2年の月経が不順になった頃より出現．
所見　脈，細でやや虚．舌，軽度歯痕．
経過　X−2年8月より，主訴と所見より，血虚と弁証し，クラシエ当帰芍薬散6g 分2で開始．経時的に症状が軽快し，12週後「動悸はかなり減った」．15週後「症状はない．調子よい」とのことでX年6月現在治療継続中である．

②腎虚

　腎虚の疲労の場合は，疲労感に加えて腎に特有な症状を伴う．端的にいえば老化に伴う症状であるので，足腰が重くだるい，耳が聞こえづらいなどである．また，腎陰虚であれば，hot flushの原因としての虚熱の可能性も考慮に入れるべきである．脈は尺が虚になることが多い．六味丸が基本処方であるが，冷え

を伴い，そちらの所見が強ければ，虚熱の悪化に注意しながらではあるが，八味地黄丸を使用してもよい．

定石処方①

六味丸　7.5g　分2〜3
もしくは（冷えが目立てば）八味地黄丸　7.5g　分2〜3

2 精神神経症状が強い場合

◆ 定石 ◆

①瘀血

瘀血証の患者は焦燥感や種々の精神症状を呈する場合がある．瘀血による精神神経症状は，イライラが主体であり易怒性がある．そしてときに爆発する．また，当然のことながら，経血に clot を伴う，舌下静脈の怒張，眼の下のくまなど瘀血を示唆する所見を伴う．典型的な脈状は渋である．

定石処方①

桂枝茯苓丸　7.5g　分2〜3

症例　46歳女性
主訴　顔のほてり，赤ら顔，イライラ，肩と首のこり
現病歴　上記症状がX−5年前からある．月経前には胸が張り，過敏性腸症候群のような症状がある．経血の色は赤黒く，血塊が混じっている．経血量も少ない．X−3年7月受診．
所見　脈．渋．舌．絳，舌下静脈の怒張．
経過　主訴と所見より，瘀血と弁証し，ツムラ桂枝茯苓丸5gを分2で処方．2

週後，肩こりが改善．（初診時はいわなかった）湿疹も改善．10週後，症状は完全に消失．X−2年には12月ツムラ桂枝茯苓丸2.5gを分1に減量し，その後もX年6月現在まで継続中．

②肝鬱

　肝鬱による場合は，落ち込み，鬱状態が主であり，気分の変動が激しく，ときにイライラを伴う．身体症状としてhot flushや肩こりを伴うことも多く，自律神経失調状態の反映として末端の冷えもよくみられる．典型的な脈状は弦である．この脈は初学者にも非常にわかりやすい．

定石処方②
　　加味逍遥散（かみしょうようさん）　7.5g　分2〜3

症例　59歳女性
主訴　のぼせと末端の冷え
現病歴　上記症状が閉経したX−4年頃より出現．慢性萎縮性胃炎もあり，それによる吃逆も多い．
所見　脈，やや弦．舌，歯痕，舌下静脈の怒張．
経過　X−2年2月初診．主訴と所見より，肝鬱と弁証し，クラシエ加味逍遥散6g分2を開始．2週後「吃逆は減ってきた．通じも改善」，10週後「のぼせが軽減」．その後経時的に症状改善し，1年後「のぼせと，末端の冷えはかなりよくなった」とのことでX年6月現在治療継続中である．

　当帰芍薬散，桂枝茯苓丸，加味逍遥散の3種類は，更年期障害のみならず，婦人科疾患において3種の神器といってもよいほどよく使用されるが，その生薬からみた鑑別を 表21-1 にしてみたのでご参照あれ．やはり，生薬の構成から処方をみないと[3]，臨床において応用がきかないと感じている．
　しかしながら，上記症例のように1剤で効くクリアカットな症例が筆者のところを受診する確率は非常に少ない．なぜならば，そのような症例は筆者のところに来る前にすでに他施設で適切な漢方処方を受けて治っていると思われる

表21-1 更年期障害によく使用される漢方薬の生薬からみた鑑別

作用	桂枝茯苓丸	当帰芍薬散	加味逍遥散
活血・化瘀	桃仁 牡丹皮 桂枝	川芎	
養血	芍薬	当帰 芍薬	当帰 芍薬
補脾・利湿	茯苓	茯苓 白朮 沢瀉	茯苓 白朮 甘草 生姜
疏肝・解鬱			柴胡 薄荷
清熱			山梔子 牡丹皮

からである．そこで治らなかった患者が漢方専門外来を受診する．そして複雑化した症例をいかに適切に弁証して改善するかが漢方診療の本当の醍醐味といってもよいかもしれない．

・次の一手・ 秘技！

当然のことながら，身体症状も精神症状も両方ある場合が多い．気，血，水の弁証とともに，臓腑の弁証および治療が必須である（**表21-2**）．

①気滞血瘀

臨床において最もよくみられる状態である．病態としてはストレス→肝気鬱結→気滞→瘀血となる．気は血を流すエネルギー源であるため，気が滞ると血も滞ることになる．気滞と瘀血の両方の症状，精神的にはイライラ，落ち込み，気分の変動，身体的には hot flush や肩こりがみられる．更年期障害における気滞はまず間違いなく肝鬱気滞であるので，肝鬱気滞に加味逍遥散を，瘀血に桂枝茯苓丸を用いる．肝鬱が強く，化火して，肝火上炎となれば，加味逍遥散の替わりに柴胡加竜骨牡蛎湯もしくは大柴胡湯を用いてもよい[4]．典型的な脈

表21-2 更年期障害の処方

「基本病態」	「基本処方」
血虚	当帰芍薬散
腎虚	六味丸or 八味地黄丸
瘀血	桂枝茯苓丸
肝鬱	加味逍遥散

「応用病態」	「次の一手処方」
気滞血瘀	加味逍遥散&桂枝茯苓丸
気滞血虚	柴胡加竜骨牡蠣湯&当帰芍薬散
瘀血血虚	桂枝茯苓丸&当帰芍薬散
肝腎陰虚	加味逍遥散&六味丸

状は弦かつ渋.

次の一手処方①

加味逍遥散 7.5g 分2～3＋桂枝茯苓丸 7.5g 分2～3
最初はともに5g分2から開始して，明らかに証が合っているようであれば7.5g分3に増量してもよい．

症例 50歳女性

主訴 月経不順，月経困難．イライラ，落ち込み，頭痛（筋緊張性＆偏頭痛），肩こり，倦怠感，便秘

現病歴 上記症状がX－1年夏より出現．近医にて更年期障害と診断されている．経血に塊が出るようになった．

所見 脈，弦でやや虚．舌，舌下静脈の怒張．

経過 X－1年12月初診．主訴と所見より，気滞血瘀と弁証し，クラシエ加味逍遥散6g分2，クラシエ桂枝茯苓丸6g分2で開始．3週後「頭痛は減ってきた．肩こりはまだある」，7週後「症状はすべてわりと調子よい．通じも改善」．その後経時的に症状改善し，15週後「調子よい．半年ぶりに月経が来たが問題なかった」とのことで，X年6月現在治療継続中である．

②気滞血虚

 これもよくみられる状態であるが，意外と見逃されがちである．気滞血瘀にまぎれていたりするからである．そのために適切な治療がなされずに経過している場合がある．肝鬱に血虚の症状を伴う．すなわち，イライラ，落ち込みなどの肝鬱の症状に加えて，倦怠感や，血虚特有の，足がつる，肩こり，ぎっくり腰，皮膚の乾燥などの血の潤滑作用の失調症状や，また過眠や不眠などの精神安定作用の失調症状がみられる．病態としてはストレス→肝気鬱結→気滞→瘀血→血虚，もしくは気滞からいきなり血虚になるのかもしれない．血虚を改善すると瘀血も改善することがある（逆もしかり）典型的な脈状は，弦かつ細．

 次の一手処方②

> 柴胡加竜骨牡蛎湯　7.5g　分2〜3＋当帰芍薬散　7.5g　分2〜3
> 最初はともに5g分2から開始して，明らかに証が合っているようであれば7.5g分3に増量してもよい．

症例　49歳女性
主訴　閉経後の下半身の冷え，肩こり（痛みが上腕に放散），背部痛，腰痛（ぎっくり腰），ふくらはぎの痛み，浮腫，足がつる．
現病歴　上記症状がX−7年頃より出現．高血圧，脂質異常症も治療中．3カ月前より，他医で桂枝茯苓丸も処方されているが無効である．
既往歴　27歳，卵巣嚢腫
所見　脈，弦で細．舌，歯痕．
経過　X−2年12月初診．主訴と所見より，気滞血虚と弁証し，ツムラ柴胡加竜骨牡蛎湯5g分2，クラシエ当帰芍薬散6g分2で開始．2週後「少し温かくなってきた」，6週後「漢方薬がきれたので，症状が出現した」，18週後「体は温まった．ふくらはぎの痛み，浮腫も改善した」，26週後「体調よい」その後経時的に症状改善し，36週後に内服を分1に減量し，X年5月現在まで治療継続中である．

③瘀血血虚

この場合，瘀血と血虚の症状がともに目立つ．瘀血→血虚なのか，もしくは血虚→瘀血なのか判定できないことが多い[5]．特定の臓腑の症状はそれほど目立たないので瘀血と血虚の治療に専念する（その後，特定の臓腑の症状が出てきたらそのときにそこを治療すればよい）．イライラがあり，経血にclotを伴う，舌下静脈の怒張，眼の下のくまなど瘀血を示唆する所見と，倦怠感や，足がつる，肩こり，ぎっくり腰，皮膚の乾燥，過眠や不眠などの血虚の症状がともにみられる．脈は（なかなか取るのが難しいが）渋かつ細である．

 次の一手処方③

桂枝茯苓丸　7.5g＋当帰芍薬散　7.5g　分2～3
最初はともに5g分2から開始して，明らかに証が合っているようであれば7.5g分3に増量してもよい．折衝飲の方意にやや似ている．

症例　40歳女性
主訴　産後の倦怠感，更年期障害様症状
現病歴　X－1年夏に39歳で初めての出産．その後，倦怠感が強く，のぼせ，イライラなどの更年期障害様症状がある．
所見　脈，渋かつ細で虚．舌，舌下静脈の怒張．
経過　X－1年11月より，主訴と所見より，瘀血血虚と弁証し，クラシエ桂枝茯苓丸6g，クラシエ当帰芍薬散分2で開始．4週後「倦怠感が減ってきた」，経時的に症状改善し，16週後「症状はほぼない．調子よい」とのことでX年6月現在治療継続中である．

注：この症例は厳密には更年期障害とはいえないかもしれないが，高齢出産が増加すると同時にこのような病態が増加している印象を受ける．今後，瘀血血虚の視点はより重要となる可能性がある．

④肝腎陰虚（陰虚陽亢）

hot flushが目立ち，気分の変動が激しく，時にイライラを伴うなど，肝鬱の

症状によく似ているが，注意深く診察すると老化に伴う症状であるので，足腰が重くだるい，耳が聞こえづらいなども伴っている[6]．肝鬱に対して，まずは加味逍遙散を使用してみて，改善しきれない症状がある場合にこの肝腎陰虚である場合が多い．いうまでもないが，この場合の hot flush は実熱（単純な陽の上昇）ではなく，虚熱（陰の不足による相対的な陽の上昇）であるので，補陰の治療が必要となるわけである．この場合は熱症状が主体であるため，定石の腎虚ところで述べた八味地黄丸を使用することは，よほど冷えが強いなどの腎陽虚が目立たなければまずい[7]．

 次の一手処方④

加味逍遙散　7.5g ＋六味丸　7.5g　分 2 〜 3
最初はともに 5g 分 2 から開始して，明らかに証が合っているようであれば 7.5g 分 3 に増量してもよい．

症例　57 歳女性

主訴　hot flush，不眠

現病歴　X-3 年の閉経頃より上記症状が出現．特に夜中にカーっと背中が熱くなって眠れない．

既往歴　40 歳，脳出血．

所見　脈．弦．舌．紅．

経過　X − 1 年 5 月初診，主訴と所見より，肝鬱，肝火上炎と弁証し，クラシエ加味逍遙散 6g 分 2 で開始．その後，経時的に症状が軽快していたが，同年 9 月頃「最近，hot flush がまた強くなった．睡眠中に腰の後ろが熱くなりだるくなる」とのこと．このとき，脈は両尺が虚，舌が絳となっており，また涼しくなってきてから hot flush が悪化していることより，肝腎陰虚，陰虚陽亢と弁証し直し，クラシエ六味丸 6g 分 2 を追加．4 週後，「睡眠中に腰の後ろが熱くなるのは改善」，その後経時的に症状が軽快し X 年 9 月現在まで治療継続中である．

更年期障害の名残？

　60歳以上の年配の女性で，年齢的にもう更年期は終わっていると思われるのに，明らかに更年期症状のような症状を起こされている方をときに診ることがある．この場合も適切な処方ができると症状が改善する．また，同じくらいの年齢の方で，更年期障害ではない他の疾患（皮膚疾患や精神神経疾患，ときにがんなども）の原因の1つに更年期の名残のような症状がある方がおり，そちらの治療も施すと主となる疾患も改善することをしばしば経験する．更年期の名残に目を向けることも臨床的には大切であると思う．

文献
1) 若槻明彦. 婦人科疾患の診断・治療・管理. 日本産婦人科学会雑誌. 2009; 61: 238-42.
2) 小曽戸丈夫. 素問　新釈 2013.
3) 入江祥史. 漢方・中医学講座. 実践入門編. 東京: 医歯薬出版; 2009.
4) 秋葉哲生. 活用自在の処方解説. 東京: ライフ・サイエンス; 2009.
5) 神戸中医学研究会, 編著. 中医学入門. 東京: 医歯薬出版; 1984.
6) 菅沼　栄, 菅沼　伸. いかに弁証論治するか【続編】. 千葉: 東洋学術出版社; 2007.
7) 張瓏英. 新編・中医学　基礎編. 東京: 源草社; 1997.

〈長瀬眞彦〉

第22章 陰部・肛門・性器のトラブル

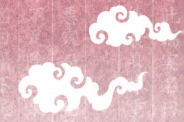

　場所が場所だけに，よほどのことがないと患者は漢方医にも診察を依頼しない．しかしこの分野は潜在患者が多い．座位で長時間仕事をする人も少なくなく，特に痔は多い．そして手術を回避したいと受診する患者は多い．そうすると漢方にできることは少なくないのだ．

　また，女性では卵巣・子宮の異常が多い．本章では，月経関連（→第19章）以外のトラブルについて扱う．

　男性では，勃起異常について本章で取り扱う．

1 痔

定石処方①

痔全般→桂枝茯苓丸　3P　分3

　脱肛，痔核など，排便時に出てくる内痔にせよ，常に肛門周囲にある外痔にせよ，この周辺の静脈のうっ血が関与している場合が多い．うっ血は漢方では瘀血ととってよい．したがって活血化瘀剤がfirst choiceであり，すんなりと桂枝茯苓丸を使ってみる．

　冷えて悪化する場合には，ブシ末を加えてもよい．

また，いわゆる脱肛の場合には，気陥と捉え，益気昇陽の補中益気湯（黄耆・人参・白朮・大棗・生姜・甘草・柴胡・升麻・陳皮・当帰）単独（もしくは桂枝茯苓丸に追加処方）で治療することが多い．

次の一手処方①

痔全般→三黄瀉心湯　3P　分3を追加する．

　便秘すると，排便時に肛門に力が加わり，これはよくない．そういう場合には三黄瀉心湯（大黄・黄連・黄芩）を加えて治療するのがよい．三黄瀉心湯には清熱・通便作用があり，もちろん大黄には活血作用もあるから，大体これで事足りるであろう．軽度の場合は乙字湯（当帰・黄芩・升麻・柴胡・甘草・大黄）単独処方でもよい．

定石処方②

痔出血→紫雲膏（外用）　分3

　肛門に裂創があり出血するいわゆる「切れ痔」には，紫雲膏（紫根・当帰・胡麻油・蜜蝋・豚脂）を塗布するか，ガーゼに伸ばして肛門に貼り付ける．紫雲膏は，保険適応のある漢方処方では唯一の外用薬である．
　肛門周囲膿瘍は瘻孔を形成すると痔ろうになり，排膿の必要性が出てくる．ここでも紫雲膏でよいが，排膿散及湯（枳実・桔梗・芍薬・大棗・生姜・甘草）で瘻孔閉鎖，排膿清熱を図るとよい．ここに黄耆末（もしくは補中益気湯や十全大補湯など黄耆含有処方）を加えて托毒排膿を強化すると治りが早い．

次の一手処方②

痔出血→排膿散及湯　3P　＋黄耆末　3.0g　分3

症例　54歳男性
　タクシー運転手．長らく痔核を患っていたが，最近食後に異常に眠くなる．睡

眠時無呼吸症候群の可能性もあると指摘されている．舌は淡紅で薄苔あり，胖大で歯痕あり．脈は沈細虚．脾虚による気陥と診断し，補中益気湯を開始したところ，眠気は薄れ，肛門の具合もよいという．

2 肛門痛

定石処方①

黄連解毒湯（おうれんげどくとう）　3P　分3

肛門には器質異常はないにもかかわらず，肛門が焼けるように痛い，かゆみが止まらない，などという症状を訴える患者にまま遭遇する．つまり機能性なものであるが，漢方で対応は可能である．

「焼けるように」という問診情報から熱証と取り，黄連解毒湯（黄連・黄芩・黄柏・山梔子），三物黄芩湯（さんもつおうごんとう）（地黄・黄芩・苦参），竜胆瀉肝湯（りゅうたんしゃかんとう）（竜胆・黄芩・山梔子・沢瀉・車前子・木通・当帰・地黄・甘草）などが使えるが，便秘がある場合には乙字湯もしくは三黄瀉心湯（大黄・黄連・黄芩）がよいであろう．

次の一手処方①

柴朴湯（さいぼくとう）　3P

こういうケースはたまたま肛門に症状が出ているだけで，別の部位に出てもおかしくはない．舌に出れば舌痛症だ．心因性の疼痛と捉えて，舌痛症に対して定評のある疎肝理気剤の柴朴湯（柴胡・黄芩・人参・半夏・茯苓・厚朴・生姜・大棗・甘草・蘇葉）をここでも用いることができる．

症例　55歳女性

2年前から肛門に「焼火箸を突っ込まれるような」灼熱感にたびたび襲われるようになり，多いときは日に十数回も起こり，持続時間は数十秒～数時間に及

ぶという．乙字湯，黄連解毒湯などは効かない．脈舌ともに特に異常を認めない．柴朴湯を投与後2週間で半減し，徐々に回数が減ったため，4カ月後に治療を終了した．

3 不正性器出血

定石処方①

器質性に→桂枝茯苓丸　3P　分3
器質異常のないものに→補中益気湯＋芎帰膠艾湯（きゅうききょうがいとう）　各3P　分3

出血だけが特発性に起こることもあるが，多くは器質異常を伴っているものだ．子宮内膜症・子宮筋腫・子宮腺筋症・子宮内膜増殖症・子宮頸癌・子宮体癌などがそうである．まずこれらについて話そう．

内膜症や筋腫などの「できもの」類は，漢方的には瘀血と考えてよい場合が多く，これの解除のためには活血化瘀剤が適応となる．最も用いられるのは桂枝茯苓丸（桂皮・芍薬・茯苓・桃仁・牡丹皮），桃核承気湯（とうかくじょうきとう）（大黄・芒硝・甘草・桃仁・桂皮）などである．互いに似ているが，便秘のあるなしで使い分けるとよいと思われる．筋腫は5cm未満ならば漢方で縮小が期待できるといわれるが，筆者の経験では，直径10cmの筋腫でも縮小することがある．悪性腫瘍の場合も原則は同様であるが，漢方の（特にエキスの）効果は薄い．この場合は特に補気・補血に力を入れる．十全大補湯（当帰・芍薬・川芎・地黄・桂皮・人参・黄耆・白朮・茯苓・甘草）などを併用する．

さて，器質異常がみられず，ただ出血する場合もある．漢方では，このような出血を「血崩」と呼ぶ．実態は気虚下陥による摂血不十分のケースが多く，固摂昇揚作用をもつ補中益気湯（黄耆・人参・白朮・大棗・陳皮・生姜・甘草・柴胡・升麻・当帰）がよい．芎帰膠艾湯（地黄・川芎・当帰・芍薬・阿膠・艾葉・甘草）で止血し，さらに養血もするので，なおよいであろう．

第22章　陰部・肛門・性器のトラブル

次の一手処方①

黄連解毒湯　3P　分3

これで大体治るケースが多い．

　黄連解毒湯といえば，清熱解毒涼血の処方であるから，熱証でもないのに使うのか？　と思う方も多いであろう．しかし実際に効くのである．次の症例はそのよい応用例だと思う．

> **症例**　33歳女性
> 　8カ月前から月経出血が長引くようになり，6カ月前からは月のほぼ半分は出血しているような状態になった．月経開始直後の出血量も総出血量も明らかに増えた．婦人科で精査するも器質異常は見つからず，貧血があるため経口鉄製剤を処方された．別の漢方医を受診し，芎帰膠艾湯を処方されたが効果がなく，当方を受診した．まず補中益気湯で固摂を試みたところ，出血日数が10日に減った．しかし初期出血は依然として多いため，血の妄行と考え黄連解毒湯＋補中益気湯としたところ，不正出血はなくなった．

　別に黄連解毒湯で体が冷え切ったということもなく，舌や脈で異常を捉えられなくても，血の妄行自体が熱証だと考えられるのである．長期にわたる場合は，黄連解毒湯に補血剤の四物湯（地黄・川芎・当帰・芍薬）を加えた温清飲（黄芩・黄連・黄柏・山梔子・地黄・川芎・当帰・芍薬）にして補血も行うとよいだろう．

4　腟炎，腟カンジダ症など

定石処方①

竜胆瀉肝湯　3P　分3

腟炎・腟カンジダ症では，帯下が黄〜褐色に着色することが多い．そうすると，陰部の分泌物を伴う炎症ということで，湿熱が陰部へ下注したものと考えてよい．清熱解毒の黄連解毒湯が基本なのであろうが，これを含む竜胆瀉肝湯がよいことが多い．陰部の掻痒感は，皮膚の外観に異常がなくても湿熱と捉えてよく，竜胆瀉肝湯や三物黄芩湯などがよい．

　また，湿熱を生むのは脾の失調であるから，四君子湯（人参・茯苓・白朮・大棗・生姜・甘草）などで補脾を併用するとうまくいくことが多い．男性不妊，前立腺肥大症の項を参照してほしい．

 次の一手処方①

　　補中益気湯　3P　分3

　上記の炎症の熱は，果たしてすべて実熱だろうか．患者を診ていると，どうも虚熱のことが多いようだ．実際，このような感染症は免疫低下によって菌の侵入を許してしまうために起こるものだ．いいかえれば気虚であろう．そこで気虚＋発熱によく用いられる補中益気湯をここで使わない手はない．

症例　19歳女性
　1年前からカンジダ腟炎にて婦人科で腟剤投与を受けているが，繰り返すので漢方治療を実施した．見るからに虚弱そうな外見で，脈沈細虚．補中益気湯を投与したところ，帯下が減り，1年間治療を継続したが，腟炎はなくなった．

5　男性性器の異常

 定石処方①

　　八味地黄丸　3P　分3

　男性機能障害（性欲減退・勃起障害など）も最近増えているのではないだろ

うか．漢方的には腎気の衰えと捉えて，まずは腎の作用を補うことを考える．下半身冷え（＋上半身ほてり）が多いので，腎陰陽両虚と捉え，六味丸（地黄・山茱萸・山薬・茯苓・沢瀉・牡丹皮）ではなくて八味丸（八味地黄丸：地黄・山茱萸・山薬・茯苓・沢瀉・牡丹皮・桂皮・附子）とする．

次の一手処方①
柴胡加竜骨牡蛎湯　3P　分3

　性欲減退がなくて勃起障害だけ，というのも考えにくい．ほとんどは性欲減退の結果，勃起障害が起きる．また，勃起障害が起きると，自然と性欲も減退するだろう．

　これはやはり原因としてはメンタルの問題が多い．勃起不全・射精障害は，多くは肝鬱によると考えられる．現代社会では肝鬱が多いのは仕方がないのだろう．漢方的にいえば肝気虚・腎気虚の両方が起こっている状態で，相互に悪さをし合っているのである．柴胡加竜骨牡蛎湯（柴胡・黄芩・人参・半夏・大棗・生姜・桂皮・茯苓・竜骨・牡蛎）や加味逍遙散（当帰・芍薬・茯苓・白朮・生姜・甘草・柴胡・薄荷・山梔子・牡丹皮）などで改善するケースがある．柴胡加竜骨牡蛎湯と同様に竜骨・牡蛎の入った処方では，桂枝加竜骨牡蛎湯（桂皮・芍薬・大棗・生姜・甘草・竜骨・牡蛎）がよく用いられる．これは小建中湯（桂皮・芍薬・大棗・生姜・甘草・膠飴）をベースにした処方なので，虚労した状態に用いる．

　これらを八味丸に追加してもよい．漢方的には肝腎は同源であり，肝・腎は五行でいえば母子の関係にある（腎が母）ので，相互に悪影響をも及ぼしやすいことを考えれば，腎臓だけでなく肝の治療も必要になることは，実は織り込み済みなのである．

　余談であるが，「久病は瘀（血）を，怪病は痰を疑え」という言葉がある．これの言葉通り，理気去痰剤の半夏厚朴湯（半夏・茯苓・厚朴・生姜・蘇葉）で勃起障害が治ったケースもある．

最後に

 「陰部」とはよくいったもので，「陰」なる部分である．陽とは反対である．したがって陰と同質の「湿」が主たる病変に関与することが多い．湿に何が絡むか，という観点で病態を捉えてみると，解決することが多いのではないだろうか．

〈入江祥史〉

第23章

皮膚の異常（1）：
湿疹・かゆみ

東洋医学における皮膚科は，外科に属している．そのため，皮膚科の成書は，中医外科学という本の中に含まれている．

東洋医学では，皮膚の所見そのものはもちろん大切であるが，そこから「何故そのような皮膚症状が出現してきたのか？」をテーマとし，身体の内側の寒熱，気血，五臓の失調による病態を考察していく．

皮膚の所見については，現代医学での，炎症の五徴といわれる発赤，熱感，腫脹，疼痛，機能障害の観察は，東洋医学においても不可欠である．発赤，熱感は熱邪，腫脹は湿邪との関係を現している．発赤，熱感の有無，その程度は局所の皮膚所見の寒熱の状態を，湿邪はそれに湿邪がどの程度絡んでいるか，を見定める鍵となる．疼痛，機能障害は虚実を見る手がかりとなる．

二宮[1]は，湿疹三角と東洋医学的病態，漢方方剤を関連付けており，参考になる．

痛みの機序について，東洋医学では気血の運行が障害されるためと考えている．それには大まかに2つの病態が想定されている．『黄帝内経』では，邪が気血の運行を阻害して痛む「不通則痛」という実証と，気血が不足することにより，気血による滋養が届かなくなる「不栄則痛」と虚証について述べている．急性期は主に実証が多く，慢性期で虚実が混在することが多い．

かゆみ，しびれ，疼痛は，東洋医学では，病因としては同一のレンジである．つまり，「不通則痛」または「不栄則痛」である．症状としての表現型の違いは，病因の軽重によるものと考えられている．つまり，軽いものがかゆみ，次

にしびれ，疼痛へと症状は重くなる．

　機能障害は気血の流通の破綻であるために，瘀血，痰飲といった邪を処理しながら，気血を補う運行を助ける必要がある．

　東洋医学では，かゆみは他にも，疼痛，しびれとは別の特殊概念として，"風"ととても関係がある．かゆみとは，突然現れ，勢いよく，ある場所からある場所へと動き，また去っていくという性質をもっている．それを風のような邪，"風邪"と例えたのである．"風邪"は東洋医学的には身体内の五臓のバランスの崩れからくる内風と自然界の気象からくる外風がある．

　さて，このような"内風"は何故生じるのであろうか？

　気と血は身体を機能させるために，ともに動いているとされる．気は動きをもったエネルギー（推道作用）を有し，物質的な滋養成分と合わさって初めて，身体は機能する．

　そのため，気が血の後ろ盾を失うと，制御を失って乱れ流れ，"風"（非機能的な気の流れ）が吹く．この違和感がかゆみとして表現されるというのである．

　血虚燥風という病態を例にとって示してみよう．皮膚が血の滋養不足のために乾燥する．この状態は乾燥した大地に例えることができる．滋養された土地は植物が育ち，土を固める．しかし，滋養を失った土地は土壌緊縛力を失い，ちょっとした風でも砂埃が立つ．また，植物や樹木など風を守る障壁も失うために，風は弱まることがない．例えば皮脂欠乏性によるかゆみとは，血虚で乾燥した皮膚に起こってくるかゆみであり，"とらえどころのない風"（勢いをもった"非機能的"な気の流れ）が体表部を吹き荒れると考えたのである．このように気＞血のバランスが極端になることでもかゆみが生じうる．

　このようなときに用いる定石は当帰飲子である．

　他に，内風が起こる病因として身体の中での寒熱の差が大きい場合がある．ベースに気滞，腎虚があると増悪因子となりうる．気の流れの滞り，つまり堰き止められた気は，"非機能的"な流れを生じやすく，堰き止められた場所は，"熱"を生じやすい．気は熱を有しているため，閉鎖空間に押し込められると熱エネルギーが上昇するというわけである．物理学でいう熱エネルギー，運動エネルギーを身体の機能になぞらえてみるとよい．

　腎は，身体の根本的な熱の産生場所であり，心と強調して身体の上下の寒熱

のバランスを調整している．そのため身体で寒熱の偏在が生じやすくなる．

　例えば，急にくるほてり，のぼせは，身体の下から上へ吹く"熱風"なのだが，皮膚の気血が整っていればかゆみとして表現されることは少なく，熱感として感じられるのである．

・定石・ 鉄板！

　病因には外因と内因がある．外因とは，虫さされ，寒冷刺激など外的要因によって生じた湿疹である．内因は感情，食事など生活上の乱れによる，五臓の失調気血の運行の不利である．内因とは，体内の病態であるが，熱邪，寒邪，燥邪，湿邪などの外的な気候要因によって誘発されやすい．

　かゆみの多くは，湿疹の部位に熱邪を生じている．熱邪とはこの場合，活動的な炎症と考えるとよい．それらには清熱剤という抗炎症作用を有した生薬群が用いられる．

定石処方①

かゆみが強い場合に→温清飲　3包　分3

温清飲，黄連解毒湯（発赤＋腫脹）

　湿，熱が多いタイプの基本方剤となる．寛解期には，温清飲をベースとしながらも減量し，小柴胡湯を合わせた柴胡清肝湯，荊芥連翹湯を用いるとよい．これらは一貫堂医学の処方で，解毒証体質に用いられる．解毒証とは，体内の湿，熱の蓄積に加えて気滞があり，外・内からの様々な刺激により炎症を生じやすい体質である．現在でいうアレルギー体質の中の一型と考えられる．

消風散（発赤＋かゆみ）

　白虎湯（石膏，知母）をベースにし，文字通り，かゆみ（体表部の内風）を抑える（"消風する"）ために祛風薬合わせられた方剤である．かゆみには定番処方である．他に去湿薬と補血薬が併用されている．湿邪を取りつつ，皮膚の乾燥に対する滋潤作用がある．石膏の量はエキス製剤では3gに過ぎず，清熱

作用はさほど強くない．煎じ薬が使えれば石膏を 10 〜 20g にまで増量するとより強い効果が得られる．

　発汗するとかゆいという場合にもよい．発汗には白虎湯がよく，それを基本にしながら，かゆみを防ぐ祛風薬を合わせた形が，"消風"散というわけである．逆に汗が出なくてかゆいというものには，桂麻各半湯（桂枝湯と麻黄湯を合わせたもの）があり，あまり知られていないが，保険のエキス製剤にも収載がある．

　乾燥傾向が強ければ，当帰飲子を合わせるのもよい．

当帰飲子（かゆみ＋乾燥）

　当帰飲子は，前述の血虚燥風の定石処方である．補血薬の基本形である四物湯をベースとし，"砂漠に木を生やして風を止める"方剤で，乾燥した肌を潤して，体表部に吹く内風（かゆみ）を止める．

次の一手処方①

かゆみ＋乾燥が強い場合に→当帰飲子　3 包　分 3

・次の一手・　　　　　　　　　　　　　　　　　　秘技！

　皮膚の所見そのものは最初に有用な情報を与えてくれる．しかし，それに過度にとらわれて，皮膚所見のみに集中し，解表剤（かゆみ止めとして用いられる），清熱剤を多用しすぎてはいけない．「本治は何か？」を念頭に，うまくいかないときは，熱を生じている内因（ストレス，多忙，睡眠不足，飲食不摂生など）に立ち戻り，確認する必要がある．

次の一手①
抑肝散　疏肝し，搔破行動の悪循環を断ち切る

　皮膚科は精神科疾患でもある，という観点を有することが大切である．
　皮膚疾患の内因は何なのか？について，一歩踏み込んだ処方である．アトピー

性皮膚炎などの慢性湿疹とそれに伴うかゆみには精神的ストレスが関与する．バリア機能を失い"薄くなった"脆弱な皮膚は外的・内的刺激に非常に敏感となる．

　かゆみに対して，皮膚を掻き壊すのは一種のストレス解消行為である．掻破行動の悪循環を断ち切る，それに抑肝散が有効である．掻破行動によって増幅されるかゆみを減らすことができ，慢性的なかゆみで高ぶった精神状態（肝鬱化火や肝陽上亢）を軽減するため，全身の状態が安定し，満足度も高い場合が多い．

次の一手処方①

ストレスの関与が強い場合に→抑肝散　3包　分3

黄連の併用

　前述の黄連解毒湯の構成生薬である黄芩・黄連・黄柏と山梔子は，同じ清熱燥湿薬（熱・湿邪を清する生薬）というグループに入っているが，黄連はその中でも特殊な作用を有している．

　それは，煩躁，つまり焦燥感，落ち着かないといった精神状態に対する鎮静作用である．そのため，抑肝散に黄連を加えるという加味方は広く行われてきた．エキス製剤では配合が難しいが，黄連の量の多い黄連湯や，黄連解毒湯を抑肝散に併用する方法がある．寒熱が入り乱れる寒熱錯雑証（上に熱，下は寒のものがよい）では黄連湯，熱証であれば黄連解毒湯，熱証に便秘があれば，三黄瀉心湯がよい．

　三黄瀉心湯の中には大黄が含まれている．大黄は瀉下効果以外に清熱，活血の作用があり，瘀血にもよく使われる．また，気を下に下げるために鎮静効果も有している．食事不摂生による湿疹などにはよい（下痢がある場合の食事不摂生の湿疹は，半夏瀉心湯もよい適応である）．

　しかし虚実を鑑別して，実証でなければ漫然と使わないことが肝要である．強い掻破行動を止めるために，大黄は非常に大切な生薬であるために，増悪時の短期決戦として用いる．

梅花針　かゆみのプロセスをやり終える

　かゆみはある種の治療プロセスの場合がある．というのは，かゆみの部位が血流のうっ滞で熱を有しているためである．掻き壊すことによって皮膚は損傷し，出血する訳だが，かゆみはそこで収まる．これは何を意味しているのであろうか．

　東洋医学では瘀血という病態が関与していると考える．わずかに出血することによって，一時的に熱や，瘀血（この場合はうっ滞した"古い血"）が体外に逃げるのである．

　これを利用した治療法が，梅花針によるものである．梅花針という綺麗な名前がついてはいるが，実際には生け花に使う剣山のような形をしている．しかし，複数の針先はさほど鋭利ではなく，見た目より刺激は非常に少ない．

　頻繁に掻破して苔癬化しつつある皮膚（特に膝裏，肘裏などがよい適応である）をこの梅花針で叩く．わずかに数カ所で微出血してきたところに，陰圧にした角吸（俗に"吸い玉"といわれているものである）を吸着させて安静にすると，じわじわと暗紅色の血液が角吸内に貯まってくる．出切ったところで終了である．期間をおいて行うと瘀血があまり出なくなってきて，皮膚所見も改善してくる．

　梅花針で微出血するまで叩くというのは，掻くという行為を抑えつけずに最後までやり終えるもので，結果として体外に排出される局所に留まってかゆみの火種となっている瘀血を排出する治療となっているのである．

次の一手②
瘀血との関係性

　瘀血の治療のみで湿疹を治療するのは難しいが，慢性化している場合は瘀血に対する処方を合わせることが改善につながる．

桃核承気湯
とうかくじょうきとう

　瘀血の改善は，局所の発赤，かゆみの軽減となるばかりか，掻破行動に関係のある精神的な興奮の鎮静にもなる．前述の大黄と活血作用を合わせもつものとして，桃核承気湯がある．

桂枝茯苓丸,桂枝茯苓丸加薏苡仁

　顔の発赤,特に上半身に赤みがある場合に合わせるとよい.加味されている薏苡仁は,去湿以外に排膿作用があり,東洋医学の皮膚科領域では,"邪を外へ押し出す"作用をもった生薬である.もともと腹痛症につくられた方剤だが,元祖である桂枝茯苓丸よりもそれぞれの生薬が増量され,薏苡仁は 10g 程度も加えられている.

次の一手処方②

瘀血の関与が強い場合に→桃核承気湯　3 包　分 3

次の一手③

「本治は何か？」　寒熱虚実の鑑別を再度！

　「本治は何か？」を念頭にという中で,皮膚科領域で清熱,去湿,活血,疏肝をあげてきたが,体質としての寒熱と虚実の鑑別は,何よりも基本となる.

　湿疹の発赤部位のみをみると,熱証にみえるかもしれないが,逆に別の部位の冷えなど寒証がないかを同時に考える.湿疹自体は瘀血や痰飲の絡んだ実証であるが,皮膚以外の全体像は虚証なのだろうか,実証なのだろうか,を冷静に診る必要がある.

　皮膚所見は改善したいのだが,それはあくまでも結果としての標治にすぎないのである.

　しかし,寒証であって,麻黄や附子などを用いて,さらにかゆみは増さないだろうか？　さらに発赤を呈しないであろうか？

　湿疹の活動性が強い場合は,清熱剤が必要な場合が多いが,本治に当たる所見が十分に得られた場合はこちらを優先する方が功を奏する場合が多い.

　アトピー性皮膚炎で湿疹自体は軽度発赤があり,入浴にてかゆみが増悪する.皮膚の症状だけをみれば,化熱している.

　しかし,手足末梢が冷えやすく,秋から皮膚の乾燥感を呈しやすく全体的には寒証では,当帰四逆加呉茱萸生姜湯を用いることができる.それにより皮膚の症状は見る見るうちに改善した.化熱した皮膚症状＝清熱剤ではないのであり,「本治は何か？」という問いが皮膚症状に惑わされないことが肝要である.

次の一手処方③

冷えなど寒証の関与が強い場合に→

　　　　　当帰四逆加呉茱萸生姜湯　3包　分3

補気の重要性

　気虚証の場合の補気とはどのような役割を有するのだろうか？

　皮膚症状は，身体的・精神的な疲労，過労と密接に関係している．体質虚証の方に補気することは，易疲労性の改善以外にも，ストレス耐性をあげ，表虚証の改善を期待することができる．気虚が進行した状態では，普段よりもストレスをより強く受けとめるのである．

　確かに皮膚症状は非常に外から目立つ．しかし，皮膚症状が悪化する以前から，火種となる気虚は水面下で進行しており，「未病を治する」ためには，この段階での介入が本当は大切である．しかし，皮膚症状が出るまでは，本人が忙しさなどのあまり，身体の微妙な変化を自覚していないだけである．皮膚症状の増悪以前の生活状況を聴きながら，補気も忘れてはいけない観点である．

　定番では補中益気湯だが，頑張りすぎてしまう場合がある．升麻，柴胡の昇堤作用のためである．そのため，過活動な傾向があれば，加味帰脾湯がよりよい．

身体所見を自然現象に例える

　今までの医学教育，研修を経て，現代の医学体系をインストールされた先生方にとっては，「身体所見を自然現象に例える」といっても，非科学的で，「よくわからない」ナンセンスなものに違いない．そのため，これは東洋医学を本気にやってみたいという方に対するメッセージである．

　「身体所見を自然現象に例える」というのは，東洋医学の望診のトレーニングであり，それも病態を見抜く感度と密接に関係するということである．

　東洋医学科に研修医が毎日1カ月ローテートするのと，ベテランの他科の専門医が3年間，毎週1回外来陪席するのとでは，前者の方がコツをつかむのが早い場合が多い．その要因として考えられるのは，東洋医学に集中して学ぶ期間があるということである．もう1つは，東洋医学のソフトをインストールすることへの抵抗感の有無のように感じる．今まで親しんだソフトが動き出して，その方法論で解釈してしまうのである．これは十分にトレーニングされている証拠であるが，理解不能な場合に，反射的に思考回路が動き始めてしまい，東洋医学的な理解を西洋医学的な解釈で翻訳することで理解したように落ち着くわけである．

　東洋医学の知識は，西洋医学の知識を邪魔することはない．人間を観る力が深くなり，幅広く診断，治療に生かすことができる．東洋医学は単に漢方薬を選ぶ技術ではなく，人体を深く理解するためのツールの1つである．

　ここは新しい語学を習うように，まずは抵抗なく実践してみることをお勧めする．新しい語学が，翻訳としてではなく，反射的に口から出てくるのには，一定の時間が必要である．同様に知識をインストールして機能する時間までに時間が多少かかる．それは東西医学を問わない．ただ，インストールされた後に外来で受ける恩恵は，何にも代えがたいものとなるであろう．

文献
1） 二宮文乃．皮膚疾患の漢方治療．東京：源草社；2008．

〈田中耕一郎〉

第24章

皮膚の異常（2）：
皮膚の荒れ

　この章では，顔面，手，唇という局部の"荒れ"といわれる，乾燥，落屑（俗にいう"粉ふき"），発赤などについて触れてみたい．顔面，唇は，それぞれ部位としての特徴を有している．

1　顔面

　頭部は，身体の最上部に位置し，全身の経絡の陽気，血が督脈を通じて集まってくる．「頭部は天の様であり，さまざまな陽気が集まる場所である（『類証治裁』）」とあるように，頭部は，自然界での天に例えられ，気が集まりやすく，熱をもちやすい場所である．晴れた上空の澄んだ空気のように，雲（"痰飲"と比喩される）がなく，風（"風邪"であり，頭痛など症状につながる）も吹かず，適度に温かいのが，頭部の健全な状態である．そのため，頭部は「清陽の腑」（"晴れて暖かい"）とよばれている．

　東洋医学で重要な観点は，
　①皮疹とは身体が，体内から押し出そうとしている病邪であり，これを押し込めることなく治療すること，
　②皮疹の状態は体内の病理を反映している，
という2点である．①は東洋医学の皮膚科領域特有の病態生理による治療であ

り，単なる標治ではない．②は本治につながる観点である．

挫瘡を例にとってみると，皮膚の荒れとはそもそも何であろうか？　を考えてみよう．発赤，腫脹をもった皮疹が複数出現し，その後成長しながら，内部で膿瘍が形成された後，湿疹の頂点から排膿される．そして皮膚は修復過程に入る．これが挫瘡である．この3段階の流れには，消・托・補というそれぞれ治療法がある．

透法では，現われている皮疹の発赤，腫脹などの所見から，熱邪，湿邪など病邪の性質とその軽重を見定めて治療する．本治に近い治療法である．

托法は皮下にあって，まだ体表部には出現していない邪を体表部に押し出す治療法である．膿瘍が皮下に溜まっている場合は排膿を促進する．皮疹を外から抑えつけて，内に戻すのではなく，皮疹を早めに外へ押し出し，それにより皮膚の修復過程を早めるのである．ここは東洋医学の非常に得意な分野である．症状は，邪が体内から皮膚へ出ようとして出現しているのであるが，托法はこの邪の方向性を利用したものである．

補法は，皮膚の修復を助ける治療法である．黄耆を始めとして，気血を補う治療法である．炎症がピークアウトした後に開始する．皮膚の乾燥症状にもよく，血を補う四物湯をベースとして，解表剤を組み合わせたのが当帰飲子である．

・定石・ 鉄板！

①病邪の性質を見分けて処方を決定する

消法は前章で述べたように，熱，寒，湿，燥など邪の性質を見極めて治療することである．

例えば，
熱邪　白虎湯（びゃっことう）
寒邪　葛根湯（かっこんとう）・桂枝湯（けいしとう）
湿邪　五苓散（ごれいさん）
燥邪　四物湯（しもつとう）
湿＋熱邪　黄連解毒湯（おうれんげどくとう）・茵蔯五苓散（いんちんごれいさん）・猪苓湯（ちょれいとう）

といったように，ベースの薬と標治薬を合わせていくのである．

定石処方①

白虎加人参湯　3包　分3
黄連解毒湯　3包　分3　など

・次の一手・　秘技！

①治頭瘡一方

次の一手処方①

瘀血が関係している場合→治頭瘡一方　3包　分3

　新しい皮疹が現れ，盛り上がってくる．それは内部からの火種があるからである．ここにアプローチするのが本治である．瘀血が関係している場合は治頭瘡一方がよく，さらに桂枝茯苓丸などを併用するのもよい．女性の場合であれば，月経の前に悪化する場合が多い．月経前には気滞・瘀血が増悪するからである．

　治頭瘡一方には，紅花・川芎・大黄という活血作用を有する生薬が多く配合されている．清熱解毒薬である連翹を有することから，瘀血が熱を帯びたものによい．解表薬である忍冬藤（金銀花の茎）・荊芥・防風は皮疹の標治薬である．

②排膿散及湯・升麻葛根湯の併用

次の一手処方②

透法＋托法→排膿散及湯＋升麻葛根湯　各3包　分3

　透法の方剤に加えて，托法の方剤を加えることが重要である．

排膿散及湯や升麻葛根湯は，托法の代表的な方剤である．皮膚科に限らず，外科系のあらゆる診療科に応用することができる．

　そして，排膿散及湯はエキス製剤では托法の定番となる処方である．

　升麻葛根湯はもともと麻疹の治療薬として頻用されていた．麻疹における托法の位置づけは何であろうか？

　麻疹ではカタル期（発熱などの感冒様症状と粘膜の炎症）の後，いったん解熱し，高熱とともに発疹する発疹期が続く．東洋医学の眼では，発疹とは，身体と病邪との戦いのなかで，身体が病邪を外に出そうとするために生じると考えていた．そのために，外へ押し出そうとしているこの皮疹を治療によって抑えつけると，病邪は皮膚から体内に戻り，皮膚から体外への出口を失った病邪は行き場を失い，脳症を起こすとされていた．そのため，通常の托法によって，皮膚から外へ押し出すのが標準治療であったのである．

　安易な皮膚治療が麻疹の場合は禁忌であった．特に身体が病邪との戦いのなかで起こしていることと逆のことをすることは非常に危険な行為であったのである．身体が体温調節のセットポイントをあげて発熱することに対して，解熱鎮痛薬を用いることもその例である．東洋医学では発熱で悪寒がある場合は，逆に身体を温めることで症状を緩和し，結果的に解熱という本来の治癒へと誘導する．

　升麻葛根湯には，体表部より深部の血流豊富な"肌肉"（皮下脂肪や筋肉を含むと考えられる）の熱邪を外へ押し出す作用があるとされてきた．そのため，裏に病邪が多く，皮疹があまり出現していない早期に托法を行うと，皮疹が反って悪化する可能性がある．升麻，葛根は"気を上部に持ち上げる力"があるとされ，身体上部の皮疹の患者がよりよい適応である．汗をかきにくく，陽気がうっ滞しやすい体質の托法に升麻葛根湯はより適する．

③顔面における顎ラインに注目

次の一手処方③

顎ラインの皮膚荒れに→加味逍遙散（かみしょうようさん）　3包　分3

顔面においては，側頭部，前頭部に分けて考えるとよい．

　これには，経絡の知識が非常に助けになる．東洋医学における経絡とは，人体における"機能解剖学"であり，臓腑を含めた気血の流れの主要ルートを示したものである．一体これは神経なのか，血管なのか，現時点で経絡の科学的検証は十分にできないのだが，知識体系としては，臨床上とても有用なものである．まずは覚えて実際に使ってみて，有効かどうかを確かめていただければと思う．

　側頭部を担当しているのは，少陽胆経のルートであり，こめかみ，耳周囲から顎にかけての身体の側面を通る一連の流れがある．この部位は肝胆の臓腑系統と非常に関係が深く，感情的な問題や月経などにより，気滞が起きやすい．精神的には痞え，痛みなどとして知覚され，身体的には強い筋緊張として自覚される．側頭部痛，耳閉感，歯ぎしり，歯の食いしばり，顎関節症というのは，少陽胆経に関係したルートに起こる症状である．

　では，皮膚症状についてはどうか？

　顎ラインに出現する挫瘡は，精神的ストレスや，月経周期に関係している場合が多い．それは，月経前は気滞・瘀血が増悪し，化熱しやすい．身体が，その邪を追い出そうとした結果が皮疹として現れることがある．

　月経前・中には，顎ライン以外に，胸部，鼠径部にデルマトームのように皮疹が出ることがあり，月経後にさっと消退してしまう．

　その際に用いるものとして，加味逍遥散が疏肝，補血活血作用に加え，山梔子による清熱作用を有しているために最も適した方剤となる．加味逍遥散を月経前の増悪という波に使用しつつ，治頭瘡一方を合わせるのもよい選択である．

④顔面における前頭部　黄連解毒湯・白虎湯

次の一手処方④

前頭部の皮膚荒れに→黄連解毒湯　3包　分3

　前頭部の前額，眉間，頰，口唇に連なる部位は，陽明の経絡が通っており，熱邪が皮疹の原因となりやすい．最も大切な生薬は黄連である．そのため，黄

連湯,黄連解毒湯を用いることが多い.

荊芥連翹湯は,清熱による透法である黄連解毒湯,皮膚の乾燥や修復促進に対する四物湯による補法,気滞うつ熱によい小柴胡湯が組み合わされた処方である.その上で標治薬として解表剤が組み合わされている.生薬数が多い分,各生薬量は控えめで単独での効果は弱いが,体質改善として長めに使用するとよい.皮疹の"火種"を絶やすのである.

柴胡清肝湯は,荊芥連翹湯の類似方剤であり,共に一貫堂処方である.荊芥連翹湯が鼻炎,皮膚炎により適応しているのに対して,柴胡清肝湯は咽頭部の炎症にもより適している.症状の急性期には他の清熱剤などとの併用が大切である.

清上防風湯は,保険病名が"にきび"の処方である.柴胡清肝湯と内容は似ているが,四物湯など補血剤があまり含まれていない.そのため,皮疹に熱が強い場合はよいが,皮膚の乾燥症状に不適である.使用していて,肌がかさかさしてきたと訴える場合には,柴胡清肝湯に変更してみるとよい.

白虎湯は,清熱作用はあるが,黄連解毒湯のように乾燥させることが少ないのが利点である.辛夷清肺湯は,白虎湯をベースとした通鼻薬であり,副鼻腔炎,慢性鼻炎に用いられているが,鼻周囲の皮疹にもよい選択である.

白虎湯系列の方剤を,黄連解毒湯系列に方剤と合わせて,清熱効果を増加させることも可能である.しかし,胃弱のものには注意が必要である.その場合,黄連湯,半夏瀉心湯など脾胃を調整するものとの併用もよいであろう.

⑤麦門冬湯

口唇,その周囲は,東洋医学では消化管の出口と考えられ,胃熱が関係することが多い.

 次の一手処方⑤

口唇,その周囲の皮疹に→麦門冬湯　3包　分3

症例 27歳女性
主訴 口唇の発疹.
現病歴 半年前より口唇の発赤が出現し，近医皮膚科を受診し，湿疹と診断された．抗アレルギー薬，ステロイド軟膏を処方されるも，著効が得られず，東洋医学的治療を求めて受診された．
現症 甘いものを好む．口渇があり，便秘傾向．月経前にやや増悪傾向あり．舌紅，少苔．皮膚色白く，浮腫しやすい．発疹は小丘疹が口唇周囲に散在し，発赤を認める．
処方 麦門冬湯合当帰芍薬散
経過 2週間にて消退．以後，再燃なし．
考察 口渇，便秘あり，胃熱との関係も示唆される．黄連湯も鑑別処方となる症例である．しかし，舌が紅で苔が少ない．これは津液不足を表している．麦門冬湯は肺の津液不足（分泌液不足などを含む肺陰虚という概念）に適応があり，空咳によく用いられている．しかし，麦門冬湯は，肺以外に胃にもよく働き，消化管の津液を増やし，熱を清する作用がある．発赤があれば，必ずしも白虎湯，黄連解毒湯ではなく，陰虚による虚熱には麦門冬湯は非常によい選択である．

Column 一貫堂処方

森道伯は大正時代の漢方医で，病態認識とその分類に優れていた．森道伯が生み出したのが一貫堂医学である．

大正時代に発生したスペイン風邪に対して，道伯はインフルエンザの病態から，胃腸型には香蘇散加茯苓白朮半夏，肺炎型には小青竜湯加杏仁石膏，また高熱で脳症を発症する危険のあるものには升麻葛根湯加白朮川芎細辛，の3つに分類した．

また，体質分類に関しては，解毒証，臓毒証，瘀血証の3つに分類した．解毒証は今でいうアレルギー体質の一系と考えられ，鼻炎，咽頭炎，中耳炎，皮膚炎といった局所炎症を慢性に繰り返すこと，神経症の素因を有している．小柴胡湯，黄連解毒湯，四物湯を基礎に加減した柴胡清肝湯，荊芥連翹湯，竜胆瀉肝湯を部位，年齢などにおいて使い分ける．現在でも非常に有用な考え方である．詳細は成書を参考にされるとよい．

⑥補法の活用

次の一手処方⑥
極期を過ぎた炎症に→十全大補湯ほか　3包　分3

　炎症が極期を過ぎると，皮膚の乾燥，落屑が目立ってくる．この時期になると黄耆，他の補気，補血剤の使用が大切となる．補法の時期である．前述の各処方を使い分けてほしい．

　また，慢性の炎症がくすぶっていても，乾燥が目立ってくると四物湯を加える必要がある．皮膚の修復過程を促進するためである．特に主婦湿疹など手の治療には補血は非常に重要である．油分が不足し，皮膚が割れているような状態に適応である．黄耆末，四物湯，十全大補湯などが選択となる．黄耆は末剤が保険で使用可能である．1日3g程度を用いるとよい．

中国語語感を磨くことは東洋医学の深みを増してくれる

漢字は，表音文字にない独特のニュアンスを伝えてくれる．

そもそも文章だけから得られる情報が限られている．経験豊かな先生の深い見識を言葉だけで伝えることは難しい．今は他界して陪席がかなわない先生方が残して下さった言葉から，行間を読み，言外の意味を汲み取ることは非常に大切である．漢字のもつそもそもの意味，言語体系の中で使われるニュアンスを体感して，語感を深めておくことがその助けになる．

中国語には，"知音"という言葉がある．「三国志」の中で，蜀の諸葛亮と呉の周瑜が出会い，楽器をお互いに奏でるくだりがある．陪席していた魯粛は2人がいわゆる言葉を交わさなかったことに驚いていた．しかし，2人はお互いに重要な"言外のことば"を奏で合っていたのである．"知音"とは，よき理解者のことを言う．"知音"の語源は，『列子』の，琴の名手の伯牙とその音を最も理解していた鐘子期との関係に由来する．

ある程度以上深く東洋医学に取り組む場合，中国語学習は不可欠なものであり，この世界を豊かにしてくれる．

〈田中耕一郎〉

第25章

皮膚の異常（3）：皮膚の腫物

　ここでは，局所の化膿性炎症を扱いながら，これまでに述べた皮膚科領域における消・托・補の3段階の治療について深めたい．つまり，膿瘍の治療の3つの段階とは，①消法：去邪（清熱，去痰，活血化瘀など），②托法：邪を内から外へ追い出す，排膿促進（枳実，桔梗），③補法：気血を補って邪気を追い出し，皮膚の修復を早める，である．

•定石•　鉄板！

越婢加朮湯
えっぴかじゅつとう

定石処方①

熱感・浮腫・腫脹がある場合→越婢加朮湯　3包　分3

　越婢加朮湯は，熱感を伴い，浮腫，腫脹など湿邪の影響が関係している場合，頻用されている処方である．麻黄・石膏を含み，肺に働くことから，主に上半身の湿邪の治療に用いられている．麻黄の使用は効果的であるが，胃弱体質の場合，胃腸症状を呈したり，含有されるエフェドリンの交感神経賦活作用により不眠となる場合がある．

　炎症が局在するのというのは，正気（身体の気血）が強く，邪を全身に広がらせずに，局所に押し込めるためと考えられている．腫脹とのいうのも皮疹が

外に向かって凸となっている場合は，正気は邪気を体外に押し出そうとしているのだと考える．ともに正気は比較的充実している状態である．

　逆に皮膚から陥凹，つまり凹になっている状態では，正気が邪気に負け，病変が外から体内へ広がっている危険な病態である．病邪は強く，正気は虚しているために治療が非常に難しくなってくる．

　局所の化膿性炎症では，病邪と正気の争いの中で，組織の破壊と膿瘍（"熱盛肉腐"といわれる）が形成される．東洋医学では，この争いの後に，二次性代謝産物である痰飲と瘀血が生じると考えられている．また，逆に瘀血，痰飲の生じやすい場所は，病邪を駆逐することが難しく，炎症の火種になり得る．そのため，消法の中には，痰飲と瘀血の処理は不可欠なものとなってくる．そして托法がそれに補佐的に働く．

・定石・　　　　　　　　　　　　　　　　　　　　　鉄板！

桂枝茯苓丸加薏苡仁，腸癰湯，大黄牡丹皮湯

定石処方①

　　痰飲と瘀血がある場合→桂枝茯苓丸加薏苡仁　3包　分3

　腹部の化膿性炎症の方剤は，皮膚の化膿性炎症にも応用可能である．

　もともと桂枝茯苓丸は婦人科領域の方剤であり，桂枝茯苓丸加薏苡仁は腹部の炎症性疾患に拡大応用したものである．これら3剤の特徴は，痰飲と瘀血の処理で，桃仁・牡丹皮により局所の血行を改善（活血作用）しながら，涼血（血熱を冷ます．つまり血の炎症を取ることである）し，活血薬，冬瓜子，薏苡仁といった利水作用に排膿作用を兼ねるものが含まれている．消法に托法を一部兼ねている優れた組み合わせである．

　大黄牡丹皮湯に含まれる大黄は，瀉下薬であるが，この組み合わせでは，清熱と活血作用をより期待して用いられている．これらはいずれも，腸癰（虫垂炎，大腸憩室炎などを指すと考えられる）といわれる局所の化膿性炎症の初期に用いられてきたが，皮膚の化膿性炎症に用いることができる．桂枝茯苓丸加

薏苡仁を挫瘡に用いるのはその例である．

　これら3剤は構成生薬が類似している．そのため，生薬量を増やすために重ねて処方したり，ヨクイニン末やヨクイニン錠を加えて処方することが可能である．

症例　68歳男性
主訴　右側腹部痛
現病歴　2009年8月20日頃から右側腹部痛が出現．痛みは長時間の座位，歩行中にて出現し，「ちくちく」，「重苦しい」感じになる．腹痛出現前に右側腹部の腹張感を自覚し，右側臥位で右側腹部が重苦しくなる．原因としては，当院総合診療部にて以前より指摘されている胆石，腎結石は否定的であった．また，以前の手術の既往による影響も考えられた．炎症所見も認めないため，東洋医学的治療目的で当科外来受診となった．
生活歴　飲酒2合，毎日，40年間．
既往歴　18歳：虫垂炎．58歳：左尿管結石，胆石症．61歳：腹腔内膿瘍．
現症　身長160cm，体重60kg．腹部：圧痛なし．蠕動亢進なし．血算生化学所見異常なし．
東洋医学的問診
　冷房，扇風機は苦手．夏の方が好きだが，冷え性というほどではない．大便1日2，3回，やや軟便．ときに食後の胃もたれ，ときに咽に痰が絡む．症状は天候，時間帯，ストレスとは無関係．
東洋医学的所見
　望診：顔面やや紅潮，両手掌紅斑，全身の皮膚褐色で，背部にまだらな赤み，発汗，黒子多数，細絡，口唇紫，臍部から右下方にかけての数cmにちくちくした痛み．
　脈候：やや弦，滑．
　舌候：淡紅色，白膩苔，裂紋，舌下静脈軽度怒張（＋）．
　腹診：右胸脇苦満軽度，右臍傍部圧痛軽度．
経過　コタロー腸癰湯エキス細粒6g分3を1週間処方したところ，疼痛，胃腸症状とも消失した．以後経過良好で1カ月後廃薬となった．
考察　本症例の既往歴に，虫垂炎，胆石，腎結石と局所の炎症，石灰化がみられる．この患者は湿熱を有しやすく，局所に炎症を生じやすいことが考えられる．東洋医学的に，虫垂炎，腹腔内膿瘍は，湿熱が亢進し，熱盛肉腐（痰飲と瘀血

が形成される）となった状態，石の形成は瘀血，痰飲と熱邪が加わって形成されたものと考えられている．

腸癰湯は牡丹皮・桃仁により，局所の血行を改善しながら涼血し，薏苡仁・冬瓜子により湿を取り除き排膿を促進し，全体として清熱涼血・排膿散腫の効能を有する．

・次の一手・　秘技！

排膿散及湯・升麻葛根湯の併用

次の一手処方①

排膿作用を強化する場合→排膿散及湯＋升麻葛根湯　各3包　分3

　薏苡仁・冬瓜子には托法の作用があるが，托法の方剤を加えることで排膿作用を強化することができる．

　排膿散及湯や升麻葛根湯は，托法の代表的な方剤である．皮膚科に限らず，外科系のあらゆる診療科に応用することができる．

　そして，排膿散及湯は，枳実・桔梗による托法の方剤で，エキス製剤では托法の定番となる処方である．ただし，炎症早期に使うと皮疹がかえって増加することがあるため，注意が必要である．

症例　49歳女性
主訴　乳房の排膿，疼痛．
現病歴　1年前の9月頃から右乳房痛自覚，以後腫瘤を触知した．乳腺外科受診にて，右2時方向に硬結認めた．以後，3時方向形に膿瘍認め，セトンを留置した．10月には2時方向，11月に9時方向，1月には1時方向に膿瘍形成し，計5つのセトンを留置した．洗浄し，排膿ドレナージも行うが排膿が止まらず，12本カテーテル留置を行った．悪性を疑う所見なく，難治性乳腺炎による膿瘍形成と診断され，ロキソプロフェン 3T3X（疼痛のため），抗生剤（ミノサイクリンなど）と内服するも軽快せず，東洋医学的治療のため当科紹介受診となった．

現症　身長 163cm，体重 82.8kg．
右乳房カテーテル 12 本留置，セトン 5 カ所留置中，排膿＋(漿液性, 一部黄色)．
L/D　CRP 0.2，WBC 8300 (neu72.8％)．
他の血算，生化学など血液検査，特記すべき所見なし．
寒熱：暑がり (＋)．発汗：汗かき (＋)，皮膚白色潤．
脾胃：食欲あり，胃もたれ (－)，口渇 (－) 口苦 (－) 下痢になりやすい．疲れると排膿が増加する．
月経：28 ～ 30 日，出血量少ない，血塊 (－)．スルピリド内服時には月経は止まっていた．
2009 年 1 月まで内服，3 月より月経再来．月経が始まると排膿が多く，月経後乳房の痛みが増悪．
睡眠：良好．二便：1 回 / 日，夜間尿 (－)．
脈：弦細．舌質：やや紅色舌，薄白苔，舌下静脈怒脹 (＋)．

経過　排膿を促進しようと排膿散及湯 7.5g3×処方した．すると 2, 3 日後に全身に発疹が出現した．加味逍遙散 7.5g3×の処方 14 日間にて，排膿の軽度減少傾向がみられた．
9 月の月経では経血量が増加を認めた．10 月診察時，サフラン 0.2g2×を追加した．
2011 年 1 月疼痛軽減．ロキソプロフェン® は 1 日 2 回となる．ヨクイニン錠 6T2×を追加．
3 月疼痛軽減によりロキソプロフェン® は隔日内服となり，排膿も減少し，ドレーン，カテーテルの抜去が進んだ．8 月には排膿を認めなくなった．腸癰湯 6g3×を追加し，9 月黄耆末 1g3×を追加．
2012 年 1 月にドレーン，カテーテルはすべて抜去となる．カテーテル抜去後の肉芽も良好で，炎症の再燃認めず，経過良好である．

考察
① "誤治"　急ぎ過ぎた托法
　排膿を促進しようと排膿散及湯 7.5g3×処方した．すると 2, 3 日後に全身に発疹が出現した．これは，消法を十分に行っていないうちに，托法を最初から行ったことが原因と考えられる．

② 加味逍遙散　消法として
　月経後乳房の痛みが増悪するという点である．月経前に乳房が張るというのは，経絡上の厥陰肝経が乳房外側をすること，月経前には肝気が高ぶりやすい

ことと関係がある．そこで肝気を抑えるために，加味逍遙散 7.5g3×を処方した．加味逍遙散には柴胡・当帰・芍薬といった肝の疏泄を助ける作用に加えて，山梔子・牡丹皮といった清熱，涼血作用を併せもつ．

加味逍遙散の内服 14 日間目にして，排膿の軽度減少傾向がみられた．これを契機に炎症の勢いは極期を過ぎたため，加味逍遙散は消法として本治薬として働いたと考えられる．

③炎症の 2 次代謝産物としての痰飲と瘀血の処理

炎症が極期を過ぎてからは，消法の中に瘀血に加え，痰飲の治療が必要となる．本人の皮膚は白色潤沢で日頃より湿を身体に貯めやすい．下痢になりやすく，疲れると排膿が増加するから，脾虚により湿を生みやすいことが考えられた．また，排膿されているもの，これは痰飲である．

托法と去瘀を併せもつ薏苡仁による排膿促進を狙い，排膿が落ち着いた段階で追加したのは腸癰湯で，瘀血，痰飲を処理する力を強化することで，炎症の"火種"を絶ち，再発防止につなげるためである．腸癰湯は"腸癰"（腸管の化膿性炎症）に限らず，乳癰（乳房の化膿性炎症）にも応用可能である．

④最後は補法

補法として，肉芽の促進のために，追加したのは黄耆末である．状況に応じて，補血剤を合わすのもよいと考えられる．加味逍遥散に当帰が含まれるためにあえて加えていない．

〔本症例は，漢方研究 2013; 494: 8-11. 第 69 回日本東洋医学会関東甲信越支部学術総会（横浜，2012.10）で発表したものに修正，加筆，考察したものである．〕

　診察から病態を把握することで消法が決まる．ここが一番難しいところであるが，皮膚のみをみず，患者の精神状態，身体全体の状態，生活状況などをよく聴きながら，病理となる"火種"が何かを読み込むことが大切である．

　托法，補法に関してはタイミングを間違えなければ，処方についてはさほど複雑なものではない．

　『傷寒論』では，全身の感染症が太陽病から始まり，少陽，陽明の陽病と，太陰，少陰，厥陰との陰病と病期（ステージ）が移っていく様子が描かれている．皮膚疾患においても同様で，現時点での症状のみにかかわらず，本治につながる消法と，托，補法を段階において付け加えて行く必要があるのである．

争いを越え，相手を理解する

　東洋医学では，教育上，師弟制度を取ってきたために，多くの流派（個人的には"学派"と言い換えたい）が存在する．中国，台湾，韓国に限らず，日本においても同様である．各学派は，歴史を通じて深い知見を有しており，お互いが尊重されるべきと考えられる．真剣に東洋医学に取り組む場合はもちろんのこと，東洋医学全体の発展のためには，今後は"学派"を超えて，広く深く徹底的に学ぶ姿勢が大切である．

　東洋医学では五感を通じて，人を見立てる診療体系を有している．そのため，"人を深く理解する"ことは診療の深さに関係している．臨床の場面で患者を理解することはもちろんのこと，治療者同士がお互いの人としての理解を深めることで，双方の治療学のロジックを真にものにできると考える．

　一つ思い出す中国の故事がある．

　曹植と曹丕は曹操の子であった．曹操が他界して，後継ぎの権力争いで曹丕は王位を勝ち取る．曹丕は，自分の地位を脅かす曹植を陥れようと考えた．当時，曹植は文人として名が高く，彼が話せばそのまま詩になるといわれていたという．そこについて，曹丕は曹植に対して，「七歩歩く間に，『兄弟』という詩を詠んでみよと，できなければ重刑に科す」と迫った．

　曹植は，七歩歩く間に詠んだ．（以下，私訳）

　　煮豆燃豆萁　豆を煮るために豆の茎を燃やす
　　豆在釜中泣　豆は釜の中にあって泣いている
　本是同根生　もともと同じ根から生まれたものではないか
　相煎何太急　何故，互いが火をくべてまでに激しく争うのだろうか

　曹丕は大いに恥じ入った．そして曹植は，詩を以て自分の身を助けたという．ことばの真の力を知るものであろう．

〈田中耕一郎〉

第26章

疲れやすい

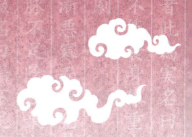

　疲労・倦怠は非常に幅の広い症状であり，単に"根性がない"というレベルから悪性疾患に至るまで様々である．また，疲労・倦怠はあらゆる病が長引くことでも生ずる．古典でも，「解㑊」（素問・平人気象論），「懈怠」（霊枢・海論），「身体怠惰」（素問・風論），「四肢重怠」（素問・本病論），「怠惰」（霊枢・邪気蔵府病形），「疲労」（金匱要略・血痺虚労病脈證并治）などの表現がある[*1]．

定石処方①

補中益気湯（ツムラ：7.5g　3×）
ほちゅうえっきとう

　脈が右寸沈細無力であれば大気下陥[*2]であり，昇陥湯[*3]を用いる．保険収載エキスなら補中益気湯が近い．補中益気湯は気を補うというより気を揚げる

[*1] このほか，「労所傷：久視傷血，久臥傷気，久坐傷肉，久立傷骨，久行傷筋，是謂五労所傷」（素問・宣明五気），「五労虚極羸痩，腹満不能飲食，食傷，憂傷，飲傷，房室傷，飢傷，労傷，経絡営衛気傷，内有乾血，肌膚甲錯，両目暗黒．緩中補虚，大黄䗪虫丸主之」（金匱要略・血痺虚労病脈証并治），「夫虚労者，五労，六極，七傷是也．五労者：一日志労，二日思労，三日心労，四日憂労，五日瘦労．又，肺労者，短気而面腫，鼻不聞香臭．肝労者，面目干黒，口苦，精神不守，恐畏不能独臥，目視不明．心労者，忽忽喜忘，大便苦難，或時鴨溏，口内生瘡．脾労者，舌本苦直，不得咽唾．腎労者，背難以俯仰，小便不利，色赤黄而有余瀝，茎内痛，陰湿，囊生瘡，小腹満急」（諸病源候論・巻之三虚労病諸候上）などがある．

[*2] 『経方脈学』参照．

[*3] 本章も，保険収載エキス剤以外の処方が多数登場する．

処方である．気が下がっている疲労や食欲不振などに用いる．気がすでに揚がっていれば合わない．

 次の一手処方①
十全大補湯（ツムラ：7.5g　3×）

以下，「疲れやすい」を，①脾胃，②腎，③肝，④心，⑤肺，⑥暑熱，⑦その他，に分けて考える．それぞれの具体的な症状に関しては82頁（8章-2. 低血圧の項）を参照いただきたい．

①脾胃

機能として，胃*4 は下向き，脾*5 は上向きのベクトルをもっている．よって胃気虚では「降りない，もしくは滞留する」，脾気虚では「揚がらない，もしくは下がる」ことになる．胃気虚に小半夏加茯苓湯などを用いるが，それに下気の薬である厚朴と蘇葉を加えると半夏厚朴湯になる．生姜や乾姜と半夏の組み合わせは心下の飲を除去する．心下飲は胃気虚からも生じる．

脾気虚で下がるものには，先述の補中益気湯を用いる．脾のトラブルには痰湿が絡むことが多いので，補脾剤には人参・大棗・甘草などとともに去湿薬の朮・陳皮・茯苓などを含むことが多い．湿の対策をしないと効果が出にくく，湿の治療をすれば自然に回復することもある．朮に関しては，補脾という意味では白朮であるが，去湿という意味では蒼朮でなくてはならない．

脾・胃が同時に失調し，食欲不振が続いて痩せてくる場合には，白朮の六君子湯*6 がよい．湿が強く脾・胃が人参を受け付けない場合は，芍薬・茯苓・附子などで腎から建て直すか，二陳湯や猪苓湯などでまず先に湿のコントロールを試みる．湿重に九味檳榔湯が効果的な場合がある．これに配合される呉茱萸は辛開苦降の生薬で，胸・膈・心下・胃で下気しつつ脈外の気は推進する．膈の昇降の調整の作用もあり複合的に倦怠感を治療する．

---

*4 胃は受納と水穀の腐熟，通降，肌肉に関することなどを主る．
*5 脾は運化，統血，昇清などを主る．
*6 六君子湯は白朮を含むが，メーカーによっては蒼朮が代わりに入れてある．

脾胃の虚というのは，腎の虚と並びいわゆる気虚の代表的なものである．脾胃の虚から他の様々な症状に関連していることも多く，脾胃を治療すれば他の症状も軽快してくることも多い．さらに，軽快後も脾胃の養生を続けることで，病の再発を防ぐこともできる．その一方で，必ずしも病の最深の根部が脾胃の虚であるとは限らず，他の病状が先にあり，それによる疲弊などで二次的に脾胃の虚をきたしていることも多い．その場合は根本の方を改善させなくてはならない．しかし慢性の胃腸の症状があり元気がなければエキス剤六君子湯から始めてみてそれほど害はない．

②腎*7

発育や生殖，水代謝，排泄，骨や耳や脳などの異常に伴う「疲れやすさ」には，八味地黄丸が基本処方である．陰虚には六味丸や，知母・黄柏・地黄を含む滋陰降火湯などもよい．これは朮・陳皮を含み，地黄を含む処方としては比較的使いやすい．胃が地黄を受け付けない場合は陰虚はなく，地黄が要らない可能性もある*8．その一方で，全身的な陰虚はあっても脾胃虚などがあるため胃に局所的な痰湿を生じている可能性もある．その場合は二陳湯などで湿対策を同時に行う．

芍薬をキーとした補腎処方としては真武湯がある．真武湯は附子で腎陽を，茯苓で腎の気化作用を助ける．納気の失調には酸味の生薬がよい．小青竜湯の五味子などがそれである．いわゆる補腎薬には，補陽薬，補陰薬，気化薬，粛降・納気・固摂を助ける薬などがある．腎を助けることで心拍動が調い，肝胆や肺，脾などの治療が一気に進むことがある．湿絡みの処方としてもう1つ，麻黄附子細辛湯は湿気や低気圧で悪化する慢性疼痛を伴う倦怠感の治療に有効なことが多い．また，西洋医学的な「腎機能低下」に対し，養腎降濁湯で，ほとんどの症例でクレアチニン値と自覚症状とが改善することは，すべての医師は知っておいて損はない．

---

*7 腎は，成長発育生殖，水の代謝，骨や髄や脳，耳，排尿や排便，納気などを主る．
*8 地黄には乾地黄と熟地黄があり使用目的が異なる．エキスやエキスメーカーにより異なっているようであるが，自分で服用してみれば感覚の違いでわかる場合がある．

③肝

　血は肝に絡む．気血が虚していれば十全大補湯（アゲ）などの適応である．十全大補湯は和剤局方の四君子湯＋四物湯＋黄耆＋桂皮である．人参養栄湯（サゲ）は十全大補湯から活血疏肝の川芎を抜き，燥湿行気の陳皮，収斂安神の五味子，開竅安神の遠志の3薬を加えたもので，精神を落ち着かせ気を巡らせる．

　血虚による倦怠感は脆弱な過敏さをもつので，補中益気湯のような昇提の剤はうまく噛み合わない場合がある．過敏すぎる不安発作や過度の落ち着きのなさに対して，桂枝で腎気を下げ，芍薬で下向きのベクトルを強調する．血虚を調える桂枝加芍薬湯や建中湯類に，四物湯や人参養栄湯などを加える．アロディニア様の過敏な痛み，気道過敏（＋白虎湯）や無菌性膀胱炎（猪苓湯合四物湯）などの他，機能はあるのにコントロールが難しいなどという状況に応用される．力が抜けない，こむら返り，動作のぎこちなさなどによい．

　肝気虚は，篠原明徳氏が「だるさ，朝の起床困難，覇気の欠如」をtriasとしている*9．私はそれを参考に，エキスにて麻黄附子細辛湯＋桂枝加黄耆湯*10に黄耆末・桂皮末を加えることで，特に「朝起きづらい」という人に用いて非常に効果をあげている．

　肝は血の，胆は気の疏泄のコントロールをしている．胆は決断や勇怯を主っており，胆気が不足すると不安が増し，決断力を失いビクビクとおびえるようになる．酸棗仁湯や加味帰脾湯など酸棗仁を含む処方を考慮する．短脈の出現が特徴的である．

④心

　心は脳の機能の一部である．現代医学の「脳」の機能を東洋医学の臓腑に当てはめるのには諸説があるが，心，肝，腎の3臓に帰属させる考え方がある*11．東洋医学の「心」は心臓的な機能の他に「こころ」のニュアンスを併せもつ．脾

---

*9　中医臨床133号
*10　桂枝加黄耆湯（『金匱要略』第十三）は東洋薬行よりエキス剤が出されており，保険収載されている．
*11　江部洋一郎氏は「心，肝，腎」の3つの臓に帰属させている．心は意識活動，肝は精神活動や情緒，腎は脳の発育や記憶などの機能である．

胃の気は，肺の宣散作用により心に至るため，心の気が虚している場合は脾胃や肺の虚と関連することも多い．心血を直接補うには竜眼肉や熟地黄・当帰などを用いる．

慢性的な動悸感は，心の陰血不足が多く，炙甘草湯を用いる*12．桂枝湯から下向きのベクトルである芍薬を抜き，地黄・阿膠・麦門冬・麻子仁などを加えて陰血を補う．胃の陰を増し，心・肺に送る．よって，心肺陰虚あるいは気陰両虚で起こる動悸・息切れなどに効果がある．

他に，膀胱炎などで心の気陰両虚の不安定さを露呈する場合に清心蓮子飲を用いる．

⑤肺

肺の虚には咳や痰がつづくなどの肺の症状と，皮膚や汗に関する症状がある．肺の虚は宣散，納気，粛降，肺熱，三焦水道，皮毛，痰飲などの問題点を明らかにし，それぞれに応じた薬を用いる．肺の虚では，「皮」に特有の脆弱感をもつことも多い*13．

たとえば，疲れたときに生じる咳嗽には生脈散を骨格にもつ人参養栄湯＋麦門冬湯*14．寒に傷れて温を病むが如く，たとえば「感染後咳嗽」のように，声帯（付近）の炎症による浮腫もしくは肥厚性の変化が予想されるような，上気道のアトピー様の異常感（強いイガイガ感，掻痒感，主に吸気時の閉塞感，犬吠え様の咳嗽，咳き込み前後の急な嗄声など）に，越婢加朮湯＋白虎加人参湯をベースに，少量の麦門冬湯（麦門冬），人参養栄湯（五味子・人参），辛夷清肺湯（黄芩・麦門冬・百合），柴朴湯（黄芩・半夏）などと適宜組み合わせて著効を得ることは多い．肺陰虚による肺熱の治療中は，過剰な熱を生じたり，陰を消耗する行為，たとえば，過度の飲酒，喫煙，香辛料や糖質やω6系の油の

---

*12 筆者は，発作性上室頻拍の発生頻度を炙甘草湯でほとんどゼロにできた経験をもっている．服用をやめても効果は持続しており，ホルター心電図で確認している．

*13 原敬二郎先生は診察のたびに患者の背中を手でさらさらと擦ってみられていた．「発汗を確認されているのですか？」とお尋ねしたら「それももちろんあるが，全体のエネルギーの様なものの程度を診ている」と言われていた．

*14 慢性咳嗽に生脈散の生薬を含むエキス剤を用いて効果があるというのは栗山一道先生の講義資料に依った．

摂取，房事，睡眠不足，過労，心労などはできるだけ避ける*15．経過の長い陰虚火旺の場合は知柏腎気丸(ちばくじんきがん)の代用として滋陰降火湯（＋六味丸）を比較的長期に用いるという方法もある．

　肺の虚熱による症状の場合，「温まると症状が出る」と訴える場合があり，それはそれで参考にはなるが，「布団に入って温まると」などは低い高さを浮遊するハウスダストや布団に含まれる綿埃などの微邪が刺激して化熱を誘導していることも多い．また，肺に熱がこもっていても全身の胃気が不足していれば熱が偏在して四肢などに冷えを生じるであろうし，全身が虚していなくても肺の熱がある程度強ければ胸膈心下に波及し衛気や肌気が阻滞するなどして，四肢はかえって冷えている場合もある．いずれにせよ肺の熱が強くなればなるほど「冷える」という可能性もあり，逆に「冷えると症状が出る」と訴える可能性もある．桂枝去芍薬加麻黄細辛附子湯(けいしきょしゃくやくかまおうさいしんぶしとう)（桂姜棗草黄辛附湯(けいきょうそうそうおうしんぶとう)）証のように四肢が外気によって冷えることでさらに胸膈心下のトラブルを生じ，さらに肺の熱の出口を閉ざし悪化させている可能性もある*16．

　臓腑の場合は「温まると症状が出る」あるいは「冷えると症状が出る」という患者の訴えだけでは虚熱であれ実熱であれ熱の有無の根拠にはならず，判断方法としては脈や尿の色などの方が有効であろうと思われる．

　高齢者や虚弱なものなどで，「冷えると咳き込む」という訴えで，実際に肺が虚寒となり咳き込んでいる場合も珍しくはない．納気の問題があれば五味子や山茱萸などが必要になるが，まずは麻黄附子細辛湯＋桂枝加厚朴杏仁湯(けいしかこうぼくきょうにんとう)*17などで宣散粛降を調えれば著効が得られる場合も多い．三焦の気機に影響が出ているようであれば竹如温胆湯(ちくじょうんたんとう)（桔梗・陳皮・茯苓）がよい．腎が虚弱で心下の飲があれば小青竜湯や苓甘姜味辛夏仁湯(りょうかんきょうみしんげにんとう)（細辛・五味子・半夏・乾姜）など．肝胆や膈のトラブルで柴胡を使いたい場合には神秘湯(しんぴとう)や滋陰至宝湯(じいんしほうとう)など．下陥で柴胡を使いたければ補中益気湯．カゼをひきやすいなど防衛力を高めたい場

---

*15 いわゆる「アトピー咳嗽」とも少し異なるようなので，当院では「声帯アトピー」とよんでいる．
*16 『金匱要略』水気病脈証併治第十四．
*17 桂枝加厚朴杏仁湯（桂枝加厚朴杏子湯：『傷寒論』43条）は東洋薬行よりエキス剤が出されており，保険収載されている．

合には黄耆や白朮などを用いる．

実熱であればエキスでは黄芩（煎薬であれば知母）が欠かせず柴朴湯や温清飲などを清肺湯などとともに用いる．

⑥暑熱

夏バテには清暑益気湯がよく用いられる．保険収載エキス剤の出典は『医学六要』で，蒼朮・人参・麦門冬・黄耆・陳皮・当帰・黄柏・甘草・五味子からなる[*18]．

四肢の皮肌を中心とした比較的浅い湿を除去するには，麻黄湯（または桂麻各半湯[*19]）＋防已黄耆湯の屯用が有効であることが多い．脾胃を中心にした湿には平胃散，あるいは去湿を増強するために五苓散と合方した胃苓湯を用いる．湿が胸に絡めば茯苓飲あるいは茯苓飲合半夏厚朴湯がよい．さらに湿痰が広く分布する場合には竹茹温胆湯，湿熱には防風通聖散，昇る熱には黄連解毒湯などを用いるとよい．

⑦睡眠のトラブルなど

胸のトラブルで疲乏することがある[*20]．こういう場合に加味逍遙散が著効することがある．山梔子と薄荷が含まれ，作用面で薄荷≒豆豉と考えると，これは梔子豉湯の効果をみている可能性がある．梔子豉湯は胸中無形の熱に用いる．有形の痰熱には小陥胸湯であった（保険収載エキスでは柴陥湯）．心下が非常に硬いときには，多めの石膏と桂皮を組み合わせた木防已湯で治療する．

膈の出入不利には柴胡，枳実，芍薬がよく，四逆散を用いることがある．他に柴胡，桂枝を含む柴胡桂枝湯や柴胡桂枝乾姜湯などがある．気の昇りやすい傾向があれば柴胡の代わりに香附子と檳榔子を含む女神散がよいことがある．

[*18]『脾胃論』の清暑益気湯は医学六要のものに升麻・神麹・白朮・青皮・葛根・沢瀉を加えたものである．『温熱経緯』の清暑益気湯は大きく毛色が異なり，西洋参・石斛・麦門冬・黄連・竹葉・荷梗・知母・炙甘草・粳米・西瓜皮からなり，脱水を伴う熱中症に向く．

[*19] 桂麻各半湯（桂枝麻黄各半湯：23条）は東洋薬行よりエキス剤が出されており，保険収載されている．

[*20]『金匱要略』血痺虚労病脈証并治第六．

不安の強いものは胆が虚していることがあり，酸棗仁を用いる．
　強い疲労感を生じた場合，虚にせよ実にせよ最初は持続する強いストレスから肝胆に負担がかかっていることが多い．肝胆の鬱（熱）から，胆気の不足，肝気の不足，肺気陰の不足，脾胃の気虚，肝腎陰虚，心気陰不足，気血の不足，などが起こり，最終的に陰陽両虚となる．経過中に瘀血や痰（熱）が生じる．また，肝胆の鬱熱は胃熱から心の熱盛を引き起こし，心神が乱れる．痰熱は痰迷心竅となり，心神の通路を遮断するので，これは化痰開竅してやることが重要となる．そのためには遠志・石菖蒲・鬱金・川芎などを用いる[*21]．
　脾胃の虚と肝胆の鬱が被る場合は香砂六君子湯（エキスでは便宜的に六君子湯＋香蘇散）や柴芍六君子湯（同じく便宜的に六君子湯＋四逆散）で治療する．

Column コラム　夏バテ，熱中症，脱水症

　これらは相互に関連する．しかし，別のものであり，対処法も予防法も異なる．ここでは，主に予防という観点で記す．
　日本の夏は湿度が高い．また高いエアコン稼働率と運動不足とが相まって，発汗という表層の冷却機能が劣化している人が多く，暑さを感じてもすぐに汗をかけず，体内に湿と熱が籠もり気を消費してしまう．その結果，脾胃が失調し，停滞した湿によって気機が阻まれたものが，いわゆる日本の夏バテである．夏バテは，皮膚にあたる風通しをよくし，糖質を控え体内の湿を追い出し脾の機能を取り戻し，蛋白質，脂質，ビタミン類などの食事で気血を補うことで回避できる．
　これに対して熱中症は，熱が体内に過剰に蓄積された状態である．夏バテよりも急性に生じることが多い．熱中症はやはり風通しをよくし皮膚や血流の集中する部位を冷やし，適量の冷水を飲むなど，体の内外を冷やすことで回避できる．
　熱中症から発汗過多となり脱水症を合併することがある．脱水の兆候があれ

[*21] 江部洋一郎先生の講義資料より．

ばナトリウムを含む補液をするが，糖質は浸透圧を上げるためそれほど必要ではない．吸収のよい体温に近い水分をこまめに摂取することで脱水症は回避できるが，年配者あるいは基礎疾患のある者は水分を摂りすぎると心不全を生じるリスクがあるため，発汗量や尿量とのバランスなど配慮が必要である．

　夏バテか，熱中症の初期症状か，脱水の症状なのかの判断は重要で，口渇，排尿，発汗，皮膚のツルゴール，体温，脈拍数，意識の状態などが判断の助けになる．発汗過多で脱水になることはあるが，脱水になれば発汗は減り，発見時の発汗の程度は参考にならない．

　さらに言えば，低血糖もまた全く別の病態である．

　『傷寒論』にも様々な「水」が出てくるが，「水」にも薬効がある．病態や時期などに応じ患者の証が異なる以上「水」の質（糖質量，ナトリウム量など）や温度や量など「合うもの」と「合わないもの」とがあるはずである．

　とはいえ，すでに発生してしまっている熱中症や脱水症は，非常に危険な状態に陥ることもあり，まずは十分な冷却や水分の摂取が必要である．

〈山田明広〉

第27章

冷え

総論

　漢方外来を受診する患者さんのうち，いずれかの部位に冷えを訴える割合は非常に高い．木村好秀の報告〔産婦人科治療．1998；77（1）〕によれば，人間ドックの調査において過半数の女性が腰や手の冷えを訴えた．ライフスタイルの変化，すなわち，クーラーで体を外から冷やし，アイスクリームや冷蔵庫で冷やした飲み物を飲んで内側から冷やすなど，冬のみならず夏でも冷えに苦しむ患者が増えている．冷えは自覚症状であって他覚所見が温かくても，冷えを自覚していれば，漢方では冷え症として治療する．その最たるものが，インフルエンザに代表される傷寒といわれる急性熱性疾患である．どんなに体温が高くても，患者本人が冷え（寒気）を訴えれば，漢方治療においては身体を温めるのである．

　西洋医学的に冷えの病態を考えると，貧血，浮腫，低血圧，末梢循環障害，自律神経失調障害など様々で，その病態がきちんと整理分析されていない．冷え症は漢方医学特有の概念で，西洋医学には疾患概念として認識されておらず，積極的に治療はされていない．現代医学による冷えで最も治療されているのはレイノー現象だろうか．もっとも温めるというよりも末梢血管を拡張する治療であるが．

　漢方的に冷えの治療を考える際は，その病因病態として，寒湿（水滞）による冷え，陽虚（気虚）による冷え，瘀血による冷え，血虚による冷えを考える必要がある．そのなかでも最も重要なのは気の流れである．気の流れが悪い原

因が，陽虚なのか，気の流れを阻滞する病理産物があるのか，そもそも気の産生量が少ないのかを考える必要がある．

・定石・　　　　　　　　　　　　　　　　　　　　　　鉄板！

①湿邪（水滞）による冷え

　漢方では，環境が病因となる場合，これを「外邪」という．風邪・寒邪・暑邪・湿邪・燥邪・火邪があり，これらをひとまとめにして「六淫」ともよばれる．

　湿邪が侵入してくると気の運行が阻害され，浮腫とともに身体の重さや，下半身の冷えを感じることが多い．さらに，冬季では寒邪が侵入してきて冷えを増悪させる．また，雨天時には湿邪が増強され冷えをいっそうひどくする．古傷が冷えて痛むとは，まさしくこの病態である．

　「風湿脈浮，身重く汗出で悪風する者，防已黄耆湯之を主る」「風水脈浮，身重く汗出で悪風する者，防已黄耆湯之を主る」と『金匱要略』にあるように，湿度の高い日本では，水太りの女性の冷えやむくみによく使用される．特に下半身のむくみを伴う冷えの第１選択薬である．防已黄耆湯は，防已・白朮（蒼朮）・黄耆には利水作用があり，同時に気を推進させて，冷えを治す．

　また，腰が冷える場合やクーラーで冷えが悪化する場合は，五積散が有効である．

定石処方①

下肢を中心に浮腫があるとき→防已黄耆湯　１日標準量*¹　分２〜３
腰が冷える，クーラーで冷えが悪化する場合→
　　　　　　　　　　　　　　五積散　１日標準量*²　分２〜３
*¹ 製薬会社により，6g，7.5gと違いがあるので注意が必要．
*² 製薬会社により，7.5g，9gと違いがあるので注意が必要．

・次の一手・　　　　　　　　　　　　　　　　　　秘技！

次の一手としては，経方医学的冷えの考え方で治療を行っている．「次の一手」については，定石処方の解説後，まとめてお話しする．

表27-1

利水滲湿薬
　　茯苓・猪苓・沢瀉・車前子・防已・薏苡仁・木通・滑石　など
祛風湿薬
　　独活・蒼朮・威霊仙　など

②陽虚による冷え

陽虚の自覚症状としては，寒がりでクーラーが苦手なことが多い．また，尿の色が薄く尿量も多い．冷たいものを取ると下痢しやすいのも陽虚の特徴である．脈診では，左尺が弱脈を呈する．陽虚に加えて，日本の気候では，湿邪が加わることが多い．

陽虚を治療する場合，附子を含む製剤が治療の基本となる．八味地黄丸(はちみじおうがん)が最も代表的な製剤である．地黄で胃もたれする場合はアコニンサン錠(附子製剤)を単独で使用し，八味地黄丸で効果不十分な場合は，附子製剤を追加する．温熱作用としては炮附子(ほうぶし)が最も優れており，増量してもアルカロイドの濃度が低いため附子中毒を起こしにくく安全である．しかし，エキス製剤の炮附子は保険で1.5gという上限がある．また，粉末で飲みにくいという欠点があるため，高齢者に投与するとむせることがある．その点で，附子を錠剤にした，アコニンサン錠がもっとも使いやすい．附子を大量に内服すると動悸を訴える場合がまれにあるが，アコニンサン錠は3錠で修治附子0.5gに相当し，錠剤であるため微調節がしやすい．また，保険適応の面でも他の附子製剤と違って，効能効果として「鎮痛，強心，利尿」とあり，単独での使用可能である．

定石処方②

八味地黄丸　40〜60丸　分2〜3
八味地黄丸が飲めないときは，アコニンサン錠　6〜9錠　分2〜3

表27-2

辛温薬
麻黄・桂枝・荊芥・防風・細辛・白芷・辛夷・生姜など
散寒薬
附子・肉桂・乾姜・呉茱萸・蜀椒・艾葉など

③血虚による冷え

女性は月経時の出血で血虚に陥りやすい．血虚の自覚症状としては，手足の冷え，肌の乾燥，爪が割れやすい，脱毛が多い，経血量が少ない，月経周期が長いなどである．脈診では細脈を呈する．

定石処方③

手足が冷える冷え→当帰四逆加呉茱萸生姜湯　1日標準量*¹　分2〜3
浮腫を伴う場合→当帰芍薬散　1日標準量*²　分2〜3
*¹ 製薬会社により，7.5g，9gと違いがあるので注意が必要．
*² 製薬会社により，6g，7.5g，9g，18錠（錠剤のエキス製剤もある）と違いがあるので注意が必要．

上記処方で効果不十分なときは，血虚の基本処方である四物湯を合方する．

四物湯　1日標準量*¹　分2〜3
*¹ 製薬会社により，6g，7.5g，18錠（錠剤のエキス製剤もある）と違いがあるので注意が必要．

また，気血は併走して動いているため，血虚だけでなく気虚を同時に治療する場合も多い．気虚を伴う場合は，当帰四逆加呉茱萸生姜湯に十全大補湯を合方すると冷えが改善することもある．

　冷えがひどいときは，アコニンサン錠　6〜9錠（分2〜3）を加える．

　アコニンサン錠9錠でも効果が不十分な場合は，保険上の制約があるため，2種類の附子製剤（炮附子と修治附子）を組み合わせる．

コタロー炮附子末（0.5〜1.5g）＋アコニンサン錠（6〜9錠）

表27-3 養血薬

当帰・熟地黄・川芎・何首烏・阿膠・竜眼肉　など

④瘀血による冷え

　瘀血による冷えは，手足の冷えを訴えると同時に，舌診では瘀斑，その他の特徴的な所見として，皮膚の甲錯，肌の色が暗赤色を呈するなどがある．脈診では，渋脈を認める．女性の場合は，経血に血の塊を認める．

定石処方④

桂枝茯苓丸　1日標準量*¹　分2〜3
便秘を伴う場合→通導散　7.5g　分2〜3*²

*¹ 製薬会社により，4.5g，6g，7.5gと違いがあるので注意が必要である．桂枝茯苓丸には錠剤タイプのエキス製剤もあるが，1日量18錠（分2〜3）である．添付文書には適宜増減の記載があるため，症状に応じて増減可能である．

*² コタローのみ，1日量は12g

　なお，大黄を含む製剤は，瀉下作用が製薬会社間でかなりのばらつきがある．瀉下作用が強いのはコタロー，弱いのはツムラで，筆者は便秘の度合いにより

使い分けている．

> **表27-4 活血化瘀薬**
>
> 桃仁・紅花・蘇木・川芎・延胡索・牛膝・莪朮など

⑤陰虚による冷え（冷えのぼせ）

陰虚陽亢しているため，自覚症状としては，ほてり，口渇，下半身の冷えを訴える．脈診では，左寸が浮弦を呈する場合は，陰虚陽亢化風の状態である．右寸が浮滑を呈する場合は，肺熱があるか胃気上逆の状態であるため，石膏を含む製剤を使う必要がある．

定石処方⑤

釣藤散　7.5g　分2～3

⑥膈の異常による冷え

手足の冷えの治療に用いられる，四逆散，当帰四逆加呉茱萸生姜湯など「四逆」とはいったい何なのか．「四逆」とは四肢を意味し，逆は「厥逆」すなわち末梢から中枢部にかけての冷えを意味する．四逆散が適応となる手足の冷えは，その主たる病因がストレスによる膈の昇降不利，腹診では胸脇苦満を呈する状態である．

定石処方⑥

四逆散　7.5g　分2～3

四逆散は構成生薬が，柴胡・芍薬・枳実・甘草とシンプルであり，脾胃の働きが低下していれば六君子湯（柴芍六君子湯方意）を合方し，瘀血の所見が強ければ桂枝茯苓丸（血府逐瘀湯方意）を合方するなど，病態に応じて併用して用いられることが多い．

・次の一手・　秘技！

　附子製剤の量を増やしていけば，全身の冷えに関しては一定の効果は望めるものの，やはり，足の裏，背中，手の先といった部位に関して冷えをコントロールすることが難しい症例に遭遇する．冷えには附子を使えばよいというものではない．冷えの病態を呈する病因病態を見極めた上で，適切な漢方薬を選択しなくてはならない．

　次の一手として，経方医学的冷えの考え方で治療を行う．冷えの部位により，生薬を使い分ける．図27-1 と 図27-2 に示すように，前通，後通，脈外の部位に分けて考える．気の流れに関する経方医学の詳しい理論については，「経方医学」1巻（江部洋一郎）を精読することをお勧めする．本書は，初学者・中級者を対象としているため，そのエッセンスのみ掲載することをお許し願いたい．

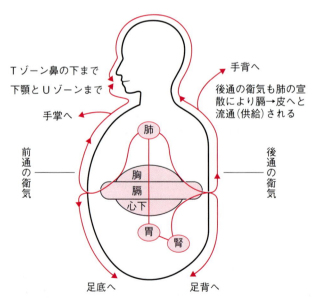

図27-1　気の流れ（経方医学 1 巻 p.39）

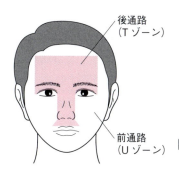

図27-2 顔面における後通の衛気・前通の衛気の支配区域（経方医学1巻 p.38）

①前通の衛気（胸腹部の皮の部分を通る）
－手掌・足底の冷えと関係

　足の裏や手のひらが冷える場合，胃が虚しているか，胃に痰飲のため働きが落ちている場合に，手掌や足底が冷える．このようなときは，乾姜で胃を温めるとよい．

次の一手処方①

人参湯（にんじんとう）　1日標準量*¹　分2〜3

*¹ 製薬会社により，4.5g，6g，7.5gと違いがあるので注意が必要．

　人参湯はメーカーによって，含まれる朮が蒼朮か白朮の違いがあるが，効果の違いは感じないので患者さんの味覚の好みで処方してよい．
　人参湯で効果不十分な場合，膈に問題があることも多いため，柴胡桂枝乾姜湯（さいこけいしかんきょうとう）を合方してもよい．

柴胡桂枝乾姜湯　1日標準量*²　分2〜3

＋人参湯　1日標準量*¹　分2〜3

*² 製薬会社により，6g，7.5gと違いがあるので注意が必要．

第27章　冷え

②後通の衛気（後背部の皮の部分を通る）
－手背・足背の冷えと関係

腎で発電された衛気は，身体の背中に沿って上の方向に登っていき，後膈（背中の膈兪から肝兪）のあたりから肺の宣散作用を受けて外に出て行く．

附子を含む製剤が第1選択薬となる．

次の一手処方②

柴胡桂枝乾姜湯　1日標準量*¹　分2〜3
＋コタロー麻黄附子細辛湯　4〜6C　分2〜3
効果不十分な場合は，黄耆末　3〜5g　分2〜3を追加

*¹ 製薬会社により，6g，7.5gと違いがあるので注意が必要．

コタローの麻黄附子細辛湯は，炮附子を6C中1g含んでいるため，温熱作用の観点からコタローの麻黄附子細辛湯をお薦めする．

③脈外の衛気（血脈と平行して流れる）
－手尖・足尖の冷えと関係

手足の先（手尖・足尖）まで血脈と併走して流れている衛気を「脈外の衛気」と定義する．

次の一手処方③

桂枝加苓朮附湯　7.5g　分2〜3
＋コタロー麻黄附子細辛湯　4〜6C　分2〜3

④足首の冷え

足首の冷えは，①〜③の衛気の問題ではなく，下肢の湿が原因である．

次の一手処方④

防已黄耆湯*¹　1日標準量＋黄耆末　3〜5g　分2〜3
便秘を伴う場合には→コタロー九味檳榔湯（くみびんろうとう）　6g　分2〜3
　　　　　　　　　＋五苓散（ごれいさん）*²　1日標準量　分2〜3

*¹ 製薬会社により，6g，7.5gと違いがあるので注意が必要．
*² 製薬会社により，4.5g，5g，6g，7.5g，18錠と違いがあるので注意が必要．

図27-5 経方医学による冷えの治療で用いる主な生薬

1) 前通の衛気領域
　　麻黄・黄耆・柴胡・牡蛎・乾姜
2) 後通の衛気領域
　　麻黄・黄耆・柴胡・栝楼根・細辛・附子
3) 脈外の衛気領域
　　桂枝・細辛・呉茱萸

 附子を使い分ける

日本薬局方では，以下の2種類をブシの基原植物として規定している
　ハナトリカブト　*Aconitum carmichaeli* Debeaux
　オクトリカブト　*Aconitum japonicum* Thunberg
生薬の「ブシ」は，原料として野生品を使用しておらず，全てが栽培品である．
【日本薬局方　附子】
　日局ブシ1（修治附子）　ハナトリカブト *Aconitum carmichaeli* Debeaux またはオクトリカブト *Aconitum japonicum* Thunberg（Ranunculaceae）の塊根を高圧蒸気処理により加工したもの
　日局ブシ2（炮附子）　ハナトリカブト *Aconitum carmichaeli* Debeaux またはオクトリカブト *Aconitum japonicum* Thunberg（Ranunculaceae）の

第27章　冷え

塊根を食塩，岩塩または塩化カルシウムの水溶液に浸せきした後，加熱または高圧蒸気処理により加工したもの

　日局ブシ３（白河附子）　ハナトリカブト *Aconitum carmichaeli Debeaux* またはオクトリカブト *Aconitum japonicum Thunberg*（*Ranunculaceae*）の塊根を食塩の水溶液に浸せきした後，石灰を塗布したもの

　一般的に我々が日常診療でエキス製剤に加えて処方できる附子は，ブシ１またはブシ２である．

　附子はその修治方法により，温熱作用が強くなったり，通絡止痛の作用が強くなったりする．我々が日常診療において処方可能な附子製剤のうち，比較的流通していて薬局に在庫がありそうなものといえば，ツムラブシ末（ブシ１），三和アコニンサン錠（ブシ１），コタロー炮附子末（ブシ２）である．これらの附子製剤は同じ附子といえども，まったくその効果は三者三様である．

　附子のおもな薬効としては，温熱，通絡止痛，利尿の３つである．

　ツムラブシ末は，ブシ１に相当する．通絡止痛の作用がきわめて強く温熱作用はほぼないため，寒熱にかかわらず痛みの治療に使用可能である．アルカロイドの含有量が高いため，4g以上の使用では附子中毒を起こす可能性があり，注意が必要である．附子中毒の初期症状は口の痺れである．十分観察しながら増量することをお薦めする．

　三和アコニンサン錠は，ブシ１に相当する．温熱作用と通絡止痛の両方の作用をバランスよくもっている．適度に温め適度に痛みを取ってくれる附子の代表的な製剤である．アコニンサン錠は３錠で修治附子0.5gに相当し，錠剤であるため微調節がしやすい．また，保険適応の面でも他の附子製剤と違って，効能効果として「鎮痛，強心，利尿」とあり，単独での使用可能であるため，筆者は末期がん患者の疼痛管理にもしばしば用いている．

　コタロー炮附子末は，ブシ２に相当する．製造過程で長時間加熱加水分解しているため，製剤中に含まれるアルカロイドが検出限界以下である．そのため，理論上はどんなに大量に内服しても附子中毒は起こさない．附子・桂枝・乾姜などの温熱薬を大量に使用する中医火神派の医師が，炮附子を100g以上使用

することもある．火神派医師の診療所を見学した医師によると，大きな鍋で200gくらいの炮附子を2時間以上煮込んでいたそうである．そこまで附子を大量に使うかどうかは議論の余地があるが，いずれにせよ，附子は十分に加熱して毒性を弱めておけば中毒にはならない．炮附子は痛みをとる効果は弱いが，温める効果が強く副作用が出にくいため，高齢者にも使いやすい．

　筆者は化学物質過敏症の症例（下記）で示すように，ツムラブシ末とコタロー炮附子末を季節によって比率を変えてブレンドしている．

症例

化学物質過敏症の痛みと冷えに対して，ツムラブシ末＋コタロー炮附子末の組み合わせが著効した一例．

症例 53歳女性　主婦
主訴　胸痛（化学物質や電磁波に曝露した際）
家族歴　なし
既往歴　30歳：アレルギー性鼻炎
現病歴　X−2年11月に自宅のリフォームをしてから，部屋に入ると突然の呼吸困難や胸痛に悩まされるようになった．また，ときを同じくして，コンピューターなどの電磁波に近づくと，同様の胸痛が起き体調不良となった．部屋の有害物質濃度は正常範囲内であり，循環器・呼吸器内科で精査を受けたが異常は認めなかった．心因性が疑われ近医精神神経科でデパスを処方されるも胸痛は変化なし．自宅には住めず，ホテル暮らしをするようになった．X−1年3月当院免疫アレルギー内科を紹介された，スギとヒノキに対するアレルギーは認めたものの，化学物質過敏症の診断には至らず．X−1年4月，北里研究所病院化学物質過敏症外来（東京）を受診し，神経学的眼科検査などにより化学物質過敏症と診断された．地元のアレルギー専門病院を紹介され，抗ヒスタミン，マイナートランキライザーなどを処方されたが改善しないため，X年4月当院漢方外来を紹介受診した．
現症　身長162cm，体重52kg．血圧102/66mmHg，脈拍64/整．

東洋医学的所見
舌診：舌質は暗紫色，舌苔は薄白苔，胖大，歯痕，舌下静脈の怒張あり
脈診：沈細軟按じて細渋無力
腹診：腹力中等度，臍下不仁，臍上悸

経過
気血両虚で胸痛が起こっていると考え，炙甘草湯7.5g 分3 ＋ツムラ修治附子末0.5 分2 で治療を開始．2 週間後再診．症状変化なし．
冷えと下痢が続いており，近医内科処方の黄芩湯エキス中止を指示した．また多彩な自覚症状を「煩燥」ととらえ茯苓四逆湯の方意にて，人参湯エキス7.5g ＋真武湯エキス7.5g に変更した．
2 週間後には，下痢は改善し，胃腸の調子もよくなったが，痛みに関しては変化なし．ツムラ修治附子末を1g 追加し2 週間後に再診．やはり痛みは変わらず．附子理中湯エキス4.5g ＋真武湯エキス5g ＋アコニンサン錠9T に変更．2 週間後再診．下痢は止まり，胃の調子もよくなってきたが，痛みはあまり変わらず．ちょうどこの時期，ツムラの修治附子末が販売中止になり，従来品より痛みに対する効果が強くなったといわれるツムラブシ末に変更した．人参湯7.5g ＋真武湯5g ＋ツムラブシ末0.6g とした．2 週間後の再診時には，痛みが軽くなっていた．まだ，冷えは軽快しないため，コタロー炮附子末0.6g を追加した．
附子剤を，ツムラブシ末＋コタロー炮附子末の組み合わせに固定してから，食欲が出てご飯がおいしく食べられるようになった．この処方を半年間続けた結果，以前は冷え症であったが，最近，体は温かくなっていて，外出できるようになった．また，以前は，外食しようとしても店内の化学物質や電磁波の影響で，入店できない店が多かったが，現在は入店可能な店が増えている．治療開始1 年後には，体重が健康なときの重さとなった．季節ごとに，コタロー炮附子末・ツムラブシ末の比率を変えて経過観察している状態である．

文献
1) 江部洋一郎，著．経方医学　1～5 巻．千葉: 東洋学術出版社．

〈有光潤介〉

第28章

暑い，汗をかく

　日本には四季折々の変化があり，気温・湿度も劇的に変化する．梅雨入りすると湿度が高くなり，夏季になり気温の上昇に伴って，暑さを感じ水分摂取量も増えて，汗をかく量も増えていく．水分摂取の量が増えたり，冷たいものの摂取が増えると，脾胃の働きは低下する．また，大量の発汗により傷陰していることが多い．

　漢方的に汗の病態を考えると，汗は胃気が体の外に出る現象である．汗に関わる主要臓腑は，胃・腎である．身体の気は，日中は体表をめぐる．夜は裏に戻ってくる．胃の機能が低下している場合，その戻ってくる気の量が多く守胃できなければ寝汗となって出てくる．また，腎の固摂を超えていれば，体外に気が漏れ出して寝汗となる．

　では，病的に暑さを感じて汗をかくのはどんな場合であろうか？　暑く感じるのは，外気温の上昇ばかりとは限らない．気は温かいため頭部へ上がっていく．そのため，のぼせとして頭部に熱感を感じることが多い．イライラ怒りっぽくなったり，のぼせなどにより汗が出てしまう，実証の汗がある．その原因として，陰虚，肺熱，肝気の亢進などがある．

　また，胃や腎の働きが低下することにより，湊理の固摂機能が低下し，汗が漏れ出てしまう虚証の汗も存在する．

1 暑さを伴う汗

　暑さを感じる状態であるため，当然その他の自覚症状として，口渇やほてりや汗などを感じる．脈診では浮脈，舌診では舌質は紅で舌苔は黄苔など，熱の所見を呈する．
　黄連解毒湯は，黄芩・黄連・黄柏・山梔子の清熱薬4味が入った，冷やすための基本処方である．様々な製薬会社が製造しており，錠剤やカプセルの剤型もあるため使いやすい．ただし，黄芩が含まれるため，使用に際しては注意が必要である．ベテラン漢方医であれば，一度は経験していると思うが，黄芩は漢方薬の中で一番副作用が出やすい生薬である．まれに黄芩アレルギーをもつ患者では，肝機能障害や発熱，ときには間質性肺炎を引き起こすことが知られている．筆者もこれまでに数回の肝機能障害を経験している．

・定石・　　　　　　　　　　　　　　　　　　　　　鉄板！

定石処方①

黄連解毒湯　1日標準量*¹　分2～3

*¹ 製薬会社により，1日量が 4.5g, 6g, 7.5g, 6C, 18錠と違いがあるので注意が必要．症状に応じて適宜増減可能である．

表28-1　清熱薬

石膏・知母・山梔子・栝楼根・黄連・黄芩・苦参・黄柏・竜胆・十薬・連翹・金銀花・牡丹皮・芍薬・生地黄・茅根　など

・次の一手・　秘技！

①陰虚のある場合

　清熱薬で熱を冷ましても，熱感が改善しない場合は，陰虚が原因であることが多い．陰虚の概念は日本漢方にはないが，津液が不足した状態であり，血虚よりもさらに症状がひどい状態である．血にくらべて津液のほうが圧倒的に体内での量が多いため，血虚では熱が発生しないが，陰虚では熱が発生する．この点が，血虚と陰虚の決定的な違いである．

　標治（対処療法）として清熱，本治として，滋陰する必要がある．陰虚陽亢化風の病態では，脈診上，左寸が浮弦を呈することがほとんどである．そのため，清熱薬に加えて，滋陰薬の入った製剤を合方する必要がある．釣藤散には，清熱薬である石膏，祛風薬である釣藤鈎・菊花・防風，滋陰薬である麦門冬が入っておりバランスがよい．

次の一手処方①

　釣藤散　7.5g ＋三物黄芩湯　7.5g　分2〜3

　三物黄芩湯は，名前のごとく地黄・黄芩・苦参の3味で構成されている．黄芩と苦参は清熱の作用，地黄は滋陰作用があり，釣藤散に限らず他の漢方製剤と合方して使いやすい．本来は，陰虚陽亢化風している場合は，滋陰剤でも性味が「平」か「寒」のものを使用するのが望ましい．アトピー性皮膚炎の患者は，熱が多いため傷陰しており，玄参や麦門冬などの性味が寒の滋陰薬を使用するのがよいが，残念ながら玄参を含むエキス製剤は存在しないため，煎じ薬で処方するほかない．

表28-2　**滋陰薬**

麦門冬・天門冬・玄参・百合・沙参・枸杞子など

第28章　暑い，汗をかく

②肺熱のある場合

　アトピー性皮膚炎の患者によく認める，のぼせや口渇が強い状態では肺熱が強い．ほてり，口渇の自覚症状が強く，脈診で右の寸口が浮滑を呈している場合は，石膏を増量する必要がある．エキス製剤では限界があるが，まずは，保険上認められている適宜増減の範囲で，白虎加人参湯を増量投与する．それでも症状が改善しない場合は，煎じ薬に変更し，石膏を増量する．煎じ薬が困難な場合は，食用としている薬局で販売されている石膏末を使用する．石膏末の量は，湯液に入れる量の1/10程度を目安にするとよい．

　残念ながら石膏末は薬価収載されておらず自費となる．混合診療もできないため，食養アドバイスとして患者さんに薦めて納得していただければ，自費で購入してもらうことになる．インターネットの普及により通信販売でも容易に入手可能である．白虎加人参湯を増量しても，口渇やほてりが改善しない場合は，石膏末が有効である．

次の一手処方②

白虎加人参湯　1日標準量[*1]の倍量　分2〜3
＋石膏末　3〜7.5g　分2〜3
[*1] 製薬会社により，1日量が3g，6g，9g，12g，12錠と違いがあるので注意が必要．

　熱を冷ます際に使用する清熱薬は，用量依存的に効果が現れるため，効果が不十分な場合は，適宜増量すべきである．石膏の増量・減量のタイミングは，口渇・ほてりの自覚症状を目安にするとよい．脈診では，右寸口の浮脈が改善すれば減量，浮脈のままであれば増量する．ただし，漢方医であれば一度は経験があると思うが，アトピー性皮膚炎の患者に対して，石膏を過剰に投与しすぎると帯状疱疹を発症することがあるので注意が必要である．

③肝火上炎（肝気の亢進）の場合

　多くのストレスにより心に問題を抱えている人が確実に増えている．漢方外来を受診する患者のうち，心療内科や精神科に行きたくないので漢方でなんと

かなりませんかという相談も多い．ストレスで鬱っぽくなる人もあれば，いらいら怒りっぽくなる人もある．ストレスで鬱滞した気が火となり，肝経を逆上する病態を肝火上炎といい，いらいら怒りっぽい・入眠障害・顔面紅潮・鼻血・便秘などを惹き起こす．治療としては，肝火とあるように，火を冷やす必要があるため，清熱薬を含んだ製剤を用いる．

加味逍遙散（かみしょうようさん）のエキスでは清熱が不十分な場合がほとんどであるため，黄連解毒湯を合方するとよい．加味逍遙散でも便通が改善する場合が多いが，便秘が強い場合は，大黄を含む三黄瀉心湯（さんおうしゃしんとう）を加えるとよい．

次の一手処方③

加味逍遙散　1日標準量*¹　分2〜3
＋黄連解毒湯　1日標準量*²〜倍量　分2〜3
便秘が強い場合は→加味逍遙散　1日標準量*¹　分2〜3
　　　　　　　　　＋三黄瀉心湯　1日標準量*³　分2〜3

*¹ 製薬会社により，1日量が6g，7.5gと違いがあるので注意が必要である．薄荷の風味も製薬会社によってかなり異なるので，ご自身で一度製薬会社ごとの違いをテイスティングすることをお勧めする．
*² 1日量が4.5g，6g，7.5g，6C，18錠と違いがあるので注意が必要．カプセルや錠剤の剤型もある．
*³ 1日量が3g，6g，7.5g，3C錠と違いがあるので注意が必要．

更年期障害によく用いられる加味逍遙散，当帰芍薬散（とうきしゃくやくさん），桂枝茯苓丸（けいしぶくりょうがん）は，更年期障害の「三大処方」ともよばれている．加味逍遙散は，更年期障害の三大処方のうち，もっとも清熱作用が強い方剤である．

加味逍遙散は，構成生薬を考えると，ストレスを抱えた女性に限らず男性にも使用可能である．柴胡で疏肝し，白朮・茯苓・生姜・甘草で脾胃の働きを整え，薄荷・山梔子のコンビでストレスにより胸中にうっ滞した熱を冷まし，当帰・芍薬で活血し，牡丹皮で血熱を冷ます．

2 暑さを伴わない汗

　汗をかくといえば，夏の暑さで頭や背中からだらだら汗をかくイメージがあるかもしれない．しかし，総論で述べたように，暑くなくても自然と汗が出てしまう，虚証の汗も存在する．このような場合は，気虚であることが多い．脾胃の働きが落ちた気虚の状態を治す，もっとも有名な処方は補中益気湯である．四君子湯に近い方意が含まれており，また，気虚を改善する黄耆も含まれている．

定石処方①

補中益気湯　1日標準量*¹　分2～3

*¹ 製薬会社により，1日量が7.5g，9g，12gと違いがあるので注意が必要．

次の一手処方①

補中益気湯　1日標準量*¹　分2～3
　　　　　＋牡蛎末　3g＋黄耆末　3g　分2～3

　牡蛎散という，虚証の自汗に用いる有名な和剤局方の処方がある．構成生薬は，牡蛎・麻黄根・黄耆・小麦である．
　補中益気湯や十全大補湯などのエキス製剤に含まれる黄耆の量は少なく，気虚を改善するには不十分なことが多い．我々漢方専門医が，煎じ薬で黄耆を処方する場合は，しばしば30g程度まで増量する，場合によっては60gまで増量する．都合のよいことに，黄耆末という黄耆を末剤にしたものがあり薬価収載されている．黄耆末3g程度を加えると，煎じ薬おおよそ30gに相当する効果が得られる．黄耆の副作用として皮疹が有名である．体幹部に掻痒感を伴う小さな丘疹が用量依存的に出ることがある．遺伝的な素因があるのか，親子ともに黄耆で皮疹が出現した経験がある．皮疹が出た場合は，黄耆末を減量する

か中止する必要がある．黄耆で皮疹が出る場合は晋耆に変更する必要があるが，薬価収載されておらず自費での購入となる．

黄耆末と同様，盗汗・自汗を止める作用（収斂固脱）のある牡蛎も末剤があるため，エキス製剤と併用するのに適している．

表28-3 収斂固脱薬

黄耆・五味子・山茱萸・牡蛎・白朮など

症例 37歳女性
主訴 のぼせ，発汗
現病歴 左乳がんの摘出手術後，抗がん剤の投与を開始したところ，更年期障害のようなホットフラッシュ（のぼせ，発汗）が出現するようになった．
治療薬 レトロゾール 1T，リュープロレリン
漢方医学的所見
脈診：

	寸	関	尺
右	浮細按じて細無力	細弦按じて細無力	沈細按じて無力
左	細按じて無力	細弦按じて細無力	沈細按じて無力

舌診：暗赤色，舌下静脈（＋），薄白苔．
腹診：腹力中等度，両側胸脇苦満．
その他：血海（SP10）の圧痛．

治療経過 更年期障害によくみられるホットフラッシュであったが，左寸口は浮脈を呈していないため陰虚は，加味逍遙散6g分2で治療を開始した．
処方：クラシエ加味逍遙散エキス顆粒6g分2，14日分
第2診 2週間後の再診では，ホットフラッシュはかなり改善しているがまだ少しあり．脈診でも，初診時に認めた右寸口の浮脈はやや浮に改善していた．加味逍遙散を増量し，さらに右寸脈が浮脈であったため石膏が必要と考え，白虎加人参湯を追加した．

脈診：

	寸	関	尺
右	やや浮細按じて細無力	細按じて無力	沈細按じて無力
左	細按じて無力	細按じて無力	沈細按じて無力

舌診：暗赤色，舌下静脈（＋），薄白苔．

処方：クラシエ加味逍遙散エキス顆粒 9g 分 3 ＋クラシエ白虎加人参湯エキス顆粒 6g 分 2，28 日分．

第 3 診　ホットフラッシュかなり改善．ときどき精神的な要因で出るくらい．自覚症状，他覚症状ともに改善していたため加味逍遙散を減量した．

脈診：

	寸	関	尺
右	細按じて細無力	細按じて無力	沈細按じて無力
左	細按じて無力	細按じて無力	沈細按じて無力

舌診：暗赤色，舌下静脈（＋），薄白苔．

処方：クラシエ加味逍遙散エキス顆粒 6g ＋クラシエ白虎加人参湯エキス顆粒 6g，28 日分．

第 4 診　ホットフラッシュは，気にならなくなった．白虎加人参湯を半分に減量した．

脈診：

	寸	関	尺
右	細按じて細無力	細按じて無力	沈細按じて無力
左	細按じて無力	細按じて無力	沈細按じて無力

舌診：暗赤色，舌下静脈（＋），薄白苔．

処方：クラシエ加味逍遙散エキス顆粒 6g ＋クラシエ白虎加人参湯エキス顆粒 3g　28 日分．

第 5 診　ホットフラッシュは，ほとんど出ていない．

脈診：

	寸	関	尺
右	細按じて細無力	細按じて無力	沈細按じて無力
左	細按じて無力	細按じて無力	沈細按じて無力

舌診：暗赤色，舌下静脈（＋），薄白苔．

処方：クラシエ加味逍遙散エキス顆粒 6g ＋クラシエ白虎加人参湯エキス顆粒 3g を継続中．

 石膏の不思議

　白虎加人参湯や桔梗石膏のような方剤に含まれている石膏の薬効として，まず一番に思い浮かべるのは，清熱の作用であろう．もう1つ，石膏の薬効として覚えておきたいものとして，木防已湯における役割がある．桂皮と石膏のコンビで胸・膈・心下の気の流れを整えるという，清熱とは別の働きである．

　このように様々な薬効をもつ石膏であるが，その薬理学的作用については解明されていない未知な部分が多い．そもそも，石膏の本体である $CaSO_4$ は，ほとんど水に溶けない．溶けない成分がなぜ有効であるのか．

　名古屋市立大学大学院薬学研究科生薬学分野教授の牧野利明の研究によると，石膏が溶けて薬効を発揮するのではなく，煎じる際に石膏同士がぶつかって細かい粒子となり，石膏の細かくなった粒子そのものが薬効を発揮しているとのことである．

　アトピー性皮膚炎で顔が真っ赤になっているときは，必ずといってよいほど，顔面のほてりに加えて口渇を訴える．冬季でもアイスクリームや氷をバリバリ食べる患者もいる．こんな症状を訴える患者が来院したときが石膏の出番である．白虎加人参湯のエキスには石膏は15g入っているが，はっきりいって清熱の効果が弱い．煎じ薬でこの症状を治療しようとすると，石膏が50gから場合によっては120gくらい必要になることもある．

　そのため，煎じ薬で大量に石膏を使用する代わりに，石膏を粉末にしたものを使用すれば効率よく，しかも正確な量を投与できるという発想にたどり着く．もともと石膏末は健康食品として500g単位で販売されているが，いったい誰が何の目的で購入しているのか不思議である．しかもAmazonや楽天で容易に入手できる．本当に便利な世の中となったものである．

〈有光潤介〉

第29章

精神神経系の異常

　近年，精神神経疾患（うつ病，不安神経症，パニック障害など）は，ライフスタイルのスピード化，長時間労働など社会的なストレスの増大により，増加傾向にある．日本うつ病学会のホームページにも，Q&Aのところに，「うつ病や双極性障害（躁うつ病）を含む気分障害の患者数がすべてのライフステージにわたって増加しています．特に，就業世代については，長引く不況や経済状況の悪化，失業率の上昇などを背景に，うつ病を惹起する種々の社会・心理的要因が増加しており，この点は近年大きな社会問題となっている高い自殺者数とも関連が指摘されています」という記載があり，大きな社会問題となっていることが指摘されている[1]．また，精神科領域において，漢方薬の処方を希望する患者が急増しているという背景もあり，精神神経系の異常に，自律神経失調状態まで含めれば，漢方外来でこれらの疾患を診る機会は非常に多い．そして，漢方薬を使用することによって通常の西洋医学的標準治療でカバーしきれない症状の改善をみたり，また，著効例においては，抗不安薬や睡眠薬を中止できる場合もある．さらには，漢方薬による体質改善効果により，ストレスに柔軟に対応できるようにもなる（そもそもストレスのない人生なんて，考えられないように思われる）．その処方のコツをこれからお話ししていく．

　気・血・水では，精神状態と関係する気の流れのトラブルや，血虚による精神状態の不安定化，水滞が痰に化すことによる疾患の慢性化もあり，すべてが，また臓腑でも，後述するがすべての臓腑が特定の感情と関連しているため，五臓全部が関連してくるがそのなかでも特に，肝，心，脾が重要である．このよ

うに精神神経疾患の治療においては，あらゆる要素が関連してくるため，仔細な診療が必要となる．ちなみに黄帝内経には「癲」「狂」「癇」「鬱症」「臓症」「呆症」なる専門編の記述があり，これらは精神疾患を示している．現代医学的に置き換えると，癲症は統合失調症，狂症は躁病，癇症はてんかん，鬱症はうつ病，臓症はヒステリー，呆症は認知機能障害などのようである[2]．

疾患別にまとめると実際の診療では使いづらいことが多いため，疾患別ではなく，精神神経疾患における症候別に，定石と次の一手について述べる．それぞれの疾患においてこの症候別に漢方薬を使い分けていただくとよい．

1 落ち込みが強い場合

◆定石◆　鉄板！

　落ち込み，鬱が強い場合は，単純な原因であれば肝の気滞（肝気鬱結）である．東洋医学では，「鬱とは滞りて不通の意なり」とされており，鬱とは何かが鬱結した状態である．精神系疾患において鬱結している何かとは，まず「気＝（生命エネルギー）」である．肝は気と関連のある臓腑のうち代表的なものの1つである（図29-1）．肝とは自律神経の意味と思っていただければよい．症状は，気分が鬱々として晴れない，落ち着かない，ため息が多いなど，ぶすぶすと気が燻ぶっている感じである．西洋医学の言葉で翻訳すると自律神経失調症

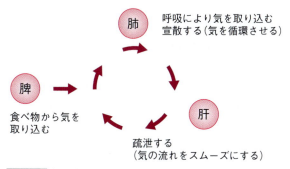

図29-1　気の生成と流れ

である．典型的な脈は弦，舌は正常か，胃腸に障害がある場合では苔がやや厚くなる．

定石処方①
小柴胡湯　7.5g　分2～3

小柴胡湯の症例を次にあげる．

症例　61歳女性
主訴　うつ傾向，不眠，口苦と背部痛を伴う胃痛．C型慢性肝炎．
現病歴　X－8年にC型慢性肝炎と診断された．その後，強力ネオミノファーゲンCの静脈注射を行ったが，中断．インターフェロン治療も希望せず，X－6年からは無治療であった．X年11月初診．他処方で治療していたが症状の変化もなく，AST，ALTも2桁から正常の間を推移していた．
所見　脈，弦．舌，白膩苔，ごくわずか歯舌痕．腹診，胸脇苦満．経絡診察，膀胱経に著明な緊張あり（特に，肝兪，胆兪）．
経過　X＋1年10月頃，精神的にショックなことがあり，うつ傾向，不眠，口苦と背部痛を伴う胃痛が出現した．上部消化管内視鏡では胃炎のみの所見であった．この頃より，睡眠薬ブロチゾラムを常用するようになった．X＋1年12月に，症状と，弦脈，口苦，胸脇苦満，肝兪，胆兪の緊張より，肝気鬱結と弁証し，ツムラ小柴胡湯7.5g分3で開始．驚いたことに，わずか2週間で，気分の軽減がみられ，口苦，胃痛，筋緊張が消失し，さらに睡眠薬も不要となった．

筆者は，小柴胡湯の使用目標としては，胸脇苦満よりはむしろ，主訴と，弦脈，口苦，肝兪・胆兪の緊張を重視している．その中でも口苦はかなり小柴胡湯に親和性が高い使用目標である印象を受ける．この症例では偶然，肝機能障害を伴っていたが，小柴胡湯が肝機能障害に頻用されるのはよく知られた事実である．

・次の一手・ 秘技！

　落ち込み，鬱が強い場合で，小柴胡湯で改善しない場合には，柴胡桂枝乾姜湯もしくは四逆散など，他の柴胡剤がよい場合が多い．柴胡剤の鑑別は，結構難しいので 表29-1 に示した．

　このなかで，精神神経疾患に比較的よく親和性があるのは，四逆散，柴胡桂枝乾姜湯，柴胡加竜骨牡蛎湯である[3]．柴胡加竜骨牡蛎湯は後述するので，他の2つについて触れる．成書に記載があるが，四逆散は（日本漢方で定義するところの）中間証の患者で，腹直筋の緊張が強いものによく適応する印象がある．この場合，芍薬や甘草が key drug になっていると思われる．一方，柴胡桂枝乾姜湯は（日本漢方で定義するところの）虚証の患者で，寝汗をかき動悸があるものによく適応する印象がある．典型的な脈は虚，舌は正常からやや淡白くらいである．この場合は，牡蛎や栝楼根が key drug になっていると思われる．筆者は，基本的には中医弁証で処方を決定することが多いが，柴胡剤の運用においては，主訴に加えて日本漢方的な柴胡剤の分類が有用であるため，よく用いている．筆者は，柴胡加竜骨牡蛎湯は（日本漢方で定義するところの）虚証から実証まで臨床的に幅広く適応する印象を受けるので，そのように使っている．

表29-1　柴胡剤の使い分け

	大柴胡湯	四逆散	柴胡加竜骨牡蛎湯	小柴胡湯	柴胡桂枝湯	柴胡桂枝乾姜湯
精神神経系	○	◎	◎	○		◎
消化器	◎	◎		○	◎	
呼吸器				◎	◎	◎
風邪と凝り					◎	
遷延化した風邪				○	◎	◎

◎はよく使用される，○はその次に使用される処方

> **次の一手処方①**
>
> 四逆散　7.5g　分2〜3
>
> もしくは柴胡桂枝乾姜湯　7.5g　分2〜3

まずは四逆散の症例から．

症例　35歳男性

主訴　うつ病，不眠症．左腹部の違和感．

現病歴　30歳から現在まで，うつ病，不眠症で治療中．デュロキセチン，ゾルピデム，フルニトラゼパム，カモスタットメシル酸塩を内服中．しかしながら，内服していても気分の落ち込みがある．また，2年前から左腹部に常時違和感があり，過労やストレスを多く感じると，強い痛みに変わる．アミラーゼの値はあまり上がらないこともあるが，内科では膵臓のあたりが痛く感じているようだといわれた．

既往歴　25歳，十二指腸潰瘍，29歳・32歳，急性膵炎．

所見　身長172.5cm，体重77.6kg．脈，弦でやや虚．舌，白苔．腹部，腹直筋の緊張，左臍傍部に自発痛あり．

経過　X-1年11月初診．主訴と所見より，肝気鬱結，肝脾不和（ストレスによる消化器系の不調）と弁証し，ツムラ四逆散5g分2で開始．経時的なうつ症状の軽減に加えて，8週後に腹部症状も軽減．12週後すべての症状が消失した．X年4月終診とした．

四逆散は，疏肝解鬱，理気止痛（肝気を通じて鬱を解き，気を巡らせて止痛する）効果があるため，精神症状に器質的な疼痛（特に腹部の）を伴う場合によく適応する印象がある．

続いて，柴胡桂枝乾姜湯の症例．

症例　36歳女性

主訴　月経前の集中力の低下，めまい，不眠．ときに神経が高ぶってイライラする．

現病歴　月経前緊張症にてX-3年から低用量ピルを服用中．しかしながらそれでも，月経前に，不安感，イライラ，集中力の低下，めまい，不眠がある．

既往歴 5歳，気管支炎．
所見 身長168cm，体重65kg．脈，弦細でやや虚．舌，紅．腹部：腹力弱で臍上悸あり．
経過 X－1年11月初診．当初，当帰芍薬散（とうきしゃくやくさん）でフォローしていたが，今ひとつ改善せず．X年1月に，主訴と所見より，少陽病の虚証で柴胡桂枝乾姜湯の証と弁証し，コタロー柴胡桂枝乾姜湯6g分2を追加．4週後にすべての症状が軽減し，寝付きも改善した．

　この症例のように，『傷寒論』でいうところの正に〇〇の証という患者は実際の臨床においてはかなり少ないように筆者には感じられる．
　また，柴胡加竜骨牡蛎湯とは異なり，柴胡桂枝乾姜湯は（日本漢方で定義するところの）虚証にやはり適応すると思う．補血剤もしくは駆瘀血剤と柴胡剤の併用を筆者はよく行うが，その際に当帰芍薬散と柴胡桂枝乾姜湯はよく合う組み合わせであると感じる．虚証の患者の不妊治療に関してもこの組み合わせはよく使用している．

2 イライラが強い場合

　イライラが強い場合は，単純な原因であれば，①落ち込みが強い場合の定石処方のところで前述した，気滞（肝気鬱結）が，悪化した場合がほとんどである．ぶすぶすと燻ぶったおがくずなどに火がつくことをイメージするとわかりやすいと思う．これを肝鬱化火という．症状としては，イライラ，易怒性が典型的である．肝は「怒り」の感情と関係が深い臓腑である．さらに心に影響が及び（五行学説で心は肝の子臓になる）動悸などを伴う場合を心肝火旺という．この場合の症状としては，顔の火照り，のぼせ，動悸，肩こりなどがみられる．イメージとしては，仕事とストレスをいっぱい抱えていて，少しのことで部下に怒鳴り散らすようなモーレツ課長（あくまでイメージ）がわかりやすいと思う．西洋医学の言葉で翻訳すると交感神経の過緊張状態である．典型的な脈は弦，舌は紅である．

定石処方①

ツムラ柴胡加竜骨牡蛎湯　7.5g　分2〜3
もしくは，クラシエ柴胡加竜骨牡蛎湯　6g　分2

ツムラのものは大黄が入っていないが，クラシエのものは大黄が入っているため，大黄の清熱作用を期待して，熱症状（暑がり，のぼせ）がより強いものや，便秘があるものにはクラシエのものを使うとよい．

症例　74歳女性
主訴　緊張が抜けない．ときにイライラ．食欲不振，気力，体力が出ない．
既往歴　57歳，S状結腸がん手術．
現病歴　X年5月，以前からあった食欲不振が悪化し，同時に気力，体力ともに低下．1年で体重が10kg減った．緊張が抜けない，イライラ，手の震え，便秘，口の渇きもある．気がつくと体が緊張気味である．また，30年来の（側頭部の）片頭痛がある．手足末端の冷えがあり，頭と顔に汗をかきやすい．うつ病と診断され，ブロチゾラム，SNRI，クエチアピン，アロチロール内服中．X−1年8月初診．
所見　身長155cm，体重45kg．食欲：よくない．睡眠：ブロチゾラムを内服してもよく眠れない．排便：3日に1回（センノサイド内服中）．脈，弦．舌，やや紅．腹診：腹力中等度3/5．
経過　食欲不振，気力，体力が出ないことに対し，脾気虚と弁証し，クラシエ補中益気湯7.5g分2で開始．4週後「食欲は少し増えたが，緊張が抜けない」．イライラ，手の震え，便秘，気がつくと体が緊張気味であり，また，30年来の（側頭部の）片頭痛があり，手足末端の冷えがあり，頭と顔に汗をかきやすいことから，肝鬱化火と弁証し，クラシエ柴胡加竜骨牡蛎湯7.5gを追加．
8週後　「便秘が改善した．睡眠が改善し，睡眠薬が残るようになってきたので量を減らした」「だるさがとれてきた」．12週後「すごくよくなった！　睡眠薬を飲まなくても眠れるようになった」．
これは補中益気湯の効果が出てきただけなのかもしれないと考え，試しに柴胡加竜骨牡蛎湯をぬいてみたところ，16週後「緊張感，不眠が再燃」そこで柴胡加竜骨牡蛎湯を再開したところ，20週後「日々快調」，24週後「健康なとき以上に健康」となり，X＋2年2月現在まで治療継続中．

筆者は，柴胡加竜骨牡蛎湯の使用目標としては，交感神経の過緊張を示唆させる症状を重視している．例えば，肩こり，イライラ，手の震え，上半身の熱感，手足末端の冷えなどである．これらの症状があれば，柴胡加竜骨牡蛎湯に関しては，（日本漢方で定義するところの）虚証から実証まで臨床的に幅広く適応する印象を受けるので，そのように使っている．蛇足ながら，柴胡加竜骨牡蛎湯は筆者の中医学の師の一人である谷美智士先生が好んで使っていた処方である[4]．

女性の場合は加味逍遥散がよい場合もある．

・次の一手・　秘技！

肝気鬱結→肝鬱化火に進行し，肝鬱化火の関連症状として心肝火旺があることは定石処方のところで前述した．肝鬱化火がさらに悪化したものを，肝火上炎という．症状としては，イライラ，易怒性，顔の火照り，のぼせ，動悸，肩こりなどの症状が激しくなったものである．血圧が高くなる場合もある．交感神経の過緊張状態が甚だしくなったもので，かなり進むと不眠をともなってくる．統合失調症の一部にこのような症状をみるものがある．典型的な脈は洪，舌は絳である．

次の一手処方①

　大柴胡湯　7.5g　分2〜3
　もしくは大柴胡湯去大黄　9g　分2〜3

このような場合は大柴胡湯が非常によく適応する．熱症状（暑がり，のぼせ）が少なく便秘がない者には大柴胡湯去大黄がよい．これでダメなら，竜胆の肝胆実熱を瀉する働きを期待して竜胆瀉肝湯もよい場合がある．この場合はツムラの竜胆瀉肝湯がよいように感じている．

> **症例** 57歳男性
> **主訴** イライラ，易疲労感，男性機能の低下，不眠.
> **現病歴** 以前より上記症状がある．最近その症状が悪化している．睡眠時無呼吸症候群，慢性前立腺炎もある．不眠にてゾルピデム内服中．X－2年12月初診．
> **所見** 身長173cm，体重83kg．脈，弦でやや虚．舌，やや紅．腹部：実．
> **経過** 補腎や補血の治療で，男性機能の改善はみられていたが，イライラ，易疲労感は改善せず．X－1年10月に，肝鬱化火，血熱と弁証し，加味逍遥散を処方するも無効．うつっぽい感じも出現．頑健な体格と，腹部所見より，X－1年12月より（便秘がないので）コタロー大柴胡湯去大黄9g分2で処方．5週後，易疲労感が改善．15週後にはイライラも改善した．

　この症例の場合は，男性更年期障害とでもよべる病態であった．大柴胡湯は，頑健な体質で，声が低い男性によく適応する印象を受ける．また，短気で少しの待ち時間でも我慢できないことがある．

　ちなみに，柴胡・黄芩・芍薬・枳実・半夏・生姜・大棗の7味からなるのが『傷寒論』の大柴胡湯（＝大柴胡湯去大黄）で，これに大黄が加わった8味なら『金匱要略』の大柴胡湯である．大黄は瀉下作用により攻撃的薬物とされるので，その1味があるかないかは，大柴胡湯の名にもかかわる大きな違いなのである．それで1065年に初めて『傷寒論』を校訂・出版した林億らは，「もし（大黄が）加わらねば，恐らく大柴胡湯たらず」という注釈を『傷寒論』に記している．現在このような理由もあり，ふつう大柴胡湯といえば大黄が加わった8味を用いる．しかし便通の状態によっては大黄のない7味でも応用され，この場合は大柴胡湯去大黄と呼んで区別することが多い[5]．

3 イライラと落ち込みがともにある場合

　イライラと落ち込みがともにある場合は，症状が慢性化している場合が多い．ストレスが慢性化して肝が疲弊し，肝血が少なくなり肝血虚の状態になると，血の精神安定作用がなくなり，精神的にきわめて不安定になる．血虚の症状が

目立てば，落ち込みが強くなり（血虚の他の症状である，ぎっくり腰，足のつりを伴う場合もある），また，精神的に不安定であるがゆえ，ちょっとした刺激でイライラしやすくなる（乾燥した土が少しの風で舞い上がりやすいように．これを血虚生風という）．

この場合，肝血を補うことが得意な抑肝散（よくかんさん）をよく使用する．ちなみに抑肝散の生薬の構成は当帰芍薬散（とうきしゃくやくさん）のそれと結構重複している．（当帰・川芎・朮・茯苓）このような状態は，うつ状態や，うつ病，また，認知症や，一部の更年期障害に非常によくみられる．典型的な脈は虚，舌は淡白色である．

定石処方①

抑肝散　7.5g　分2〜3

症例　56歳男性
主訴　頭がぼーっとしている，全身がだるい．ときに神経が高ぶってイライラする．不眠症もある．
現病歴　54歳から現在まで，神経症，むずむず足症候群，不眠症で治療中．フルニトラゼパム，ロラゼパム，クロナゼパムを内服中．しかしながら，内服していても対人関係の不安や，全身倦怠感があり，ときに神経が高ぶってイライラしたり，また，むずむず足症候群の症状が出現する．
既往歴　52歳，突発性難聴．
所見　身長160cm，体重55kg．脈，弦でやや虚．舌，紅．
経過　X−4年7月初診．主訴と所見より，肝血虚，血虚生風と弁証し，ツムラ抑肝散7.5g分2で開始．2週後やや症状軽減，14週後「だいぶ力がついてきた」．X−3年10月にはクロナゼパム減量開始，経時的に中途覚醒もなくなり，他の症状もほぼ消失．ストレスがかかっても症状が悪化しなくなった．X年6月には，西洋薬をすべて中止し，漢方薬のみで対応できるまでに改善した．

この症例でみられた，むずむず足症候群は，典型的な肝血虚，血虚生風の症状である．抑肝散はこのような症状にもよく適応する．むずむず足症候群に対する抑肝散の効果はShinnoらの論文もあり[6]，抑肝散は主に下肢に出現する

異常知覚によるイライラや焦燥感を緩和するとのことである．怒りをこらえてワナワナする気質の人やチックの一部にも肝血虚や血虚生風はみられる．抑肝散に含まれる，釣藤鈎が風を抑える作用があるとされる生薬である（ちなみに釣藤鈎は，釣藤散や七物降下湯にも含まれている）．中医学的な虚実でみると，柴胡加竜骨牡蛎湯は気が余って火がついた「実（肝実）」に使うのであり，抑肝散は血が足りなくて相対的に高ぶる「虚（肝虚）」に使うのである[7]．

・次の一手・　　秘技！

　イライラと落ち込みがともにある場合は，もともと症状が慢性化している場合が多いが，さらにそれが甚だしくなると，典型的なうつ病の症状を呈してくる．定石処方のところで前述したが，肝血虚→血虚生風と進み，さらには肝陽化風となった状態である．また，イライラの暴発度も甚だしくなる．いわゆる「キレやすくなる」状態である．この場合，肝血虚を補うだけではダメで，肝の陽気を抑える（相対的な交感神経の過緊張を抑える）ことと，肝血虚を補う（副交感神経の機能低下を賦活する）ことの2通りの治療を併用しなければならない．以前は適した柴胡剤に補血剤（主として四物湯）を併用していたが，今ひとつ効果がない．あるとき，とある老中医が，当時の筆者には考えられなかった柴胡剤の併用をして効果を上げておられることを知り，まさしく眼から鱗だった．それ以来，この状態には，肝血を補い，肝風を抑えるのに適任な抑肝散（もしくは，湿もからんでいれば抑肝散加陳皮半夏）をまず使用し，効果がない場合は加味逍遙散を併用していることが多い．湿は中医学的には疾患の慢性化，複雑化の大きな原因の1つとされる．

　適応があればうつ状態や，うつ病，ヒステリー発作，不安神経症，また，認知症や，一部の更年期障害にも応用できる．脈は虚，舌は淡白色である．

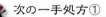
次の一手処方①

抑肝散加陳皮半夏　9g　分2〜3
もしくは抑肝散　7.5g 分2〜3＋加味逍遙散　7.5g　分2〜3

最初はともに 5g（もしくは 6g）分 2 から開始して，明らかに証が合っているようであれば 7.5g 分 3 に増量してもよい．

> **症例** 45 歳男性
> **主訴** 5 年前からある社会不安障害が完治しない．手の震え，イライラもある．
> **現病歴** 40 歳から現在まで，社会不安障害で治療中．SSRI，カルテオロール，クロナゼパム，フルボキサミンマレイン酸塩を内服中．しかしながら，内服していても，対人関係の不安感や，手の震えが変わらない．
> **既往歴** 38 歳，胆嚢摘出．
> **所見** 身長 173cm，体重 70kg．脈，弦でやや虚．舌，淡紅．
> **経過** X − 2 年 6 月初診．主訴と所見より，肝血虚，血虚生風と弁証し，ツムラ抑肝散 7.5g 分 2 で開始．症状は経時的に軽減してきたが，X − 1 年 1 月に部署が移ってストレスが増したとたんに，発汗，緊張などの症状が出現．クラシエ加味逍遥散 6g 分 2 を追加．4 週間後発汗が改善，その後，経時的にすべての症状は改善傾向にあったが，X 年 1 月に疲労により，過敏性腸症候群の症状，およびのぼせが出現，疲労により悪化したことから，また腹部症状が下痢であることから，肝血虚および，内湿と弁証し，抑肝散を，コタロー抑肝散加陳皮半夏 7.5g 分 2 に変更．その後経時的にすべての症状が消失．ストレスがかかっても症状が悪化しなくなった．X 年 7 月には，漢方薬のみで対応できるまでに改善した．

4 不安感が強い場合

不安感が強い場合は，これまで列挙してきた肝より，心の関与が強くなってくる．東洋医学的には心は意識や思考と関係している臓腑である．

少しのことでも不安を感じる．不眠や動悸を伴うことも多い．これは，心血が少なくなり，心血虚といわれる状態である（図29-2）．このような状態は，全般性不安障害やパニック障害によくみられる．脈は虚，舌は淡白色となることが多い．臨床的にはやや女性に多い傾向にある印象を受ける．

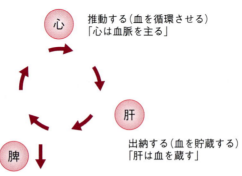

図29-2 血の流れ

定石処方①

帰脾湯 7.5g 分2〜3

症例 35歳男性

主訴 疲れ，不安，片頭痛，ふらふら感，中途覚醒．

現病歴 以前から上記主訴があり，自律神経失調症と診断されている．投薬は受けていない．X－3年4月にストレスがかかることがあり，症状が悪化．X－3年9月初診．焦ったり，ストレスがかかるとふらふらして押しつぶされるような感じになる．マイナス思考にもなる．カフェインで症状が悪化する．

所見 身長170cm，体重75kg．脈，弦，虚．舌，淡白色．

経過 当初は柴胡剤と補血剤で経過をみて，比較的安定していてやや軽快傾向にあった．X－2年7月に疲労により不安感が悪化．早朝覚醒も出現した．主訴と所見より，心血虚と弁証し，柴胡剤に加えて，ツムラ帰脾湯7.5g 分2で開始．多少の症状の変動はありながらも，経時的に症状が軽快し，ストレスへの対応も上手になり，焦ってもそれほど症状悪化しなくなった．X年7月現在内服継続中である．

帰脾湯はやはり，不安感を中心とした，血虚の症状によく適応するように感じる．

・次の一手・　秘技！

定石処方のところで前述したが，不安感が強い場合は，心の関与が強くなってくるので，帰脾湯が定石であった．しかしながら，これで上手くいかない場合は，肝の治療も同時に行うことを考慮に入れねばならない（五行学説で肝は心の母臓になる）．よって帰脾湯に柴胡と山梔子を加えた，加味帰脾湯が有用である．柴胡と山梔子は，精神症状や肩こり，また身体上部の熱感など，疏肝清熱作用を期待したものである[8]．

また，慢性化しており衰弱感が強い場合は，桂枝加竜骨牡蛎湯がよい場合もある．『金匱要略』に「小腹弦急し，陰頭冷え，眩暈し，髪落ち，失精，夢交する証」とあるように性的神経症とでも呼ぶような病状に対して伝統的に用いられてきた．性的症状や泌尿器症状があるような場合で衰弱感が強い場合に，より適応する印象を受ける[9]．

次の一手処方①

　　加味帰脾湯　7.5g　分2〜3
　　もしくは桂枝加竜骨牡蛎湯　7.5g　分2〜3

ここでは，加味帰脾湯の症例を提示する．

症例　38歳男性
主訴　会社のストレスによる食欲不振，不安感，イライラ，不眠．
現病歴　上記主訴がX−1年6月からある．うつ病，不眠症にて，エスシタロプラムシュウ酸塩，ロフラゼプ酸エチル内服中．
既往歴　25歳，うつ病，十二指腸潰瘍．
所見　身長166cm，体重56kg．脈．弦．舌．歯痕，暗絳．
経過　X−1年8月初診．当初から患者自身が希望したこと（自分で調べてき

た），また弁証も心脾両虚で肝の熱症状もみられて矛盾がないことより，クラシエ加味帰脾湯 7.5g 分 2 で開始．2 週後，「朝の目覚めと食欲が改善」．11 週後「精神科の内服薬を減量できている」その後，経時的に症状改善し，西洋薬をすべて中止できた．ストレスによる多少の症状の変動はあるものの，X 年 7 月まで加味帰脾湯の内服を継続中である．

　患者が，希望する漢方を申し出てくることは日常診療でよくあることだが，筆者の場合は，よほど寒熱や虚実など弁証のずれがなければ，まずは希望するものを処方する．特に，精神神経疾患の場合は，患者がイヤイヤ飲む漢方薬は効きが悪い印象を受ける．それでも異なる漢方がよいと筆者が判断した場合は，丁寧に説明すれば，理解して内服してくれる．

5 身体症状が強い場合

　精神神経疾患がある患者は，多様な身体症状を訴えることも多いが，ここでは典型例として，息苦しさ，喉のつまり感（梅核気，咽中炙臠ともいう）の症状を取り上げる．西洋医学でいうところのヒステリー球である．このような状態はパニック障害や，身体表現性障害によくみられる．胃腸の膨満感を伴うこともある．これらは，気滞の典型的な症状である[10]．この気滞は，喉や胃腸に局所的に起こっているのである．①の落ち込みが強い場合は，肝（自律神経系，全身的）に気滞が起こっている場合と比較するとわかりやすい．典型例では，舌に厚苔がある．

定石処方①
半夏厚朴湯（はんげこうぼくとう）　7.5g　分 2〜3

症例　60 歳女性
主訴　喉のつまり感．

現病歴 X−1年4月，不眠，ふらつき，肩こりなどを主訴に初診．これらの症状は，柴胡加竜骨牡蛎湯と桂枝茯苓丸（けいしぶくりょうがん）で改善した．しかしながら，X年5月頃より喉のつまり感が出現．耳鼻科で精査するも異常なし，アレルギー検査も異常なし．

既往歴 52歳，突発性難聴．

所見 脈，弦．舌，正常．

経過 X−4年7月初診．主訴と所見より，気滞（喉の気滞）と弁証し，コタロー半夏厚朴湯6g 分2で開始．4週後には症状軽減，8週後には症状が消失した．

半夏という生薬の作用は，止嘔，痰の除去，気逆を下ろすなどがあるので，半夏厚朴湯が適応する気滞の症状は，臨床的に喉，気管支，胃など場所をはっきり特定できる場合が多いような印象を受ける．また，広義の痰は，水が病理産物と化したものの意味で，あらゆる疾患の複雑化，慢性化の原因となるとされているので，そのような場合にも，半夏厚朴湯の使用を検討してもよいかもしれない．

・次の一手・　　秘技！

精神神経疾患がある患者は，多様な身体症状を訴えることが多いことは前述したが，正に「不定愁訴の嵐」とでもいうべき患者がときに散見される．この場合は，とにかく全身のあちこちの不調を訴える．また甚だしきは診察のたびに主訴が変化する場合がある．まさに，「変動する気の病」とでもいえる病態である．息苦しさ，喉のつまり感や胃腸の膨満感の場合は半夏厚朴湯でよかったが，全身の場合は，柴朴湯（さいぼくとう）や香蘇散（こうそさん）を用いる．柴朴湯の場合は，半夏厚朴湯だけでは取りきれない，全身の気滞の症状の改善を，小柴胡湯の疏肝解鬱作用を期待して処方するわけである．さらにこれでダメなら香蘇散という手もある．香蘇散は香附子・蘇葉・陳皮などの理気剤の構成割合が多いことから，主として非器質的な腹部不定愁訴に使われることが多いが，証が合えば全身性の不定愁訴の改善がみられる場合もある．

次の一手処方①

柴朴湯　7.5g　分2～3

もしくは香蘇散　7.5g　分2～3

ここでは，香蘇散の症例を提示する．

症例　64歳女性

主訴　倦怠感，下半身の冷え，風邪をひきやすい．痩せて，首筋が張る．疲労すると帯下が出る．蕁麻疹も出る．

現病歴　以前から上記症状を繰り返している．自律神経失調症と診断されている．X－7年初診．

所見　身長156.1cm，体重36kg．脈，虚．舌，紅．腹部，虚，腹直筋の緊張．

経過　抑肝散を含め，様々な漢方薬を試したが，どれも無効．X－6年5月より，困り果てて，最後の手段として，コタロー香蘇散6g分3で開始．これがことのほか有効で経時的な症状の軽減がみられ，X－4年5月「調子よい．疲労しても婦人科にいかなくてすむようになった」．その後，「風邪もひかなくなり，蕁麻疹も出なくなった」とのことで，X年7月まで内服継続中（途中体調良好で中断していたが，やはり内服していたほうが調子よいとのことで継続中）．

香蘇散は，このような不定愁訴の嵐ともいうべき状態で，色々と弁証して処方を工夫しても効果がない場合に，有用であることが多い印象を受ける．

感情と臓腑との関連

『黄帝内経』では，次のように感情と臓腑との関連が指摘されている[11]．
「怒りは肝を破り，喜びは心を破り，思いは脾を破り，憂いは肺を破り，恐れは腎を破る」．感情の変化は通常あってしかるべきであるが，過度にそれがいきすぎるとやはり問題を引き起こすことになる．説明すると，過度に怒ると肝気に障り顔色が青くなり，さらにイライラして怒りやすくなる．疳の虫をイメージするとわかりやすい．これは，自律神経失調や更年期障害，またヒステリーにみられやすい．心の場合は，喜びがすぎると，不安になり，言語に理論性がなくなり，物事の判断をよく誤るようになる．夢が多く，熟睡できなくなり，驚きやすく，またあらゆることに疑い深くなる．これは，統合失調症，不眠症などにみられやすい．また，思いすぎると気の働きが悪くなり，脾気を消耗する．食べてもおいしくないし，いつも胃または胸のところに，食べたものが滞っている感じがする．これは，神経性胃炎，胃潰瘍，恋わずらいなどでみられやすい．悲しみが過ぎると気持ちが沈み，落ち込みやすく，元気がなくなり，肺気を損傷する．意気消沈し，気力，意欲がなくなる．肺気が弱ると，外界とつながっていこうとする意欲が損なわれる．これは，ひきこもりなどにみられやすい．また恐怖がすぎると，腎を損傷し，いわゆる「腰をぬかす状態」になる．恐怖を感じやすくなる．これは，夢精，インポテンツ，尿失禁などにみられやすい．これらの知識は意外と臨床で問題のある臓腑を弁証するときに役に立つ[12]．また，筆者の知人の精神科医は「思考習慣病」という概念を提唱していて，これは「特定の考えグセが精神疾患を引き起こす原因となり得る」というものである．このような場合も，漢方薬で身体の不調を治すと「特定の考えグセ」も変わって精神状態もよくなることが散見される．逆もしかり．やはり古人の知恵は素晴らしいと思う．

文献

1) 日本うつ病学会ホームページ.
2) 小曽戸丈夫. 霊枢 新釈. 東京: たにぐち書店; 2013.
3) 堀口 淳. 精神神経疾患に対する抑肝散の幅広い臨床応用. 日精協誌. 2013; 32(3).
4) 東方医療振興財団. 中国医学通信講座テキストⅦ.
5) 真柳 誠. 漢方一話. 処方名のいわれ7－大柴胡湯. 漢方診療. 1994; 13: 21.
6) Shinno H, Yamanaka M, Ishikawa I, et al. Successful treatment of restless legs syndrome with the herbal prescription Yokukansan. Prog Neuropsychopharmacol Biol Psychiatry. 2010; 34: 252-3.
7) 木下繁太郎. 健康保険が使える漢方薬. 処方と使い方. 東京: 新星出版社; 1996.
8) 沖山明彦. 漢方の話. 東京: 東京保険生活協同組合; 2015.
9) 秋葉哲生. 活用自在の処方解説. 東京: ライフ・サイエンス; 2009.
10) 菅沼 栄, 菅沼 伸. いかに弁証論治するか. 千葉: 東洋学術出版社; 1998.
11) 小曽戸丈夫. 素問 新釈. 東京: たにぐち書店; 2013.
12) 張瓏英. 臨床中医学各論. 東京: 源草社; 1994.

〈長瀬眞彦〉

第30章

睡眠の異常

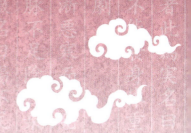

　睡眠の異常とはすなわち不眠症のことであると思われるので，それに対する漢方治療についてお話しする．疫学的には，不眠症はことのほか多いようである．日本の一般人口を対象として行われた疫学調査によれば，成人の21.4％が不眠を訴えている．さらに，成人の14.9％が日中の眠気に悩み，6.3％が寝酒あるいは睡眠薬を常用していることが明らかになっている[1]．

　2007年に厚生労働省が行った調査でも，国民の5人に1人が「睡眠で休養が取れていない」「何らかの不眠がある」と回答している[2]．不眠症は，小児期や青年期にはまれであり，20〜30歳代に始まり，中年以降で急激に増加し，40〜50歳代でピークを示す．この背景には，人口の高齢化，ライフスタイルの多様化，生活リズムの乱れ，ストレスなどが関連していると考えられている．

　端的にいって，不眠症の漢方治療は難しい．軽症やごく軽い段階であれば，有効である可能性があるが，慢性化して10年以上も睡眠薬を飲んでいるケースではきわめて困難である．しかしながら，やりようがないでもない．いうまでもないことだが，漢方治療は不眠症という症状のみを相手にしているわけではないからである．不眠症はあくまでも結果であって，それを引き起こしている心身のアンバランスを是正することにより，結果的に不眠症を治すという治療法である．このような方法であれば，慢性化しているケースでも効果をみることがある．漢方の言葉でいうと，不眠症＝標で，それを引き起こしている体質のアンバランス＝本である．

　不眠症には西洋医学的にみて4つのタイプ（入眠障害・早朝覚醒・中途覚醒・

熟眠障害）があり，それらについてタイプごとに定石と次の一手処方について述べる．ちなみに不眠は古典では「不得眠」（眠を得ず）と書かれることがある．中医学ではこのように不眠という病名があり，独立した病証として扱われている．また，「血は，昼間は経絡を駆け巡って様々な器官を栄養し，夜は臓に帰ってくることで眠りが訪れる」という考え方があり，治療においては，血およびそれと深く関連がある，心，肝，脾が重要となる[3]．

・定石・

1 入眠障害，早朝覚醒

入眠障害，早朝覚醒の場合は，基本的には緊張が抜けていない状態である．つまり慢性的な過緊張状態にみられることが多い．よって，自律神経と関連の深い「肝」の異常を抱えているケースが多く，その治療が最も優先される．睡眠障害の場合は，副交感神経の機能を高めると臨床的に推察される，抑肝散を筆者はよく用いている．

定石処方①

抑肝散　2.5g　分1　就寝前，もしくは7.5g　分2〜3

症例 65歳女性
主訴 寝付きが悪い．
現病歴 以前からある上記症状がX－1年8月に悪化．X－1年8月初診．
既往歴 25歳，子宮筋腫．
所見 脈，細，虚．舌，痰紅．腹部，軽度腹直筋の拘攣あり．
経過 主訴と所見より，肝血虚，肝陽化風（西洋医学の言葉でいえば，副交感神経機能低下による，相対的な交感神経の機能亢進）と弁証し，ツムラ抑肝散2.5g 分1 就寝前で開始．4週後「寝付きが改善した」．その後経時的に症状改善し，X年3月「飲んでいると眠れる」とのことで継続内服中である．

抑肝散は，適応範囲が幅広く，高齢者にも用いやすく，証が外れても大きな害もないので，入眠障害の場合によく筆者は用いている．
　次のような症例にもよいので，もう1例提示する．

> **症例** 61歳女性
> **主訴** 寝付きが悪い，ドキドキする．早朝覚醒もある．
> **現病歴** 更年期障害に伴うのぼせに対して，加味逍遙散が有効であるため当院にてX−2年2月より内服中．強いストレスがかかったことにより，上記症状がX年7月に出現．X年7月，初診．
> **所見** 脈，やや軟，虚．舌，紅．腹部，舌下静脈の怒張．
> **経過** 寝付きが悪い，ドキドキする．早朝覚醒もあるのに加えて，人の名前がすぐに出てこなくなったこと（診察上では正常範囲）に強い恐怖感がある．主訴と所見より，肝血虚，肝陽化風と弁証し，もともと内服していた加味逍遙散に加えて，ツムラ抑肝散5g分2で開始．2週後「名前を忘れるのが改善するとともに，睡眠状態も改善」4週後「睡眠状態は改善し，精神的にも落ち着いた」．

　不眠症の場合，分1就寝前で処方することも結構あり，証が合っていれば，これで有効な場合も多い．もう少し，本治も狙いたい場合は，分2や分3で処方している．

2 中途覚醒

　中途覚醒の場合は特に心が問題となる．東洋医学的に心は血の養分を得て精神を安定させることができるとされ，前述したが，「血は，昼間は経絡を駆け巡って様々な器官を栄養し，夜は臓に帰ってくることで眠りが訪れる」といわれている．心血が減るとこの機能が弱くなり，中途覚醒をきたす[4]．
　特に心脾両虚の状態によくみられる．この場合，疲れやすい，倦怠無力感，元気がない，息切れ，食欲不振，腹が張る，軟便や水様便などの脾気虚の症候と，頭がふらつく，ぼーっとする，めまい感，動悸，眠りが浅い，多夢などの心血虚の症候がみられる．また，皮下出血や不正性器出血などの慢性反復性の

出血傾向（これを脾不統血，気不摂血という）を伴うこともある．

定石処方①

帰脾湯 2.5g 分1 就寝前，もしくは7.5g 分2～3

症例 48歳女性

主訴 不眠．寝付きが悪い．週4～5日は朝3時～4時くらいまでドキドキして眠れない．中途覚醒もある．胃腸も弱い．

現病歴 以前から上記主訴があり，月経前に特に悪化する．更年期からくる不安，不眠と診断されて，ロラゼパムを屯用中．また，他医で加味逍遥散，甘麦大棗湯を処方されているも無効．X－1年8月初診．

所見 脈，やや虚．舌，紅．

経過 主訴と所見より，肝血虚→肝陽化風となった状態（副交感神経の機能低下による相対的な交感神経の過緊張）と弁証し，駆瘀血剤に加えて，ツムラ抑肝散2.5g 分1 就寝前で開始．2週後「眠れるようになってきた」，4週後「ドキドキ感も減った．ロラゼパムの使用頻度も減った」，15週後「10日続けて眠れるようになった！」と，経時的に症状軽快していた．しかしながらX－1年11月に月経が早めにきたことから，動悸と中途覚醒が悪化．隠れていた心脾両虚が現れたものと弁証しツムラ帰脾湯2.5g 分1 就寝前に変更．3週後「不眠はやや落ち着いた」7週後「落ち着いて眠れるようになった」，11週後「ロラゼパムから（より穏やかな）クロチアゼパムに変更になった」．X年7月の時点で，10日に1回クロチアゼパムを内服する程度に落ち着いている．

帰脾湯は脾の働きを強め，脾からの血の生成を促して心の血虚を補うという方剤である．この症例のように，病態が慢性化して複雑化している場合は，1つの証が改善すると，さらにその奥に隠れていた，より標に近い（より根本的な）証が出現することが往々にしてある．筆者にとっては，心の病症は肝のそれより深い印象がある．このような場合では，そのつど適した処方を行うと，タマネギの皮を1枚1枚剥ぐように，根本的な原因である，芯に近づいてゆく．

3　熟眠障害

　前述した心脾両虚に肝火上炎が加わった状態．すなわち，前述した心脾両虚の状態に加えて，イライラ，のぼせ，ほてり，胸苦しいなどの肝火上炎の症候を伴うもの．

定石処方①

　加味帰脾湯（かみきひとう）　2.5g　分1　就寝前，もしくは 7.5g　分2〜3

症例　56歳女性
主訴　眠れない，高ぶって寝付きが悪い，夢が多く2, 3時間しか寝ていない感じ．
現病歴　上記症状がX年2月に出現．他にお腹が常にゴロゴロして通じもよくない．下半身の冷えと，軽いのぼせがあり．X年2月，初診．
所見　脈．虚．舌．淡紅．
経過　主訴と所見より，心脾両虚，肝鬱化火と弁証し，クラシエ加味帰脾湯 7.5g 分2で開始．2週後「眠れるようになった．お腹の調子もまずまず」，4週後「調子よい．睡眠もOK．通じも改善」．その後経時的に症状改善し，X年7月現在治療継続中である．

　この症例では，一気に本治も狙えると考え，分2や分3で処方した．
　帰脾湯に2味「加味」された柴胡と山梔子は，精神症状や肩こり，また身体上部の熱感など，疏肝清熱作用を期待したものである．熟眠障害の場合，衰弱感や疲労が強ければ酸棗仁湯（さんそうにんとう）でもよいかもしれない．酸棗仁湯の症例に関しては後述する．
　熟眠障害の原因として，睡眠時無呼吸症候群やむずむず足症候群が近年よく指摘されている．睡眠時無呼吸症候群の場合は，肥満型で熱証タイプが多い傾向にあるため，筆者は体格と証をみながらではあるが，大柴胡湯（だいさいことう）（もしくは大柴胡湯去大黄（さいことうきょだいおう），防風通聖散（ぼうふうつうしょうさん），また鼻の症状を伴えば荊芥連翹湯（けいがいれんぎょうとう）を使用していることが多いように思う[5]．むずむず足症候群の場合は，これを肝血虚，血虚生

風と捉えて，抑肝散をよく用いている．これで改善がみられなければ，より補血するために，四物湯や当帰芍薬散の併用を考える．

・次の一手・ 秘技！

1 入眠障害，早朝覚醒

　女性において，月経や排卵の時期に不眠（または過眠）になる症例は意外に多い．これは，性ホルモンの周期に合わせて，自律神経のバランスが乱れるからであろうと推察される．また，更年期にも同様の症状が現れることがある．これらの場合は，肝の治療に加えて，瘀血の治療も併用せねばならないことが多い（更年期の場合には補腎も）．

　女性で睡眠障害を訴えるケースにおいては，それが月経や排卵で悪化することがあるかどうか聞くことは必須である．それなくしては，適切な処方をすることも，またよりよい治療をすることもできない．西洋医学ではよく「女性を診たらまず妊娠を疑え」といわれるが，東洋医学的には「女性を診たらまず血の道症を疑え」ということにでもなろうか．また，睡眠障害だけでなく，他の症状を訴える場合においても，女性を診察するときには必須の質問である．

次の一手処方①

加味逍遙散　7.5g　分 2〜3
もしくは当帰芍薬散　7.5g　分 2〜3
もしくは桂枝茯苓丸　7.5g　分 2〜3
症例によっては分 1 就寝前でもよい．

症例　59 歳女性
主訴　動悸，入眠困難．
現病歴　以前から，頸肩腕症候群にて当院で漢方治療中．症状は安定していた．

第30章　睡眠の異常

X年6月頃にストレスが強くかかることがあって，動悸，入眠困難が出現．動悸がして眠れないとのこと．X年6月，初診．

所見 脈，虚．舌，淡紅，舌下静脈の怒張．

経過 主訴と所見より，肝血虚と弁証し，ツムラ抑肝散 2.5g 分1 就寝前で開始．1週後「まったく効かない」．すでに閉経しているが，そういえば更年期の時に同様の症状があったとのこと．肝鬱化火，瘀血と弁証し直しクラシエ加味逍遥散 3g 分1 就寝前に変更．これが有効で，経時的に症状改善し，X年7月現在内服継続中である．

このような症例のように，女性の場合に，更年期障害が終わっても，その体質の名残がある場合に，後で似たような症状が出てくることをときに経験する．逆に，過眠になってしまう症例もある．

症例 35歳女性

主訴 月経周期からくる身体，精神面での不調．冷え症．

現病歴 上記主訴が以前からある．月経前や排卵時に，落ち込み，過度に眠くなる，便秘などの症状がある．冷えは手足と腹部に強い．浮腫もある．乗り物酔いもする．X年1月に結婚しており，一度流産している．妊娠の希望もあり，X年9月当院初診．

所見 脈，細．舌やや絳．

経過 血虚，水滞より，ツムラ当帰芍薬散 5g 分2 で処方．2週後，冷え症，浮腫，便通が改善．5週後，月経前や排卵前の眠気，頭痛が改善．13週後，妊娠した．その後，無事に出産した．

女性の場合，月経前や月経中に睡眠障害を訴える場合においては，筆者は加味逍遥散，当帰芍薬散，桂枝茯苓丸のいずれかを証に合わせて処方していることが多い（症例によっては証に合わせて加味逍遥散と桂枝茯苓丸の併用，もしくは当帰芍薬散と桂枝茯苓丸の併用をすることもある）．また，排卵時に睡眠障害を訴える場合においては，寒が強ければ当帰四逆加呉茱萸生姜湯を，熱（虚熱）が強ければ温経湯を用いていることが多い．

2 中途覚醒

　この場合も，やはり，肝と血に対する治療が必要となるが，①の入眠障害，早朝覚醒の場合と異なり，症状が複雑化してくると1剤だけで治療できるケースはきわめて少なくなる．筆者は，しばしば肝に対しては適した柴胡剤，血に対しては加味逍遥散を使用している．なぜ加味逍遥散を併用するかといえば，瘀血を改善する効果（それによる補血）と，肝鬱を改善する効果が期待できるからである．ならば最初から加味逍遥散1剤でいけばよいと思われるかもしれないが，経験上，証が複雑化したケースには，加味逍遥散に適した柴胡剤を併用するとよく効く印象があるからである．筆者は抑肝散（これも補血作用，かつそれにより興奮を抑えることが期待できるので）を併用していることが多い．このような状態は，比較的男性に多くみられる印象がある．

次の一手処方①

抑肝散　7.5g　分2〜3＋加味逍遥散　7.5g　分2〜3

　最初はともに5g分2から開始して，明らかに証が合っているようであれば7.5g分3に増量してもよい．また，症例に合わせて抑肝散を証に合う他の柴胡剤に変えてもよい．

症例　56歳男性
主訴　夜間中途覚醒．毎年5月になると寒暖の差についていけない．だるくなって動けなくなる．
既往歴　30歳，急性肝炎．
現病歴　10年前から，上記症状がある．精査するも異常がない．現在，他医でアルプラゾラムを就寝前に，またスルピリド，牛車腎気丸を内服中も効果はあまりない．X－2年4月，初診．
所見　身長172cm，体重67kg．脈，右関が虚．舌，絳，舌下静脈の怒張．
経過　主訴と所見より，肝血虚，肝陽上亢，気滞血瘀と弁証し，ツムラ抑肝散5g分2，クラシエ加味逍遥散6g分2で開始．1カ月後，5月に入ったが症状は

悪化しない．2カ月後，昨年の5月よりも調子よい．3カ月後，暑くなっても調子よい．その後，他医の内服薬すべて中止．X年7月まで治療継続中．

　また，肝に対しては適した柴胡剤，血に対しては帰脾湯を使用しているケースもある．この場合，1剤で治療するならば，加味帰脾湯であろうが，複雑化した症例では下記のような対応がどうしても必要となる．前述したが，女性の場合は，肝に対しては加味逍遙散，血に対しては桂枝茯苓丸を併用して処方することもある．

次の一手処方①

証に合った柴胡剤＋帰脾湯　7.5g　分2〜3
最初はともに5g分2から開始して，明らかに証が合っているようであれば7.5g分3に増量してもよい．

症例　29歳男性
主訴　不眠，中途覚醒，金縛り．
既往歴　強迫性障害
現病歴　以前から，上記症状がある．不眠症，ナルコレプシーの診断で，某大学病院睡眠センターでエチゾラム，ブロチゾラム，柴胡加竜骨牡蛎湯，抑肝散を処方されている．日によっては眩暈，手の感覚の麻痺，頭痛がある．胃腸も弱く，肩こりもひどい．
所見　身長177cm，体重67kg．排便：3〜4回/日．常に下痢．脈，細，弦．舌，舌下静脈の怒張．X年4月，初診．
経過　他医から処方されている柴胡加竜骨牡蛎湯，抑肝散は無効とのこと．主訴と所見より，気滞血瘀，心脾両虚と弁証し，クラシエ加味逍遙散6g分2，ツムラ帰脾湯7.5g分2で開始．2週後，「変わりありません」．肩こりがひどく，以前に強迫性障害もあったことより，肝鬱化火，脾虚，心脾両虚と弁証し直し，クラシエ加味逍遙散6g分2をコタロー柴胡桂枝湯6g分2に変更．2週後「ちょっとよくなってきたが，夜更かしで悪化」．4週後「ちょっとよくなってきた気がする」．昨年の5月よりも調子よい．6週後，「睡眠薬は飲んでいるが調子よい」，9週後「忙しくて受診できなかった．漢方がきれたら症状が悪化してしまった」とのことでX年8月まで治療継続中．

証に合わせて適した柴胡剤を処方するのはなかなか難しいが，この症例では，柴胡剤を合ったものに変更できたことが奏効したと思われる．

3 熟眠障害

他の疾患においてもそうであるが，きちんと弁証もして，色々やって効果がみられない場合において，意外と脾の治療が奏効することがある．その場合，精神安定作用がある茯苓を含み，かつ半夏の利気作用も期待できる，茯苓飲合半夏厚朴湯を筆者は用いることがある．もしくは，これも茯苓を含み，かつもともと不眠症の治療によく用いられる酸棗仁湯でもよい．

次の一手処方①

茯苓飲合半夏厚朴湯　7.5g　分2〜3
もしくは酸棗仁湯　7.5g　分2〜3

症例 54歳女性
主訴 寝ているようだが，よく眠れなくて疲れが残る．
既往歴 幼少時アトピー性皮膚炎．41歳，十二指腸潰瘍，子宮筋腫．51歳，卵巣嚢腫．
現病歴 41歳頃より，パニック，動悸，悪心，冷えがあり，3年前から，上記症状があり，某大学病院で漢方薬治療中．桂枝加竜骨牡蛎湯，加味逍遥散，六君子湯を処方されている．この治療を約2年半続けて楽になってきたが，時々疲れたりストレスがあると，胸が重く苦しくなる，急に熱くなるなどの症状がある．そのときに寝ているようだが，よく眠れなくて疲れが残ることがある．心電図では異常がない．また，もともと胃が弱い．八味地黄丸で胃がむかついたことがある．X－1年5月，初診．
所見 身長150cm，体重48kg．脈，虚．舌，絳やや紅．腹部：心下部振水音．
経過 主訴と所見より，脾虚，気滞，水滞と弁証し，ツムラ茯苓飲合半夏厚朴湯5g分2で処方．1カ月後，睡眠状態改善．2カ月後，胸が重く苦しくなる，急に熱くなるなどの症状が軽減．3カ月後，胃腸の調子が改善，睡眠も良好になった．

茯苓は，健胃和胃や，利水滲湿というよく知られた効果以外に，寧心安神作用をもっており，不安感，イライラ，焦り，煩躁，動悸，不眠など精神的な異常があるときによく用いられる．血虚のときは当帰などを，気虚のときは人参や甘草などを，陰虚のときは麦門冬や地黄などを，陽虚のときは附子や桂枝などを，水滞のときは白朮や沢瀉などを配合する[6]．

睡眠障害に対して用いられることが多い酸棗仁湯もよい．酸棗仁や茯苓の精神安定作用に加えて，知母の清熱瀉火の効果も期待できるからである．心血虚，虚熱の状態に用いられるとされる[7]．

症例　53歳女性

主訴　眠りが浅い，夜中に眼が覚める．
既往歴　線維筋痛症
現病歴　以前から全身倦怠感で当院通院加療中．X年6月，ご主人のがんによる死をきっかけに，眠りが浅くなり，夜中に眼が覚めるようになった．7月受診．
所見　身長166cm，体重56kg．脈．虚．舌．絳．
経過　疲弊しきった感じであり，主訴と所見より，虚労，虚熱，心血虚と弁証し，ツムラ酸棗仁湯5g分2で処方．1カ月後，睡眠状態改善傾向．2カ月後，睡眠状態は改善．

酸棗仁湯は，『金匱要略』が原典で，「虚労，虚煩して眠る事を得ざる証」とあるように，元々，不眠症に親和性のある処方である．しかしながら，筆者もそう感じるが，松本克彦は，「本方だけでは効果が弱いので，六味丸や清心蓮子飲と併用するのがよい」とその著書に記載している[8]．

慢性化しており衰弱感が強い場合は，桂枝加竜骨牡蛎湯がよい場合もある．『金匱要略』に「小腹弦急し，陰頭冷え，眩暈し，髪落ち，失精，夢交する証」とあるように性的神経症とでも呼ぶような病状に対して伝統的に用いられてきた．性的症状や泌尿器症状があるような場合で衰弱感が強い場合により適応する印象を受ける．中医学的には，心腎不交による陰陽両虚により，陽虚浮越の状態に用いるとされ，その収斂作用により，遺精，夜尿症，多汗を抑えるとされる[9]．

次の一手処方①

桂枝加竜骨牡蛎湯　7.5g　分2～3

症例　66歳女性

主訴　動悸，不眠，不安．

現病歴　以前から不眠症があり，エチゾラムを内服中．また，高血圧もありカンデサルタン内服中．X－1年12月，ヘリコバクターピロリ除菌後から動悸が悪化し，その後も継続している．また同時に以前よりある不眠が悪化．不眠がひどい時は2時間毎に起きてしまう．不安感も強い．X年1月初診．

所見　血圧166/72mmHg．脈，浮沈間．舌，薄白苔．腹力，中より弱．下腹部の腹直筋緊張．

経過　衰弱感が強く，主訴と所見より，気血不足，虚陽浮越と弁証し，ツムラ桂枝加竜骨牡蛎湯7.5g 分3で処方．2週後「漢方薬を飲んで，だいぶ楽になった．最近，5時間ほど目覚めずに眠れるようになったし，動悸が気にならなくなった」6週後「体調はおちついている．エチゾラムも飲まなくなった」．その後X年8月まで治療継続中．

　筆者は，桂枝加竜骨牡蛎湯の用い方に習熟しているとはいえないので，先人の使用目標を上げると，龍野一雄は，神経衰弱，不眠症などで，興奮しやすく，落ち着かず，動悸，多汗，驚きやすい，脈微弦などの症状あるものに，尾台榕堂は，心気鬱結，胸腹に動悸があり，寒気や熱感を次々と覚えて，月経が不順で，夢を見て驚き恐れる婦人が，夢の中で性交して身体が次第に羸痩する状態に適応するとしている[10]．

文献

1) Liu X, et al. Sleep loss and daytime sleeping in the general adult population of Japan. Psychiatry Res. 2000; 93: 1-11.
2) 平成19年 厚生労働省国民健康・栄養調査結果の概要．
3) 伊藤　良，山本　巌，監修．中医処方解説．東京: 医歯薬出版; 1982．
4) 菅沼　栄，菅沼　伸．いかに弁証論治するか．千葉: 東洋学術出版社; 1996．

5) 髙山宏世．漢方常用処方解説．三考塾叢刊．1999．
6) 林堅濱．茯苓の薬効と応用．中医臨床．2002; 23 (3)．
7) 矢数芳英．独活寄生湯，疏経活血湯，大防風湯．第575回温知会資料．2015．
8) 松本克彦．今日の医療用漢方製剤─理論と解説．京都: メディカルユーコン; 1997．
9) 神戸中医学研究会，編著．中医臨床のための方剤学．東京: 医歯薬出版; 1997．
10) 秋葉哲生．活用自在の処方解説．東京: ライフ・サイエンス; 2015．
11) 入江祥史．漢方・中医学講座 実践入門編．東京: 医歯薬出版; 2009．

〈長瀬眞彦〉

あとがき

　漢方診療は，その性質上，すんなり行かないことが多い．
　「いったい世の漢方医たちはどうやって難局面を打開しているのだろう」
　「いちばん脂の乗った世代の漢方医の先生たちの手の内を知りたい…」
という編者のワガママが，本書を計画した最大の動機である．個人的にこっそりと尋ねればよいのだが，それだけではもったいない気がしたのである．
　執筆依頼したのは，若手よりははるかに経験を積み，しかも第一線でバリバリに活躍している，流派はいろいろ，という，主に40代の"熱い"漢方医の先生達8名である．
　とにかく，思う存分書いていただくことにした．
　さて，各先生方の原稿が集まった．ゲラをチェックするのは編者の役割であり，同時に"役得"でもあるのだ．各先生方のあふれんばかりの知識，イキイキとした臨床経験，ほとばしる漢方への情熱を感じながら，点検作業をしつつ，心行くまで漢方の極意を堪能させていただいた．十分に楽しんだ…いや，内容を確認したところで，無事印刷に回すことができた．繰り返すが，本当に楽しい作業を経験させてもらった．
　全巻の体裁だけは整えつつも，各執筆者の「勢い」を殺がないように，できるだけ手を入れないことを心掛けたため，1冊の本としては今一つ十分なまとまりに欠けるかもしれないが，それはひとえに編者の技量の拙さによるものであり，読者の方々にはどうか上のような編者の意を酌み取ってお許しいただきたく思う．
　編者もそれなりに漢方医を生業にして"飯を食って"きているので，ノウハウがないわけでもないから，数章を書かせていただいたが，全体の足を引っ張っていないことを願うばかりである．
　「自分はこういうふうに治療している，ポイントはこうだよ」という先生方も多々おられるであろう．もし続編を出せる機会があれば，そういう先生方の中から執筆をお願いしたいとひそかに考えている．

　　　2016年春

　　　　　　　　　　　　　　　　　　　　　　　　　　　　　　　編　者

漢方薬一覧

あ	アコニンサン錠 あこにんさんじょう	250, 251, 252, 258, 260
	安中散 あんちゅうさん	52, 137
い	一加減正気散 いちかげんしょうきさん	70
	一味薯蕷飲 いちみしょよいん	109
	胃苓湯 いれいとう	45, 70, 245
	茵蔯蒿湯 いんちんこうとう	35, 59, 65
	茵蔯五苓散 いんちんごれいさん	8, 29, 59, 60, 65, 142, 224
う	温経湯 うんけいとう	80, 84, 173, 174, 180, 181, 183, 295
	温清飲 うんせいいん	20, 81, 126, 210, 216
え	越婢加朮湯 えっぴかじゅつとう	7, 20, 23, 124, 132, 141, 145, 152, 160, 166, 232, 243
お	黄耆建中湯 おうぎけんちゅうとう	80, 110, 131, 137
	黄耆末 おうぎまつ	127, 132, 207, 230, 236, 237, 242, 256, 257, 266
	黄芩加半夏生姜湯 おうごんかはんげしょうきょうとう	69
	黄芩湯 おうごんとう	70
	黄連解毒湯 おうれんげどくとう	10, 23, 32, 36, 44, 65, 70, 81, 87, 96, 124, 126, 146, 175, 208, 209, 210, 211, 218, 224, 225, 227, 228, 229, 245, 262, 265
	黄連湯 おうれんとう	29, 35, 38, 39, 44, 45, 50, 52, 53, 81, 87, 218, 227, 228, 229
	乙字湯 おつじとう	207, 208, 209
	温脾湯 おんぴとう	71
か	加工ブシ末 かこうぶしまつ	182
	藿香正気散 かっこうしょうきさん	130
	葛根加朮附湯 かっこんかじゅつぶとう	113, 152

葛根湯　かっこんとう	3, 4, 8, 21, 113, 129, 145, 151, 190, 191, 224
葛根黄芩黄連湯　かっこんおうごんおうれんとう	69
葛根湯加川芎辛夷　かっこんとうかせんきゅうしんい	11, 129, 141
加味帰脾湯　かみきひとう	70, 80, 81, 85, 91, 110, 221, 242, 283, 284, 293, 297
加味逍遥散　かみしょうようさん	25, 28, 29, 36, 72, 81, 85, 92, 145, 170, 171, 176, 183, 184, 192, 193, 199, 200, 201, 204, 212, 226, 227, 236, 237, 245, 265, 267, 268, 277, 278, 280, 281, 291, 292, 294, 295, 296, 297, 298
甘草瀉心湯　かんぞうしゃしんとう	29
甘麦大棗湯　かんばくたいそうとう	25, 81, 88, 89, 292

き

帰耆建中湯　きぎけんちゅうとう	109
桔梗石膏　ききょうせっこう	8, 9, 21, 23, 33, 141, 143, 269
桔梗湯　ききょうとう	21, 24
帰脾湯　きひとう	80, 84, 85, 87, 91, 175, 282, 283, 292, 297
芎帰膠艾湯　きゅうききょうがいとう	173, 174, 209
芎帰調血飲　きゅうきちょうけついん	80
銀翹散　ぎんぎょうさん	24, 141

く

| 九味檳榔湯　くみびんろうとう | 72, 157, 158, 240, 257 |

け

荊芥連翹湯　けいがいれんぎょうとう	20, 23, 216, 228, 229, 293
桂姜棗草黄辛附湯　けいきょうそうそうおうしんぶとう	114
桂枝加黄耆湯　けいしかおうぎとう	242
桂枝加厚朴杏仁湯　けいしかこうぼくきょうにんとう	244
桂枝加芍薬大黄湯　けいしかしゃくやくだいおうとう	70, 73
桂枝加芍薬湯　けいしかしゃくやくとう	73, 242
桂枝加朮附湯　けいしかじゅつぶとう	159, 160
桂枝加大黄湯　けいしかだいおうとう	73
桂枝加竜骨牡蛎湯　けいしかりゅうこつぼれいとう	79, 85, 87, 89, 184, 212, 283, 298, 299, 300

桂枝加苓朮附湯 けいしかりょうじゅつぶとう	85, 256
桂枝去芍薬湯 けいしきょしゃくやくとう	88
桂枝湯 けいしとう	4, 7, 27, 69, 79, 142, 187, 189, 217, 224, 243
桂枝二越婢一湯 けいしにえっぴいちとう	21
桂枝人参湯 けいしにんじんとう	79, 113
桂枝茯苓丸 けいしぶくりょうがん	33, 60, 79, 97, 100, 101, 127, 152, 153, 166, 167, 170, 171, 172, 182, 184, 191, 193, 198, 199, 200, 201, 203, 206, 209, 220, 253, 265, 285, 294, 295, 297
桂枝茯苓丸加薏苡仁 けいしぶくりょうがんかよくいにん	36, 135, 166, 175, 220, 233
桂枝麻黄各半湯 けいしまおうかくはんとう	21
桂芍知母湯 けいしゃくちもとう	153
啓脾湯 けいひとう	35, 45, 46, 64, 67, 69
桂皮末 けいひまつ	242
桂麻各半湯 けいまかくはんとう	3, 4, 217, 245
血府逐瘀湯 けっぷちくおとう	253

こ

香砂六君子湯 こうしゃりっくんしとう	46, 246
香蘇散 こうそさん	8, 25, 36, 46, 47, 72, 80, 130, 152, 176, 183, 246, 285, 286
香蘇散加茯苓白朮半夏 こうそさんかぶくりょうびゃくじゅつはんげ	229
交泰丸 こうたいがん	87
杞菊地黄丸 こぎくじおうがん	123
五虎湯 ごことう	15, 132, 141
五積散 ごしゃくさん	105, 151, 164, 249
牛車腎気丸 ごしゃじんきがん	79, 107, 134, 138, 159, 160, 162, 163, 164, 183, 184, 185, 296
呉茱萸湯 ごしゅゆとう	39, 113, 118, 173
五淋散 ごりんさん	32, 70, 94, 95, 99

	五苓散 ごれいさん	22, 26, 40, 42, 45, 59, 65, 67, 68, 69, 87, 97, 104, 113, 125, 126, 135, 136, 137, 138, 142, 143, 157, 186, 187, 224, 245, 257
さ	犀角地黄湯 さいかくじおうとう	23
	柴陥湯 さいかんとう	10, 81, 146, 245
	柴胡加竜骨牡蛎湯 さいこかりゅうこつぼれいとう	25, 80, 85, 87, 91, 92, 107, 133, 183, 193, 200, 202, 212, 273, 275, 276, 277, 285, 297
	柴胡桂枝乾姜湯 さいこけいしかんきょうとう	11, 22, 25, 27, 36, 46, 47, 87, 92, 110, 145, 245, 255, 256, 273, 274, 275
	柴胡桂枝湯 さいこけいしとう	9, 53, 62, 63, 80, 137, 145, 176, 178, 245, 273, 297
	柴胡清肝湯 さいこせいかんとう	21, 24, 34, 81, 216, 228, 229
	柴芍六君子湯 さいしゃくりっくんしとう	46, 47, 110, 246, 253
	柴朴湯 さいぼくとう	10, 16, 123, 208, 209, 243, 285, 286
	柴苓湯 さいれいとう	69, 97, 98, 126, 127, 143, 186
	サフラン	236
	三黄瀉心湯 さんおうしゃしんとう	33, 35, 81, 88, 96, 207, 208, 218, 265
	酸棗仁湯 さんそうにんとう	80, 85, 87, 91, 242, 293, 298, 299
	三物黄芩湯 さんもつおうごんとう	88, 208, 211, 263
し	滋陰降火湯 じいんこうかとう	16, 17, 25, 34, 48, 145, 241
	滋陰至宝湯 じいんしほうとう	17, 144, 145, 244
	紫雲膏 しうんこう	207
	四逆加人参湯 しぎゃくかにんじんとう	22, 69
	四逆散 しぎゃくさん	46, 47, 63, 80, 100, 110, 113, 118, 145, 177, 245, 253, 273, 274
	四逆散料 しぎゃくさんりょう	178
	四逆湯 しぎゃくとう	22, 68, 69

四君子湯 しくんしとう	30, 40, 45, 84, 101, 108, 122, 133, 155, 156, 182, 183, 186, 192, 194, 211, 242, 266
梔子豉湯 しししとう	26, 30, 114, 245
梔子柏皮湯 ししはくひとう	146
七物降下湯 しちもつこうかとう	78, 81, 280
四物湯 しもつとう	79, 84, 89, 122, 126, 133, 136, 157, 160, 166, 183, 191, 210, 217, 224, 229, 230, 242, 251, 280, 294
炙甘草湯 しゃかんぞうとう	32, 34, 87, 88, 243, 260
芍薬甘草湯 しゃくやくかんぞうとう	23, 63, 64, 99, 137, 161, 162, 163, 173, 190
十全大補湯 じゅうぜんたいほとう	72, 80, 84, 109, 122, 130, 131, 132, 135, 177, 185, 186, 191, 192, 207, 209, 230, 240, 242, 252, 266
十味敗毒湯 じゅうみはいどくとう	167, 191
潤腸湯 じゅんちょうとう	48, 54, 65, 72
小陥胸湯 しょうかんきょうとう	26, 81, 114, 245
昇陥湯 しょうかんとう	239
正気散 しょうきさん	70
生姜瀉心湯 しょうきょうしゃしんとう	69
小建中湯 しょうけんちゅうとう	71, 85, 108, 137, 173, 212
小柴胡湯 しょうさいことう	9, 22, 25, 27, 56, 57, 58, 69, 80, 97, 126, 186, 187, 216, 228, 229, 272, 273, 285
小柴胡湯加桔梗石膏 しょうさいことうかききょうせっこう	9, 33, 34
小青竜湯 しょうせいりゅうとう	7, 124, 129, 141, 145, 241, 244
小青竜湯加杏仁石膏 しょうせいりゅうとうかきょうにんせっこう	229
小青竜湯加石膏 しょうせいりゅうとうかせっこう	23
小半夏加茯苓湯 しょうはんげかぶくりょうとう	7, 37, 38, 81, 114, 188, 240
消風散 しょうふうさん	216

漢方薬一覧

	升麻葛根湯　しょうまかっこんとう	84, 225, 226, 235
	升麻葛根湯加白朮川芎細辛	
	しょうまかっこんとうかびゃくじゅつせんきゅうさいしん	229
	生脈散　しょうみゃくさん	243
	辛夷清肺湯　しんいせいはいとう	11, 15, 129, 228, 243
	参蘇飲　じんそいん	8, 15
	神秘湯　しんぴとう	17, 244
	真武湯　しんぶとう	46, 65, 68, 85, 87, 89, 90, 109, 136, 164, 241, 260
せ	清咽湯　せいいんとう	23
	清上防風湯　せいじょうぼうふうとう	8, 141, 228
	清暑益気湯　せいしょえっきとう	41, 47, 48, 134, 245
	清心蓮子飲　せいしんれんしいん	32, 33, 80, 87, 88, 95, 96, 243, 299
	清肺湯　せいはいとう	17, 33, 34
	石膏末　せっこうまつ	264
	川芎茶調散　せんきゅうちゃちょうさん	81, 130
そ	増液承気湯　ぞうえきじょうきとう	70, 72
	桑菊飲　そうぎくいん	141
	続命湯　ぞくめいとう	160
	疎経活血湯　そけいかっけつとう	159, 160, 165, 166, 167
た	大黄甘草湯　だいおうかんぞうとう	158
	大黄附子湯　だいおうぶしとう	71
	大黄牡丹皮湯　だいおうぼたんぴとう	73, 233
	大黄末　だいおうまつ	118
	大陥胸湯　だいかんきょうとう	27, 38, 114
	大建中湯　だいけんちゅうとう	71, 73, 155
	大柴胡湯　だいさいことう	25, 28, 59, 61, 62, 63, 72, 80, 106, 107, 110, 134, 200, 273, 277, 278, 293
	大柴胡湯去大黄　だいさいことうきょだいおう	62, 63, 107, 277, 278, 293
	大承気湯　だいじょうきとう	70, 72, 81, 188
	大青竜湯　だいせいりゅうとう	21
	大防風湯　だいぼうふうとう	153

ち	竹茹温胆湯 ちくじょうんたんとう	14, 18, 81, 88, 144, 244, 245
	竹葉石膏湯 ちくようせっこうとう	33
	治頭瘡一方 ぢずそういっぽう	225, 227
	治打撲一方 ぢだぼくいっぽう	152, 165, 167
	知柏地黄丸 ちばくじおうがん	34
	知柏腎気丸 ちばくじんきがん	25
	調胃承気湯 ちょういじょうきとう	35
	釣藤散 ちょうとうさん	79, 113, 116, 134, 253, 263, 280
	腸癰湯 ちょうようとう	233, 234, 235, 236, 237
	猪苓湯 ちょれいとう	27, 70, 94, 96, 99, 224, 240
	猪苓湯合四物湯 ちょれいとうごうしもつとう	97, 98
つ	通導散 つうどうさん	73, 81, 100, 106, 107, 108, 185, 252
て	抵当湯 ていとうとう	73
と	桃核承気湯 とうかくじょうきとう	33, 73, 81, 107, 170, 171, 172, 176, 177, 182, 209, 219
	当帰飲子 とうきいんし	80, 215, 217, 224
	当帰建中湯 とうきけんちゅうとう	110, 172
	当帰散 とうきさん	186
	当帰四逆加呉茱萸生姜湯 とうきしぎゃくかごしゅゆしょうきょうとう	
		85, 166, 167, 173, 174, 220, 221, 251, 252, 253, 295
	当帰四逆湯 とうきしぎゃくとう	173
	当帰芍薬散 とうきしゃくやくさん	80, 84, 98, 104, 147, 151, 157, 158, 170, 172, 173, 176, 182, 183, 186, 187, 188, 190, 197, 199, 202, 203, 229, 251, 265, 275, 279, 294, 295
	当帰湯 とうきとう	52, 80
	導赤散 どうせきさん	32
に	二朮湯 にじゅつとう	151, 153, 166
	二陳湯 にちんとう	15, 40, 240, 241
	女神散 にょしんさん	80, 87

漢方薬一覧

	人参湯　にんじんとう	38, 39, 40, 46, 52, 54, 64, 65, 68, 81, 82, 109, 155, 173, 182, 183, 255
	人参養栄湯　にんじんようえいとう	17, 18, 91, 109, 134, 147, 177, 242, 243
は	排膿散及湯　はいのうさんきゅうとう	191, 207, 225, 226, 235, 236
	麦門冬湯　ばくもんどうとう	11, 14, 15, 16, 17, 25, 33, 43, 47, 48, 54, 123, 228, 229, 243
	八味丸　はちみがん	17, 18, 79, 85, 107, 124, 126, 134, 135, 138, 162, 163, 164, 183, 184, 212
	八味地黄丸　はちみじおうがん	89, 98, 99, 100, 101, 124, 125, 126, 162, 182, 184, 193, 198, 204, 211, 212, 241, 250, 251, 298
	半夏厚朴湯　はんげこうぼくとう	8, 10, 24, 36, 41, 48, 49, 81, 90, 176, 188, 212, 240, 284, 285
	半夏瀉心湯　はんげしゃしんとう	29, 35, 38, 44, 45, 50, 81, 218, 228
	半夏白朮天麻湯　はんげびゃくじゅつてんまとう	41, 79, 80, 85, 113, 136, 137
ひ	白虎加人参湯　びゃっこかにんじんとう	7, 10, 11, 22, 25, 26, 96, 113, 116, 134, 141, 142, 146, 147, 225, 243, 264, 267, 268, 269
	白虎湯　びゃっことう	73, 114, 216, 217, 224, 228, 229
ふ	茯苓飲　ぶくりょういん	25, 40, 87, 90, 182, 245
	茯苓飲合半夏厚朴湯　ぶくりょういんごうはんげこうぼくとう	25, 49, 70, 81, 89, 90, 245, 298
	茯苓四逆湯　ぶくりょうしぎゃくとう	46
	茯苓沢瀉湯　ぶくりょうたくしゃとう	27
	附子瀉心湯　ぶししゃしんとう	22
	附子湯　ぶしとう	22
	附子末　ぶしまつ	7, 151, 163, 182, 260
	ブシ末	184, 206, 258, 259, 260
	附子理中湯　ぶしりちゅうとう	52, 54, 68, 182, 260
へ	平胃散　へいいさん	25, 44, 45, 70

ほ	防已黄耆湯 ぼういおうぎとう	70, 80, 104, 152, 157, 245, 249, 257
	防風通聖散 ぼうふうつうしょうさん	34, 58, 59, 81, 82, 106, 245, 293
	炮附子末 ほうぶしまつ	54, 182, 252, 258, 259
	補中益気湯 ほちゅうえっきとう	11, 17, 35, 64, 65, 80, 84, 95, 97, 98, 100, 101, 102, 104, 109, 113, 137, 138, 155, 186, 192, 193, 207, 208, 209, 210, 211, 221, 239, 240, 242, 266, 276
	牡蛎末 ぼれいまつ	266
	奔豚湯 ほんとんとう	173
ま	麻黄湯 まおうとう	3, 4, 7, 21, 70, 104, 124, 141, 142, 148, 217, 245
	麻黄附子細辛湯 まおうぶしさいしんとう	8, 21, 23, 85, 104, 141, 147, 241, 242, 244, 256
	麻杏甘石湯 まきょうかんせきとう	7, 14
	麻杏薏甘湯 まきょうよくかんとう	160, 166
	麻子仁丸 ましにんがん	48, 54
も	木防已湯 もくぼういとう	81, 245, 269
や	射干麻黄湯 やかんまおうとう	24
よ	養心湯 ようしんとう	91
	ヨクイニン錠	234, 236
	薏苡仁湯 よくいにんとう	152, 166
	ヨクイニン末	234
	抑肝散 よくかんさん	36, 80, 156, 176, 217, 218, 279, 280, 281, 290, 291, 292, 294, 295, 296, 297
	抑肝散加陳皮半夏 よくかんさんかちんぴはんげ	80, 92, 151, 280, 281
	余氏清心涼膈散 よしせいしんりょうかくさん	23
ら	雷氏芳香化濁法 らいしほうこうけだくほう	70
り	理中丸 りちゅうがん	40, 69
	六君子湯 りっくんしとう	25, 35, 41, 42, 43, 45, 46, 47, 51, 64, 84, 108, 109, 110, 155, 156, 173, 176, 182, 186, 194, 240, 246, 253, 298

漢方薬一覧

立効散	りっこうさん	33, 85
竜胆瀉肝湯	りゅうたんしゃかんとう	36, 79, 80, 101, 102, 126, 194, 208, 210, 211, 229, 277
涼営清気湯	りょうえいせいきとう	23
苓甘姜味辛夏仁湯	りょうかんきょうみしんげにんとう	17, 18, 118, 141, 244
苓姜朮甘湯	りょうきょうじゅつかんとう	79, 85, 87, 88, 89, 90, 113, 135, 136, 137, 143, 164, 173
苓桂朮甘湯	りょうけいじゅつかんとう	26

れ
連珠飲	れんじゅいん	135, 136

ろ
六味丸	ろくみがん	34, 79, 85, 94, 95, 98, 100, 116, 123, 127, 138, 162, 166, 185, 186, 197, 198, 204, 212, 241, 299
六味地黄丸	ろくみじおうがん	123

漢方薬一覧

漢方処方　定石と次の一手　ⓒ

| 発　行 | 2016年5月25日　1版1刷 |

編　著　入　江　祥　史

発行者　株式会社　中外医学社
　　　　代表取締役　青　木　　滋
　　　　〒162-0805　東京都新宿区矢来町62
　　　　電　話　　(03) 3268-2701(代)
　　　　振替口座　　00190-1-98814番

印刷・製本/有限会社祐光　　〈HI・YT〉
ISBN978-4-498-06916-9　　Printed in Japan

〈(社)出版者著作権管理機構 委託出版物〉
本書の無断複写は著作権法上での例外を除き禁じられています．
複写される場合は，そのつど事前に，(社)出版者著作権管理機構
(電話 03-3513-6969，FAX 03-3513-6979，e-mail: info@jcopy.
or.jp) の許諾を得てください．